瑜伽

TEACHING YOGA
ESSENTIAL FOUNDATIONS AND TECHNIQUES

教学

基本理论和技巧

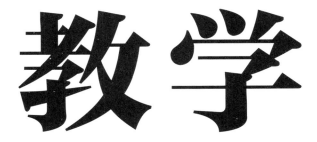

[美] 马克·斯蒂芬斯 ———— 著

许蕾蕾　吴荣华　李梓瑜 ———— 译

中国华侨出版社

北京

献给你遇见的最好的老师

    ——那个在你心中歌唱、起舞的人

对《瑜伽教学》的赞美

《瑜伽教学》是很多人迫切需要的一本手册，对于那些有抱负的瑜伽老师来说，这是一个有价值的工具，可以帮助他们提升自己的观点和技能。它为读者提供了大量的基础信息、建议、提示、指导及可使人获益的内容。

——甘加·怀特（Ganga White），白莲瑜伽基金会创始人，

《超越信仰的瑜伽：唤醒和深化练习的深刻见解》作者

《瑜伽教学》的内容易于理解，也是经过深思熟虑的、有益的、清晰的且非常全面的。很多人都会从中获益，这正是帮助一个还在成长中的老师达到最好教学状态的必备书籍。我很高兴这本书终于出版了，正好赶上我下次教师培训的时间！

——埃里奇·希夫曼（Erich Schiffmann），

《瑜伽：进入静止的心境和实践》作者

马克·斯蒂芬斯在为瑜伽老师提供真正的服务，也为他们提供了在学习包含各种形式的具象瑜伽之路上所需要的实用方法和启发——从体式背后的神话学意义到核心体式的教学线索和体式的排序方法。书中包含了罕为人知的精髓，使得《瑜伽教学》成为一个伟大的资源宝库，享受这个伟大的资源并将其深入你自己的瑜伽教学转型过程中吧。

——希瓦·雷亚（Shiva Rea），转型能量流瑜伽和

瑜伽恍惚舞蹈的首席教练

瑜伽大师马克·斯蒂芬斯写了一本书，书中阐述了哈他瑜伽本身，为所有瑜伽老师都提供了一份信息丰富的指南。《瑜伽教学》回答了我们的问题，解决了我们的争议。这本全面的学术指南现在是我们教学人员的必读之书。

——玛丽·琳恩·菲顿（Mary Lynn Fitton），

瑜伽艺术项目的创始人和总监

专心用功的瑜伽学员及其老师将会发现，马克·斯蒂芬斯写的这本书是必不可少且永不过时的资源。《瑜伽教学》中有很多清晰和充满智慧的深刻见解，是一种极好的资源，它完美地塑造了瑜伽练习本身；它将许多不同的真理线索结合在一起，从而形成了一个有凝聚力的、充满活力的整体。《瑜伽教学》很快就成了我的教学库中不可缺少的一部分。

——丹尼尔·斯图尔特（Daniel Stewart），
加州洛杉矶莲花瑜伽的联合创始人兼总监

在成功地将瑜伽带进市中心学校、监狱、治疗中心和退伍军人服务机构中 15 年后，马克·斯蒂芬斯又回来了，他从多年的教师培训经历中汲取了智慧和洞察力，并在更传统的瑜伽场所（如工作室、静修会和瑜伽大会）中获得了成功。《瑜伽教学》注定成为一个经典，供每一个瑜伽老师和学员今后查阅。

——詹姆斯·温纳（James Wvinner），
瑜伽信徒及瑜伽部落文化的联合创始人

序 言 ....

在我的生活中，瑜伽一直就像一位非常棒的老师。最初，它对我来说只是一种"锻炼"方式和一个来自朋友的挑战（他认为他的瑜伽会打败我）。后来它变成了一种"习惯"，让我对自己有了更多的了解。它引导我用一种从未用过的方式来尊重我的身体和灵魂。我明白了随着呼吸来倾听我的运动意味着什么。它给我带来的一些启迪，让我意识到自己处于一个深邃的境界中。在学习瑜伽之前，我总是行动得太快，感觉自己被逼迫着去完成目标并取得了成功（我小时候是个滑翔比赛选手）。然后瑜伽出现了，我被带到了一个新领域，在那里每天的呼吸和运动让我了解到我是一个什么样的人。这不是一种引发自我判断和批评的肢体训练；相反，它是一种温柔的自我之爱。通过瑜伽体式，我了解到身体是灵魂的映射，我自己的身体会说一种专为我的聆听和学习而设计的语言。身体语言在不同的人之间是完全不同的，从这个意义上说，每个人的身体和练习是不同的，但模板是一样的。

当我遇到马克·斯蒂芬斯的时候，我练习瑜伽已经将近 20 年了，但我知道马克会是我生命中非常重要的老师。他过去和现在都是我的灵感来源，因为他对瑜伽的基本原理，以及身体与体式之间的关系有着深刻的理解。但真正让我感动的是马克与瑜伽精神之间的关系，以及他对传统瑜伽背后科学层面的深刻理解。他明白，作为一名实践者，尤其是一名教师，要想成为最好的自己，需要什么模板。

马克帮我整理了我的第一本书《找到平衡》（*Finding My Balance*），通过那次经历，我们成了好朋友。他帮我完成了书中的瑜伽体式排序和照片，还为我提供了可以在他当时于洛杉矶新开的瑜伽工作室里拍摄精美照片的机会。我们玩得很开心。我帮他为墙壁选择颜色，为书架和舞王式雕像选择最好的摆放位置，而他引导我明白了，我在书中说的话给读者留下的印象比我想象的还要深刻。我在书中对瑜伽理念的分享比仅仅展示瑜伽练习的姿势要深刻得多。能与大家分享我那个时候的自我寻找，这是一种恩赐。马克意识到，我与他人分享事物的力量——也许比我认为的还要强大。我相信，今天如果还能讨论，我们会得出不同的序列，因为我与 2003 年的自己相比也有所成长了。尽管如此，马克还是帮助我找到了内心的老师，以及如何通过体式与之分享当时我的状态。

在针对他工作室外观和我的书籍策划的讨论间歇，我们也会花时间做瑜伽。我们常常保持沉默数小时，以便让个人的修行体验为我们的身体和灵魂做当下所需之事。马克明白身体与精神的舞蹈与瑜伽息息相关。他是一名科学家，也是一名修行者，对瑜伽和教学的热情始终引导着他。他是老师的老师。他让学员感受到他们所了解的其实比自己认为的要多，从而使其深受鼓舞。同时还确保他们从科学、历史和瑜伽的奥秘中获得所需要的东西。我很兴奋，马克被引导着分享了他所了解到的关于这一古老传统（瑜伽）的深厚知识。他用一种现代的、有形的、实用的方式把瑜伽带给我们，这样一来，我们作为练习者和瑜伽老师在这个神奇的体验中就能更有效率、更有资格。同时，他提倡，我们的瑜伽练习是为自己，也是为他人服务的。

玛丽埃尔·海明威

前　言 ··

　　教授瑜伽将会改变你的生活。它会不断地把你带回自己练习瑜伽时的最初动机上，并使你更加清楚地理解以前曾向自己提出的第一个和瑜伽有关的问题。这些问题几乎都是哲学问题和个人问题，而答案也会随着我们的生活不断地变换。我是谁？是什么可以让我的内心感到喜悦和平衡？我如何才能让自己生活中的事情变得简单和稳定？甚至在经过几年或几十年的瑜伽练习之后，大多数瑜伽老师的动机依然在持续地演变。65 岁的吉姆·弗兰丁从事瑜伽教学多年，而他在 40 岁左右的时候还是一名学员。他刚完成自己的第 4 个瑜伽老师培训计划，一部分原因，正如他所说的那样："练习和教授得越多，我就越发意识到需要对自己和生活有更多的了解——所以当下我觉得好像一切才刚刚开始一样。"

　　参与瑜伽训练的学员有着各种各样的理由。对于许多人而言，瑜伽是自己在充斥着移动电话、高压工作、人际关系挑战的快节奏的现代生活中，得以放松和减压的一种方式。对练习瑜伽有益于身体健康所进行的广泛宣传，把许多人引入瑜伽练习当中。一些人是在寻找"热门的体育锻炼"并塑造完美身材；其他人则对增进内心的和谐、平衡及整体的幸福感更感兴趣。一些人是为疼痛或苦难所驱使，把瑜伽看作治愈疼痛和感受完整的一种方法；当然，还有另外一些人在意识上为瑜伽所吸引，试图找寻心灵相通的感觉抑或是成长。对于大部分人而言，练习瑜伽是这些目的和其他目标的结合。

　　瑜伽老师所扮演的角色就是，向这些目标多样且动机多变的学员提供启发性支持和明智的引导。当老师们创造出安全且有益身心的瑜伽课堂，让学员在课堂中能够探索和体验身体、精神和心灵的焕然一新时，神奇的事情就开始发生了。新的感觉在体内油然而生，呼吸也恰好成了一种深刻的意识工具，神智会变得愈发清晰和强大。情绪变得稳定，身心得到放松，并且精神也会高涨。你会感觉到变好了——整个人充满生机和活力。

　　作为瑜伽老师，我们有能力帮助学员发展和保持瑜伽练习，以符合他们的个人意愿。当然，这取决于三个基础。

首先，要不断地培养我们自己的个人练习，从而让自己可以保持身体强健、思维清晰，并且还能与瑜伽的演变连接在一起。它还可以使我们获得新观点并且使灵感的源泉得到更新。埃里奇·希夫曼（1996）在其自传中介绍了他的书籍《瑜伽：进入静止的心境和实践》（ *The Spirit and Practice of Moving into Stillness* ），讲述了作为一名瑜伽老师，他是如何第一次彻底觉醒的故事。在向乔尔·克雷默（Joel Kramer）学习如何"从内部引导"的过程中，希夫曼挖掘到了经验这一不竭之源，在这里"每节课程都是一次学习"。当给坐在瑜伽垫上的其他人进行指导的时候，我们获得的经验就和从老师那里学到的课程一样，都是无价的。

其次，我们要深刻理解身体是如何运行的——生物力学方面、生理学方面及精神和生命体验的展示方面——这些理解可以给予老师一套基本的工具，以使其做出恰当的指导。虽然我们在瑜伽垫上获得的经验是很有必要的，但人类的多样性令人赞叹，不同的人有不同的需求且具有不同的身体条件，这就需要我们不断学习功能解剖学、常见损伤、顺位原则、生理和情感风险、妊娠、呼吸过程，以及许多其他方面的相关知识。用更多的知识及对瑜伽更加深刻的理解来武装自己，我们才能够更加安全地进行瑜伽教学。随着瑜伽不断变得流行，许多老师在专业方面准备不足，他们在自己的课堂中无法应对各种各样的学员。一些与瑜伽教学相关的新闻稿，如《超出了他们的能力范围》和《当练习瑜伽受伤之时》，这些都不幸地反映了越来越多的学员在课堂上受伤的趋势。这也是瑜伽老师打心底最不愿意发生的事情。

最后，从瑜伽的历史演变中，明智地汲取各种风格和资源能够为有效的教学提供必要的基础。在瑜伽课上，几乎每一个意图都有一个瑜伽的传统和风格来传达和实现它。在各种传统和风格之中，老师的教学方法会给学员的体验带来更深入而细微的差别。大部分的风格和方法，不论有意为之还是无意的，都植根于由从古至今的著作所组成的巨大且丰富的网络之中，这些著作往往与生命本质、肉体和精神、治愈及心灵有关。通过这些文献资源，老师可以更轻松地驾驭来自学员在生活的兴趣、需求和动机等方面的变化。探索瑜伽哲学和文学的博大精深，为瑜伽教学艺术创造了更丰富、更深刻的调色板。这是本书第一章和第二章的重点，即分别探索古代瑜伽传统中公认的智慧和现代哈他瑜伽的发展。

人类具有一项非凡特性，那就是拥有天然的活力。即使在我们选择静止不动的时候，也依旧是运动着的——我们的心脏在跳动，气息在流动，体内所有的系统还处于工作状态；当我们选择运动的时候，身体的神经肌肉系统和骨骼系统在相互作用的同时还经常伴随着一些无意识的动作。在哈他瑜伽的身体-精神-心灵练习过程中，我们更能意识到自己是如何运动的，是如何摆放自己的身体的，是如何呼吸的，在意识中处于何处，是如何感受到自身存在的，以及怎样才能进入静息状态。由此来说，所有的哈他瑜伽皆是流瑜伽（Vinyasa Flow）——"vinyasa"简意就是"用一种特殊的方法摆放身体的姿势"，而"flow"意指"众多瑜伽体式中及体式间的活力流动"。在一些瑜伽课堂中，流瑜伽要比其他的瑜伽风格普遍，就算是在需要将姿势保持很长时间的调理瑜伽或艾扬格瑜伽当中，肢体活动总是不断变化的，要将身体-呼吸-精神以一种特殊的方式进行有意识的安放。为了流动，我们需要特定的形式及一个稳定的结构。如同一条从山间奔流而下的河，河岸、河床及沿岸的物体会输送水流，与此同时水流也会改变这些载体的形状和情况。有时候，一股迅猛的水流会将河岸冲垮，从而与另一条不同的河道产生一种全新的关系。而产生这种关系的方式究竟会是一场灾难还是一种福祉，则取决于当时的实际情况。有的时候，该结构是极其坚硬的，就像洛杉矶河两旁的混凝土墙，而水的涌动就被限制在这个看起来毫无生机的地方。随着时间的流逝和演变，一种新的平衡总会出现，而这种流动也会以一种新奇的方式展现出来。"人体结构间的相互作用、硬度及其无形的构成方式，"甘加·怀特（2007）说，"这些构成了生命的运动。"

在哈他瑜伽有意识的流动之中，有两种引导源：外在的老师及内在的老师。他们的角色是相似的，尽管他们对于在运动中的体验会有所不同。这两种瑜伽老师都是在倾听、观察，并运用他们的所感和所知以一种可以产生更加美好的体验的方式去调整和改善。内在老师从根本上来说是最好的引导者，运用身体的感觉、情感状态和知识去发现什么才是适合自身的。外在老师——经过了培训且在以下方面得到了很好的训练：感知灵性能量是如何在体内流动的；肌肉和关节是如何工作的以及可能存在的受伤风险；如何通过调整体式培养放松和稳定的状态；如何与呼吸协同——引导学员加深与内在老师的关系，从而进行实践。

理解身体是如何运转的，这是成为一名瑜伽老师的关键。而挑战在于，传统的瑜伽模型和西方科学模型是用完全不同的语言和概念来对人类进行描述的。传统瑜伽模型有生命能量、鞘身、经脉和脉轮；而西方科学模型则有骨骼、组织、神经、器官和液体。只有将其作为一个整体进行理解的时候，上述每一个因素才会有意义，而这个整体则是由它相互联系的基本要素构成的。如果没有经脉的概念，生命能量也会变得毫无意义，就像把骨骼和肌腱、韧带及肌肉分开来看时，骨骼也会变得没有实际意义。而且，每一个观点都可以从另一个视角进行解读。传统的瑜伽观念把肉体当作宇宙和灵性基本要素的外在形式，而西方的科学模式则趋向于否定所有非物质或者非生理性力量的概念——通常是以宗教神秘主义或创造性想象的概念来表现。一些笃信传统观点的人认为，只是当前科技还不能够观测到灵性能量的真实存在而已。而一些坚持西方科学观念的人则承认，神秘力量和精神力量可能会存在一定的实质性影响。在这两种观点像跳舞一样相互影响之下，我们把这一系列丰富的观点引入瑜伽教学当中。

第三章和第四章探索了能量流、形式及结构的基本要素，这些基本要素扩大了我们教学的科学基础。我们首先回顾了灵性能量和解剖学的概念，认识到坦陀罗（又称密宗）的形成流——将人类和宇宙作为一个统一整体的概念——是哈他瑜伽或行动瑜伽的一个重要组成要素。接着，我们会借助瑜伽老师的视角，着眼于功能解剖及生物力学，重点关注脊柱、骨盆、肩胛骨、双脚、脚踝、膝盖、肘部、手腕和双手。这一部分将会为以下方面打下坚实的基础：哪些是需要注意的；如何才能领会到在人体中动态地进行瑜伽运动，而不仅仅是身体运动。

在第五章和第六章，我们进一步扩大了这一部分的教学调色盘，去探索如何为学员创造良好空间，从而加深他们的练习（第五章），以及为引导这种练习而产生的基础性原则和技巧（第六章）。读者仔细观察就会发现，这些一般性原则得到了实际的应用，如在教授108个瑜伽体式（第七章）、一些调息技巧（第八章）、不同的冥想方法（第九章）、体式排序和课程计划（第十章），以及如何把握带着不同条件和意图来参加瑜伽课程的学员的情况（第十一章）。在第十二章中，我们会把瑜伽视为一种职业，提供瑜伽商业方面的指导，这样可以让你通过做瑜伽老师来谋生。

书籍这样的纸质媒介可以为我们提供一种潜在的永恒资源，借助这种资源我们可以不断地回归到自己的教学当中。而一些教学技巧，特别是在体式练习中观察、领悟、理解并恰当地与不同学员进行沟通的艺术和科学，通过书籍可以得到更为有效的传达。

瑜伽起源于印度，瑜伽的发展历程主要是以古老的梵文来展示。许多瑜伽概念在梵文中的释义依旧是最好的，不管人们要借助哪种语言对这些梵文进行翻译，都要关注措辞的精确性。这对于那些刻意避开瑜伽古老根源的老师来说，可能会是一个挑战。许多瑜伽老师（以及书籍、期刊和电子媒介）确实会从古老的教学方法中汲取经验，而且仍然沿用梵文术语来表达的瑜伽概念和体式（"asana"的意思是"进行打坐"）。最被普遍接受和使用的体式和瑜伽的其他方面的术语则起源于克里希那玛查亚（Krishnamacharya）家族，也从侧面反映出瑜伽古鲁如艾扬格（B. K. S. Iyengar）、帕塔比·乔伊斯（Pattabhi Jois）和德斯卡查尔（Desikachar）的广泛影响。《瑜伽》杂志使体式术语（而且还和拼写形式相关）变得更加流行。在本书中，我们使用了这些术语和形式，所有的梵文术语均可在附录 B 中找到，而且所有瑜伽体式的英语和梵文名称还会单独在附录 C 中列出。

　　瑜伽的终极语言会在练习瑜伽的时候展现出来。当我们通过心中的无限智慧去更加有意识地生活时，瑜伽练习就会超越一切言语。正是在这种智慧中，我们以瑜伽老师的身份，与人生旅途中遇见的每一个人分享瑜伽。在我作为瑜伽老师的经历中，没有什么比恪守分享瑜伽的承诺更能使自己的生活发生翻天覆地的变化了。而这种分享瑜伽的方式能够帮助学员去发展他们个人的、可持续的瑜伽练习。从我先前在洛杉矶从事教学一直到现在——不管是上团体课还是进行私人授课、是在初学者的工作室或瑜伽老师训练营、与社会名流还是被判刑的人一起练习瑜伽——我的每一名学员都已经成了我的老师，而且每一个学员都在用他自己的方式为我的练习和教学带来新的曙光。愿本书能够以相似的方式，在你成为瑜伽老师的道路上给予启发和引导。

目　录 ....

第一章
现代瑜伽的起源

有一道光可以照亮地球上的众生，可以照亮我们，照亮
天空，照亮宇宙。这道光正在我们心中闪耀。

——《唱赞奥义书》（*Chandogya Upanishad*）

      瑜伽起源于宽阔且深邃的古老传统文化的长河之中。它的许多支流源自心灵探索、哲学反思、科学试验及自发的创造性表达这一复杂历史。瑜伽产生于多样且不断演变的印度文化，常常依赖并受制于印度教、佛教、耆那教及其他宗教。瑜伽的哲学、教义和实践是丰富多彩的，就像广阔瑜伽之河的无数支流中各种各样的表现形式那样。众所周知，瑜伽的起源和发展有多种多样的来源，包括古文献、以某些瑜伽或精神世系形式进行的口头传播、插图、舞蹈及歌曲。虽然对于一些瑜伽老师和学员而言，瑜伽的历史无关紧要，但是对于其他人来说，如果能更深入地了解瑜伽的起源，那么他们对瑜伽的欣赏也会变得格外丰富和清晰。

      这里我们将用浓墨重彩的一笔，在画布上描绘出自己所接收到的传统智慧，这些传统智慧在今天依然能指导我们探索和分享瑜伽练习。我们将会研究瑜伽的基础文献，进而给传统的瑜伽练习以定位。在研究的过程中，我们也要停下来，在 21 世纪的瑜伽教学和练习中思考这些实践之间的关联性，以及如何去进行实际的应用。

《吠陀经》

尽管瑜伽可能有几千年的历史了，但是人们所熟知的最早的瑜伽著作仍可以在古印度

教文献中找到，比如《吠陀经》（*Vedas*，梵文中"veda"是"知识"的意思），而最为古老的则是《梨俱吠陀》（*Rig Veda*）。

尽管学者对《吠陀经》（公元前 1700—1100 年）的确切时间和起源还有争论，但是大多数学者对《梨俱吠陀》是由 1028 首赞美诗组成的并无异议。许多人认为这些赞美诗是神的起源，是与瑜伽有关的早期文字资料（Witzel 1997）。这些赞美诗是由某种精神文化的领袖创作的，在这种精神文化中，探寻生命的意义和幸福的大多数精神实践能即刻且直接地与自然连接在一起。这些赞美诗反映了人们对意识、存在及与神的联系的神秘探索。在这里，瑜伽的意思是"去结合"或"去统一"，这是对瑜伽最早的定义。人的心灵与神的有意结合，是一个自我超越的过程，它创造了一种纯粹的意识状态。在这一状态里，"我"的意识消失在神圣本质的感觉中。

在《梨俱吠陀》中，吠陀先知将冥想描述为达到上述意识状态和合一状态的主要工具。冥想的主要形式是借助咒语和重复吟唱某些声音，去与神的本质产生内在共鸣。这些声音本身是由先知提出的，它们被认为是神进行表达的纯粹形式，而且没有被思想所淡化。冥想状态通过想象出一个神，并在心灵上完全信奉其倡导的神圣观念来进行加深。在后来的《瑜伽经》中，这些相互联系的练习可以预测冥想的特质：将感官从外部干扰中抽离，专注于一个点，释放心灵进入以心为中心的存在意识，打开与神合一的大门。许多吠陀赞美诗如今在唱诵中得到分享——或者通过呼喊和应答歌唱——由虔信（虔诚的）瑜伽的实践者所倡导。尽管哈瑞·奎师那曼陀罗（Hare Krishnas）可能最早在西方普及了祷文唱诵，但著名的歌唱家如伽·乌塔尔（Jai Uttal）、德瓦·普雷玛（Deva Premal）及奎师那·达斯（Krishna Das）早已将这种练习整合到了遍布西方的主流瑜伽工作室当中。如今，在西方的瑜伽课堂中，我们可以越来越普遍地听到人们唱诵古印度教的赞美诗，不管是作为背景音乐的一部分，还是来自学员的主动要求。

智慧之母，摘自《梨俱吠陀》，它在印度教中是最受推崇的祷文。而在西方，最受欢迎的译本和录音来自德瓦·普雷玛：

Om bhur bhuvah svah

Tat savitur varenyam

Bhargo devasya dhimahi

Dhiyo yonah prachodayat

译文：

通过来、去，以及生命的平衡，

这种基本且自然的启发性存在是值得崇拜的。

借助微妙的智力，每个人都可以感知到这种存在和启蒙的光辉。

许多学员发现这种练习可以加深他们心灵连接的感受，同时扩大其团体感受。不管该影响是来自特定的共鸣——如《梨俱吠陀》中所描述的那样，这种共鸣是从特定的梵语词汇的音调中产生的，还是说只是简单地出现在歌唱和呼吸的愉悦之中，这种影响都是一些生动有趣的讨论话题。尽管许多学员觉得这种体验有趣且值得肯定，但是一些瑜伽工作室却不鼓励学员进行唱诵（包括唵，即 aum）。因为其他的一些学员，尤其是那些第一次接触瑜伽的学员，他们会觉得唱诵是一种怪异且令人费解的宗教仪式，这可能和他们自身的信仰体系或者精神感受不协调。培养并挖掘你真实的精神感知力，同时和你的学员的坦率程度相协调，这样会帮助你判断是否可以或何时可以将唱诵引入你的课堂。

《奥义书》

在吠陀文献创作末期，印度涌现出另一系列古老瑜伽著作。最早的《奥义书》（*Upanishads*）是在公元前 1000 年被创作出来的，一些人认为它是《吠陀经》的一部分，同时它还是心灵活动的一部分，而这种心灵活动对精细且神秘的宗教仪式的依赖，逐步让位于更加纯粹的内部练习。在此，我们首次发现了有关瑜伽练习的详尽解释，虽然这些解释依旧集中于冥想，尤其是在之后写于公元 1000 年时期的《奥义书》当中。关于《奥义书》的数量有各种各样的估计，大约为 300～500 部，每一本《奥义书》都以哲学对话的形式呈现，对话的内容涉及存在的本质及灵魂的命运（Easwaran 1987）。对《吠陀经》的本质及最后一个词语的思考，形成了著名的吠檀多哲学，也称"《吠陀经》之终极"（Michaels 2004）。

作为印度教哲学的一种表达，《奥义书》坚守宇宙精神——婆罗门及个人灵魂——阿特曼。婆罗门是绝对的无限，曾经是这样，将来也会是这样。阿特曼（atman），或者说内在的自我，是在我们有限的意识中经历的自我，据说是我们疏远真实自我时所经历的自己：

绝对或者婆罗门。如《奥义书》中所述，仪式和冥想练习旨在通过从世俗的束缚和有限的意识中获得解脱来联合（结合）阿特曼和婆罗门，这些世俗的束缚和有限的意识阻止了我们实现合一的真正状态。正如格奥尔格·费厄斯坦（Georg Feuerstein 2001）所记录的那样："世界的先验基础和人类的终极核心是完全相同的。那种至高无上的实相也就是纯粹虚渺的意识，不能够被充分地描述或定义。它必须只是简单地被实现。"自我实现的途径包括对思维的内在反映，这种反映将人们带入纯粹的智慧境地（Manchester 2002）。

虽然《奥义书》中所描述的练习与今天西方世界中的大部分瑜伽课堂几乎没有相似之处，但是它们确实是以一种有力的方式塑造了教学的语言和经验。奥义（Upanishad）的意思是"于一旁坐下"，作为一种启迪方法，指坐在古鲁（指印度教等宗教的宗师或领袖）脚边的一种开悟方式。这种布道练习（satsang，其中"sat"意味着"真实"，"sangha"则是"陪伴"的意思），需要和一名瑜伽老师、古鲁或者是其他一名参与者坐在一起，旨在通过同化瑜伽老师的思想来学习和体验心灵的唤醒。这种布道练习是在西方的一些瑜伽练习室中发展出来的。

《奥义书》还是最早描述今天所谓的灵性身体的传统瑜伽解剖学的文献资源。三部分身体的概念（因果、灵性、肉体）及躯壳（或者是"五鞘"，在第三章中会做详细讨论）可以在最古老的《奥义书》，比如《泰迪黎耶奥义书》（*Taittiriya Upanishad*, 2.1-9）中查证。生命能量（prana），可以在一些《奥义书》中查证。《考史多启奥义书》（*Kaushitaki Upanishad*）当中的一段话对能量的解释与今天的最为接近："生命是生命能量，生命能量就是生命。只要生命能量还保留在体内，体内就有生命。通过生命能量，人们在这个世界上能得到不朽。"

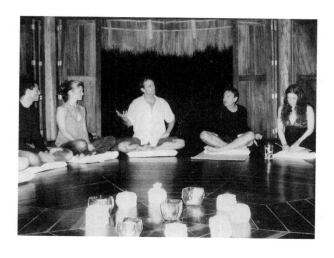

在后来写于 15 世纪的《奥义书》中，我们开始看到在各种瑜伽练习中使用呼吸和声音作为身体转化工具的阐述。正如我们在后面的章节中所阐明的那样，这样的探索大多数和印度教经典的兴起联系在一起，并且还为哈他瑜伽未来的发展奠定了基础。写于 15 世纪的《观识奥义书》（*Darshana Upanishad*）

关于体式的详细描述达到了顶峰，但是对于其中的坐立体式而言，其最为本质的练习还是调息法（Aiyar 1914）。

《薄伽梵歌》

为了寻找统一性，一些《奥义书》详细描述了冥想和沉思练习。冥想也是奥义运动、薄伽梵歌或者神之歌的一部分，它能够探索思维的奥秘，为意识动作的生命提供一系列的指导原则。虽然它可能会以一个历史事件为基础，但是《薄伽梵歌》（Bhagavad Gita）的象征意义却可以指导心灵的解放。欲望之火及自我的展示制造了内在的冲突，而这些冲突会阻止我们受到启迪或自我实现。通过和神连接在一起，《薄伽梵歌》中所描述的练习为实现"内心的宁静"提供了一种途径和方法。内心的平静就存在于我们体内，但是思维内部不断出现的杂音——"我"，会阻止我们获得这种意识。

该故事在叙事诗《摩诃婆罗多》（Mahabharata）的中间部分以对话的形式展开，是阿周那（般度族五兄弟之一）同他的御夫黑天之间的对话。凝视整个战场，阿周那可以看到他认识和热爱的那些人。他们曾试图毁灭他，并且使他的生活变得苦不堪言。但是，他认为挑起战争并杀死这些人，从而赢回王国领地的做法是不正确的。于是，他向黑天询问意见。黑天阐述了"法"的概念，即"命中注定的责任"。通过认同不朽的自我，认同婆罗门这个唯一的、终极的神圣意识，我们可以超越生死，超越对物质世界的依恋，从而生活在无限的爱之中。阿周那想要放弃行动，但黑天警告说，只有通过行动，一个人命定的责任和神的本性才可以得到展示。为了阐明他的观点，黑天解释了与人的各种本性有关的法相对应的三种瑜伽路径（Prabhavananda and Isherwood 1944）。

1. 行动瑜伽——服务瑜伽。字面上可以翻译为"借助行动联合"的路径，行动瑜伽涉及的动作没有考虑欲望或者私心。黑天说道，这可以净化思想，并且使人存在的神性变得更加清晰："行动上的自由不会从放弃行动中获得。没有人会仅仅因为终止行动而变得完美……这个世界被烙印上了它自己的活动，除非当行动可以像对神的崇拜一样达到完美……所有行动的奖赏都可以在启迪的过程中找到。"

2. 智慧瑜伽——知识瑜伽。锻炼辨别和分类的能力，可能会超越占据"我"思维中的那些现世的限制。黑天解释道，智慧瑜伽使智力本身摆脱了错觉，并且使肉体和灵魂产生了差异意识。在这种意识之下，借助绝对的知识，人们会对所有行动的结果变得漠不关心。

3. 虔信瑜伽——奉献瑜伽。用黑天的话来说就是，虔信瑜伽士不断地和神进行交谈，并且这些瑜伽士为心灵生活中的爱和纯真所指引："自己的思想中要一直考虑自我，成为自己的信徒，尊敬自己并崇拜自己。完全地被自己所吸引，这样做会使你理所当然地成为自己。"这种练习的主要活动是唱诵神的名字及经文中的故事，对神进行冥想，提供无私的服务，进行祷告或寻求其他可以使人一直保持纯粹奉献和爱人状态的途径。

对于现代瑜伽老师来说，将这三条瑜伽之路与工作室或健身房的教学课程联系起来似乎有些牵强。然而，我们可以在这些路径和生活方式之间做出一些有意义的连接。这样做确实能够与我们的教学品质产生即刻且至关重要的联系。全身心地投入到瑜伽教学中，可以是行动瑜伽的一种形式，当你扩展和完善你的技能和知识时，将学员的需求和意图作为你努力的焦点；智慧瑜伽是一条较困难的道路：它会使你沉浸于一个深邃、严厉而充满慈悲的自我反省过程中，这一过程会使你的思维和内心变得清晰明了，进而也会使你对学员的引导变得格外清晰；如果你选择的是虔信瑜伽的道路，那么就要专注于去感受把声音与心灵引导感觉连接在一起，你的声音和爱将在你的课上得到分享。要想进一步发展这三种路径，最重要的是要谨记，瑜伽不仅仅是在课堂中完成的练习，它还延伸到了生活的每一天中。生活中，瑜伽的这种整合和表达，会使瑜伽老师所选择的瑜伽道路得到最为彻底的展示。

《帕坦伽利瑜伽经》

大部分学习瑜伽哲学的学员和教练，都已经阅读过了帕坦伽利（Patanjali）所著的《瑜伽经》（The Yoga Sutras of Patanjali）的摘要。《薄伽梵歌》创作于公元 200 年左右，其许多中心主题对《帕坦伽利瑜伽经》——这个有 196 句格言警句的系列，已经给出了详尽的解释和密切的关注。《帕坦伽利瑜伽经》是胜王瑜伽的经典展示，是心灵的"皇家"瑜伽，并且它还包含了一种最早的涉及体式和调息的练习。在许多的《吠陀经》和《奥义书》中，我们都可以找到这种对话形式（很多是在《佛经》出现后被创作出来的）。帕坦伽利会以一个简单的问题开始："什么是瑜伽？"他的回答也很清楚，这里所描述的练习以精神体验为中心——"chitta vritti nirodaha"，意思是"为了平复思想上的波动"或者是"为了使思想变得稳定"（Bouanchaud 1999）。

许多人认为《瑜伽经》是瑜伽的基础文献，它解释了人们如何修炼以通往三摩地——幸福之地，在那里修行者通过释放自我意识而融入与神的合一。随着思维不断地进行以自我为中心的活动，我们的偏见、欲望和激情也会将自己带入疑惑、痛苦和折磨的深渊。瑜伽可以使我们从这种痛苦中得到解脱。帕坦伽利在练习中给我们提供了细致入微的指导，这种练习可以使思想变得宁静，并且还可以根除那些导致世上许多苦难的精神折磨。

许多瑜伽学员和老师都会因《瑜伽经》没有讨论或描述一个单独的体式或姿势而感到不解。《瑜伽经》中有一个核心观点，即智慧瑜伽与哈他瑜伽最大的不同在于，练习者必须从道德和精神上的观察开始，沿着有八个分支的道路不断地稳固前进，最后再体验瑜伽的丰硕成果。正如艾扬格（2001）所强调的那样："在个体通过瑜伽进行的生命旅程中，是有顺序性阶段的。"瑜伽八支或阿斯汤加瑜伽，分别为：禁制（yama）、劝制（niyama）、体式（asana）、调息（pranayama）、制感（pratyahara）、专注（dharana）、冥想（dhyana）和三摩地（samadhi）。在接下来的章节中，我们会致力于教授体式、调息、专注、冥想及制感的冥想和超然的练习。在这一章，我们将会仔细地分析禁制和劝制，同时简单地介绍《瑜伽经》中所描述的其他分支。

禁　制

禁制解释了一个人在日常生活、与他人的关系及与自己的关系中应该遵循的道德行为准则。禁制的字面定义是"去包含"或者"去控制"。禁制为瑜伽老师和学员及生命之间的关系提供了一个指导性来源。一共有五种禁制：

1. 不害，非暴力（ahimsa）：意思是"没有伤害"，"不害"经常被翻译成"非暴力"。首先要尊重自己的身体，并将这种尊重扩展到世界上的所有其他生命。在教授瑜伽的过程中，这一智慧可以直接应用于为学员创造安全的学习和练习空间，借助同情心和理解力去接近学员，并提供有质量的且不会对学员和我们自己造成伤害的指导。

2. 真实，不说谎（satya）：这意味着我们要对自己和他人保持真诚的态度。第二条原则和"不害"之间潜在的冲突会引发一个问题。如果真相伤人该怎么办？在古代史诗《摩诃婆罗多》中，这一明显的难题得到了细心的阐释："当人们心情愉悦的时候，应该把真理告诉给他们，并且应该愉悦地将真理说给人们听，而那些会对人们造成伤害的真理是不应该告诉他们的；但是，不要为了使人们心情愉悦而去刻意地说谎。"

3. 不窃，不偷盗（asteya）：不窃的本质是"不进行偷盗"，它可以使人们摆脱那些想要拥有不是自己挣得的或者不是自己付钱买到的东西的愿望。贪婪是"七宗心灵罪"之一，甘地强调，"不劳而获的财富"是错误的。一些瑜伽老师把这一点延伸到了他们的课堂当中，鼓励学员在期望得到练习成果之前，先在瑜伽垫上"缴纳他们的会费"。创造一种让学员在实践中体验丰富的感觉，同时尊重他们不容易获得的东西，这是在教学中表达这一原则的一种方式，同时也让学员尊重在一个人的直接经验之外还有更大的可能性。

4. 贞洁，不纵欲（brahmacharya）：这部佛经的精髓是在亲密关系中尊重自己和他人。通常被宽泛地解释为"能量的正确使用"。虽然艾扬格指出，字面定义是"独身、宗教研究和自我约束的生活"，但是他接着强调说："没有经历人类的爱和幸福，是不太能了解神之爱的。"这一概念来源于《薄伽梵歌》，它强调了婆罗门的生存真理："一个人的内心……不会再被感官之物感动了。"《薄伽梵歌》中还指出："瑜伽士应该退隐到一个与世隔绝的地方，并独自一人生活。"（Prabhavananda and Isherwood 1944）假如一个人确实拥有性关系的话，那么关于贞洁、不纵欲的解释就会警告："对灵魂的感知能力或者实现真我的可能性将变为零。"[1]另外，它还强调"要保持行动、思想及感受之间的恰当平衡，并引导它们首先追寻绝对的或高级的领悟"（Bouanchaud 1999, Ⅲ）。

5. 不贪，不占有（aparigraha）："不贪"——没有过多的贪念，抑或是摆脱了欲望的控制，这是关于不贪婪最传统的解释。它是指人们在精神和行动上慷慨地活着，给予的时候不奢望得到他人的回报。将不贪婪运用到体式和调息中，这一原则能够帮助学员以耐心的态度进行瑜伽练习。在这一过程中，稳定和放松要比进入一个姿势中重要得多。

不害、非暴力与真实、不说谎：在教授瑜伽的过程中，如何处理潜在的矛盾。

在教授上弓式（轮式）的一堂中级瑜伽课程中，一名叫克里斯蒂娜的 31 岁学员，由于肩膀不稳固，总是抱怨下背酸痛。她的态度很积极，一直在努力拉直自己的双臂。但她没有显示出轻快和内在的喜悦，以及稳固和放松。她把自己描述为一个坚强的学员，并且看起来有想要完成体式练习的决心。告诉她真相——我觉得她还不适合练习这种体式——肯定会打击她良好的自我感觉。所以，我就以另外一种方式接近她。我要求她先把身体下降一小会儿，然后问她我是否可以以一种更加稳固且轻松的方式去帮助她为该体式做准备，以此作为"高级练习"的一部分，她表示喜欢这个主意。在她为这一姿势做准备的时候，我仔细观察了她的长处及局限性。我向她展示了几种预备拉伸、支撑方式及能量活动，来引导她更加愉悦、更加优雅地完整展现该体式。她微笑着开始行动。这在佛教中叫作"方法技巧"，老师从各种实践和教学中吸取经验教训，引导学员走上一条适合自己的觉醒之路。假如你的目的和效果是帮助学员加深自己的练习的话，那么帮助学员重新设定自己努力的方向并不是说谎。

劝　制

劝制是一种内在的自我控制。它将我们的关注点从人际关系转移到自我了解，以此给人带来幸福感。在教学实践中，学习劝制可以带领我们接触更深层次的真实本我。虽说《奥义书》论述了超过十种形式的劝制，但《瑜伽经》只将其分为五类：

1. 净化（saucha）：在培养身体和心灵的洁净时，此原则建议把身体当作一座寺庙。体式练习能排出体内的毒素，去除由环境和饮食带来的杂质。定期洗澡可从外部洁净身体，而新鲜健康的食物则可以清洁身体内部。但更重要的是，达到精神层面的洁净，以及尽可能保持心态的洁净。在清理身心时，我们有意识地去关注更高层面的生活，但仍以日常生活为基础和中心。而由此展现出的容光焕发的健康感和活力四射的幸福感，则能激励你的学员在他们的生活中也这样做。

2. 满足（santosa）：因纯洁本性，面对万物的过去、现在和将来的谦卑本质，我们感到自己十分渺小但也分外满足。通过学习满足原则，我们能够从认识自我中获得幸福感，从当下拥有之物中汲取满足感。而当我们接受了生活是一个不断学习、成长和发展的过程这一观点时，我们才能更易接受自我。除此之外，时刻满足当下的状态也能对他人产生影响，尤其是身为人师的时候。若你对学员、班级感到满意，而他们自己也是同样满足时，这将能使你从无止境的期望中解放出来，并有益于你成为最好的老师。

3. 苦行（tapa）：尽可能地活在当下以获得满足，而不是冷漠或自我满足。若想做到这一点，则需要强大的自我约束能力。这就是苦行原则。苦行像是日常实践燃烧出的烈火，它创造万物存在的朴素本质，塑造其特质，使我们越来越接近自己的本性。除此之外，这热情燃烧的烈火使每一次经历都成为认识自我的工具。在苦行的帮助下，我们既学会了如何引导体内的力量去触及内心深处的真理和期许，也学会了如何专注于身体、呼吸、心脏和意识。

4. 研习（svadhyaya）：禁制和劝制都要求自我学习的能力，并且这种能力可以加深我们的精神存在感。它还包含了我们在世上一切行为中所蕴含的自我意识；它欢迎也接纳我们的局限性；同时它以我们的真理为中心。在这里，我们培养了一种更真实的作为人类和老师在世上存在的方式。时常停下来，问一些关于自己教学上的基础问题便可以加深这种真实性。

5. 敬神（ishvarapranidhana）：放下自我，我们的生命才能呈现出禁制和劝制中蕴含的所有品质。对某些人而言，这是向神投降，是向神屈服；但对另一些人而言，敬神原则中蕴藏了整个自然宇宙。当以超越自我的存在为基础时，我们存在的理由将更加清晰，而教学也是如此。

体　式

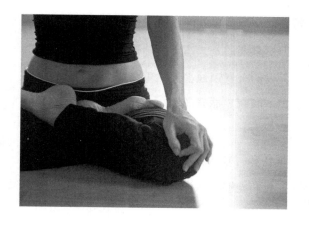

《瑜伽经》中瑜伽的第三个分支是体式。虽然《瑜伽经》中少有提及体式的经文，但有一条却是例外。它提出"体式是稳定和喜悦的"（Bouanchaud 1997,130–131），而这也正是对体式学习的深刻见解。"asana"虽仅被译为简单的"体式"二字，但它其实含有更加丰富的意思。伯纳德·布昂查德在《瑜伽的本质：对帕坦伽利瑜伽经的反思》（*The Essence*

of Yoga: Reflections on the Yoga Sutras of Patanjali）一书中提到，"as"作为动词词根可译为"由某人身体呈现，居住、存在并生活其中"。若是直译，则为"坐下"，这也可理解为"就在这里、在现在、在此刻"，而这种释义正体现了《吠陀经》《奥义经》等早期瑜伽著作所提到的冥想练习（Bouanchaud 1997, 130–131）。"sthira"意为"平衡、稳定"；"sukham"意为"柔软、舒适、放松"。但当把这些词化为动作时，我们发现它们融合出了新的特质，而这种特质指的是一种思维方式，一种瑜伽修行者可以通过呼吸、体式变换等培养出的稳定、放松、专注当下的思维方式。

调　息

帕坦伽利提到，调息法是指"当体式能稳定保持时，控制吐纳"（Bouanchaud 1997, 135–136）。当我们能通过吸气、保持呼吸、呼气、屏息这一自然循环注意到气息的流动时，呼吸就会变得更加顺畅，也会带来一些意想不到的效果。若观察再稍微细致一些，则会发现呼吸变得越发精细了。慢慢地，就可以开始学习更加精细、有难度的技巧。其实，每一个练习阶段的目的都是培养个人稳定、放松的感觉。最终，瑜伽动作可以超越技巧，个人思想能够步入极乐境界。帕坦伽利也强调，瑜伽的八个分支应按顺序完成。若仅因认为调息最适合准备身心而先进行，则会致使身体紧张，造成损伤。反之，若先进行体式练习，则能保证基本的身心健康，进而才可以安全地进行调息练习。正如我们所见，许多现代瑜伽大师和老师也都推崇这种练习顺序。稍后，在下文提及哈他瑜伽的兴起及体式练习和调息练习时，我们会结合现下的瑜伽教学进一步验证前人的观点，很值得思量一番。

制感、专注、冥想

制感是为了让感官专注于内心世界，不被外部欲望所干扰。但人们易因感官和思想受刺激而被外物左右，帕坦伽利也论述了此倾向性（《瑜伽经》）。因为我们能感觉到外物，所以我们开始思考；因为我们开始思考，所以我们采取行动。通过内化这些意识，制感使我们可以短暂地脱离外部世界。否则，这些意识就化为恼人的声音或味道，萦绕在那里。一旦不能做到制感，仅是眉毛上的一滴汗，或某个迟到的人进入教室发出的声音，都足以使你分心，无法专注吐纳、集中意识。现在即使这些声音和感觉仍未消散，但你的意识已经变得更专注于内心世界了。这有益于我们进入全神贯注的状态或者是专注状态

（Bouanchaud 1997, 141）。若持续保持，则可以进入冥想状态。此时，于你个人而言，则是身、心、呼吸融为一体，进入了新的意识境界，思想与思考者融为一体，主体与客体融为一体，从而指引你达到入定境界或极乐境界（Bouanchaud 1997, 150）。

三摩地

阿斯汤加瑜伽的八个分支经常被比作一棵树，艾扬格大师在《帕坦伽利瑜伽经之光》（*Light on the Yoga Sutras of Patanjali*）中也提出了这样的隐喻：禁制就是这棵树的根系，通过道德规范，人们活得清醒、有尊严；劝制则是主干，为身心的净化提供基础；体式像树枝一样，灵活又强有力地向外延伸，随着生命之风摇曳；调息则被喻为枝干上的绿叶，在呼吸之间吸收生命的活力；制感则作为树皮，保护树木远离外界因素，防止精华的流失；专注化为树液，在导管、叶脉间流淌，保持身心的专注；冥想则是树间的花朵，即意识的花朵。它慢慢成熟，长为果实，化为练习、入定、极乐的果实。

尽管哈他瑜伽的历史渊源和哲学基础表明了它与帕坦伽利瑜伽的许多原则是相背离的，但现下许多瑜伽风格（或派系）其实都是在向佛经致敬。比如，包括艾扬格瑜伽、阿斯汤加瑜伽、维尼亚萨瑜伽、流瑜伽的基本原理、阿奴萨拉瑜伽及其他瑜伽类别的克里希那玛查亚派系，与帕坦伽利哲学的联系就十分紧密。下一章节中讨论主流瑜伽风格时，我们会详细了解这些起源。但奇怪又讽刺的是，艾扬格、帕塔比·乔伊斯及其他克里希那玛查亚派系的门徒们在教授学员时，都是直接以体式和乌加依调息（喉式呼吸控制），即瑜伽分支第三支、第四支作为入门课，却又断言他们的方法充分运用了《瑜伽经》。但是，不管是否有人思考过，练习这种不连贯有序的瑜伽其实会带来极大的危害，纯粹的胜王瑜伽都是极难学习的。不过，我们将看到，在几世纪后出现的坦陀罗瑜伽和哈他瑜伽是对这一难题的实际回应。在实践和教学中，我们可以从多种角度入手，将瑜伽的八个分支整体看作一棵树，因为每一支都是与其他支不可分割的，并且还给其他分支提供见解、支持和指导。后来，瑜伽练习者们也发现瑜伽的八个分支的融合练习会使实践和教学更加有效。

诚信教学要求老师清楚了解所授内容的出处。《瑜伽经》于大约2000年前著成，在那个年代和那时的文化背景下，《瑜伽经》完全不同于现代西方文化。当我们从这样的来源获取信息时，想清楚我们要从中汲取什么样的信息。比如你将对你的学员们说些什么？你自己相信吗？你自己接受吗？我们见证着瑜伽的进一步发展，与此同时我们也将继续探索这些问题。

《坦陀罗》

....

从《吠陀经》《奥义书》及《瑜伽经》到现今闻名的哈他瑜伽练习中所发展的道路，通常被描述为不断演变的直线。但是，这是不对的。当然，哈他瑜伽是受了坦陀罗的重大影响而产生的，但是许多哈他瑜伽的信徒用幻觉面纱覆盖了这一事实，这些哈他瑜伽的信徒排斥这种教派，并认为其与他们的精神和社会世界观是相对立的。印度的坦陀罗运动，在公元最初几个世纪受到大乘佛教的影响，在一定程度上是对《吠陀》和《奥义书》中教导的二元论和放弃实践的反映，并进一步被编入《瑜伽经》中。坦陀罗的基本观点是，宇宙间的万物均是神的表达，所以可以将其作为神意和生命的一种源泉进行挖掘——这与传统的《吠陀经》和《奥义书》的教义明显相悖，此教义要求把虔诚的修行者关在一个与世隔绝的洞穴里，并坚持认为，欲望或性行为等正常的人类体验会阻止或至少会限制真正的幸福或觉悟。在一些《奥义书》中——尤其是非二元论的《白骡奥义书》（*Svetasvatara Upanishad*）中，我们可以找到一个通向完全活在当下的自我实现和解放状态的大门——**灵魂的自由和释放**。但是，它在很大程度上依然是二元论的视角，该二元论将个体及其体验从完整的自然秩序和精神存在中分离了出来（Feuerstein 2001, 341）。

梵文词根"tan"的意思是"广大的"或"整个的"，坦陀罗（tantra）承认整个生命组织其实是将神女性化的一种表达方式，或者说是对萨克蒂（性力女神）能量的一种表达。这一观点是为了在各项体验中产生一种神圣的感觉。坦陀罗的哲学并不是通过放弃人们的欲望和体验来确定自由之路的，相反，它在很大程度上是通过人类的欲望和体验来实现自由之路的。

坦陀罗是亚洲人的主要信仰和实践，它遵循的原则是，我们所体验到的宇宙仅仅是神性能量的具体展示，这种神性能量创造并维持着这个宇宙，同时寻求在人类的微观世界中，以创造性和解放的方式在仪式上适当地输送这种能量（White 2000）。

坦陀罗提供了一种综合瑜伽方法，在这个方法中，我们运用内在和外在经验的每一个方面，作为意识领悟神性能量的来源。神性能量是宇宙中无所不能、无所不知和无所不在的原始创造力。这对于我们思考自己的身体和瑜伽练习有着深远的影响。由于世间万物均

是神的展示，只是在它的能量表达上会有所不同，因此在神的感觉中，万物皆有无限的可能，尽管它们中有的生命看起来是平凡无奇的。坦陀罗的实践者看起来将会走向人类体验的终端，为了体验最纯粹的意识存在，他们会去探索能量的强度。

以下是坦陀罗练习的三种传统形式，有时人们还会把它们当作启蒙。通常也需要一名古鲁做密切的指导（Tigunait 1999）。

· 咒语（mantra）：实践者通过反复念诵圣诗或文字，进入神的声音振动能量之中，这些赞美诗和文字多可以在《吠陀经》中找到（如贾亚特里咒语），伴随着一些丰富的仪式，包括冥想、神圣的空间净化及想象中的一道保护性火墙。

· 具（yantra，印度教和佛教坐禅时所用的线形图案）：随着修行者和曼陀罗能量之间亲密关系的增长，修行延伸到对"具"的冥想，一种以几何形式表现的神圣女性的可见振动表达。作为曼陀罗世界的一个地图，这体现了萨克蒂能量——强度、光芒、喜悦、愉悦、欲望、具的速度、启发、存在及降服震动，该能量会摧毁所有的阻力。具练习包括一系列的仪式、形象化、冥想、吟诵和供养。

· 礼拜（puja）：与咒语和具的"右手"坦陀罗路径不同，这种"左手"路径从深奥的内部实践走向现实世界的完整生活，在最强烈的感官体验中以最大专注力拥抱萨克蒂能量最有力的表达。在修行中，一个人要在最激烈的行为中培养自制和感官愉悦与神圣狂喜的结合，目的是"将灵性带入日常生活，反之亦然"（Tigunait 1999, 104–105）。

坦陀罗的核心思想，诞生于经验而不是宏大的哲学推测，即在看似普通的人类生活领域与无限之间有一种连续性。与其去超越人类体验的物质世界，愈发强烈地走近它才是通往启蒙和幸福的道路。在等级划分极为严格的印度社会，这种方法产生于底层大众。它把精神练习的统一性展示给每一个人（Davidson 2003）。正如格奥尔格·费厄斯坦（2001, 343）所强调的那样，这些人"回应了人们普遍的对更实际方向的感觉需求，这种需求将非二元论的崇高的形而上学理想与过上神圣化生活的脚踏实地的程序结合起来，而不一定要抛弃对当地神灵的信仰和古老的崇拜仪式"。

随着坦陀罗的影响的不断扩大，它的本质被一些教义所歪曲，尤其是和性有关的反应。谈到坦陀罗，总是会在西方社会唤起"神圣的性"这一观念，因此人们会把坦陀罗仅仅视为"精神上的性"。虽然两性关系是坦陀罗的一部分，但是坦陀罗的精神哲学和练习是更加深邃和微妙的。这一点也许在公元 9 世纪根植于克什米尔地区的坦陀罗教派中有着最为丰富的展现，这一形式的坦陀罗以克什米尔湿婆教而闻名，在斯潘达学派中得到了诗意的表达（Odier 2004）。斯潘达的主要理念是，把所有的存在看作一体，并且不对它们做纯洁和不纯洁的划分。这就是坦陀罗的中心思想，其核心可以在大部分的古代《吠陀经》及《奥义书》中找到。但是，就像帕坦伽利所描述的那样，在《薄伽梵歌》和胜王瑜伽中这一中心理念大部分会被遗失或抛弃。在坦陀罗的观念中，瑜伽的理想就是没有割裂和分离，与身体、呼吸、思想及情感保持一致并合为一体，没有区别，也没有把任何事物当作不纯洁的或是亵渎的。大部分的坦陀罗文献资料都显示，湿婆和萨克蒂，或者神圣的男性和女性能量是一体的——在体内是一体的，在思想上是一体的，在感情存在的中心也是一体的（Davidson 2005）。在对存在的这一表达之中，坦陀罗信奉所有精神的统一体会成为万物生存的空间，不做任何区分，不去成为任何其他的事物。当进入这种练习时，我们会在自我中发现自由，从二元论的思考中体验和发自内心地理解，我们自身就是这个美丽的空间，这个令人惊奇的整体。

在公元 9 世纪，《克什米尔密宗瑜伽经》（Vijnana Bhairava）为了能够进入意识的本质，提供了一系列丰富的由简单到复杂的练习。[2] 最近，坦陀罗瑜伽士们对此进行扩展，以实践丹尼尔·欧吉尔（Daniel Odier）所提及的"微观练习"。微观实践基于这样一个前提：练习者思维非常快，喜欢快速，并且擅长于此。古代的瑜伽士们有一个完美的理想，就是创造出和思维一样快的练习。与其试图与思维进行对抗，不如在某个短暂的时刻跟随它完全沉浸在一个简单事物当中。如清晨坐在一杯咖啡前，你将杯子置于鼻子下方，有那么一瞬间你会完全地沉浸在自己所体验到的所有感受之中。

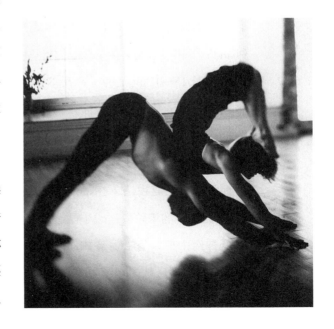

再如，行走于丛林中，你的脚穿过一片干燥的树叶，微风轻拂着你的皮肤，潮湿的森林芳香进入你的鼻腔。在那几秒钟里，你完全沉浸在你的声音、光线、香气、皮肤、心灵的感觉中。还有一种更深奥的感觉，在这种感觉里你和自然、精神融为一体了。这样做的目的就是在那一刻，仅仅是一次呼吸，去发现一种幸福或独处的感觉。将这种感觉带入瑜伽体式和调息练习中，一种更加精炼和微妙的意识特质就会产生。它会使身体-呼吸-心灵更加微妙地连接在一起，也会产生一个更加广阔的完整意识。这一练习的核心是，在你进行吸气和呼气时，专注于当下，把意识带入呼吸当中并感受自己正在彻底地放开呼吸，并在这一空间中感受身体和心灵正在去往一个对精神或幸福能自然觉知的地方。

哈他瑜伽：《哈他瑜伽之光》 《格兰达本集》与《希瓦本集》

当今最著名的瑜伽流派都是哈他瑜伽的一种形式，包括：流瑜伽、艾扬格、阿奴萨拉瑜伽、阿斯汤加瑜伽、力量瑜伽，以及其他几十种传统或风格略有不同的瑜伽流派。令人惊讶的是，第一篇关于哈他瑜伽及其体式练习的深入研究著作只有几百年的历史，而不是在大众瑜伽媒体和文献中声称或暗示的几千年。想想有多少次你读到关于哈他瑜伽的文章时，开头这样写着："在这个可以追溯到 5000 多年前的古老练习中……"。

关于哈他瑜伽的第一部实质性著作，即著名的《哈他瑜伽之光》(*Hatha Yoga Pradipika*)，是由印度圣哲斯瓦特玛拉摩 (Swami Swatmarama) 于 14 世纪创作的。这是一本百科全书式的文本，详细介绍了体式、清洁法 (shatkarma)、调息、手印 (mudra)、收束法 (bandha) 和三摩地（接下来我们将逐一介绍）。

写于 15—17 世纪的《希瓦本集》(*Shiva Samhita*)，在哈他瑜伽的发展中比《哈他瑜伽之光》更清楚地显示了佛教和坦陀罗的影响 (Vasu 2004)。在《希瓦本集》中，虽然只有四个体式得到了详尽的描述，但它详细地描述了经脉 (nadis，能量通道)、生命能量或"生命力"的本质，以及在实践中面临的许多障碍和通过各种技术来克服它们的方式。这些技巧包括凝视法 (dristana)、静默地唱诵曼陀罗，以及用于唤醒和移动昆达里尼能量 (Kundalini) 的坦陀罗实践（昆达里尼像一条盘绕着的沉睡的蛇，蜷曲并潜伏在脊柱底部的最低神经中枢，是哈他瑜伽的一种形式）。写于 17 世纪后期的《格兰达本集》(*Gheranda Samhita*)，则反映了坦陀罗的影响力在减弱，尤其是涉及性行为的方面 (Mallinson 2004)。它的七个章节描述了在瑜伽道路上完善自己的七种方法：清洁法用于净化；体式用于力量；

手印用于稳定；制感用于平静；调息用于轻盈；冥想用于觉悟；三摩地用于达到极乐。根据原始记载，哈他瑜伽有三个目的：（1）身体的完全净化；（2）身体、精神和能量场的完全平衡；（3）通过参与根植于身体的练习，最终与神性连接，以获得纯净意识的觉醒。今天，我们发现大多数哈他瑜伽传统将其根源归于帕坦伽利的胜王瑜伽哲学。胜王瑜伽深受禁制（瑜伽八支第一支）和劝制（精神上遵行，瑜伽八支第二支）的佛教哲学的影响，相比于一个人的精神生活，它和宗教之间有更多的联系。生活在人际关系、工作、冒险、文化和社会关系交织的真实世界中，如果你试着像一个纯粹的胜王瑜伽士那样控制自己的思想，可能会把自己逼疯。但起源与坦陀罗有紧密联系的哈他瑜伽则不同，它寻求普通的生活体验中的精神发展，并利用身体的感官来培养身体、心灵和精神的平衡。最终你会发现，哈他瑜伽之路会让你在简单的幸福中来到所有其他路径的交汇口，这就是那些哈他瑜伽的创始者们所期待的。

哈他瑜伽让我们从身体、精神、情感上利用所有最微妙、最难以捉摸的内在本性去作为学习、观看和整合我们整个生命的原材料，为我们带来最丰富的想象力、充盈的智慧、热情、能量和精神生活。"hatha"一词源于"ha"，意思是"太阳"；"tha"的意思是"月亮"，象征着生命力和意识。（这个词汇因传统和视角而异，在坦陀罗中强调的是湿婆能量，在道教中指阴阳，在物理学中则侧重于物质能量。）为了完全体验生命和感官意识，这些原本对立的概念将合二为一。问题是，我们往往会被自己的思想、身体和心灵所困扰。哈他瑜伽为我们提供了体验这种整合的方式，它要求我们沿着一条非常具体的实践道路，净化身体、镇定思想、打开心灵。

清洁法——净化练习

清洁法或六业来自梵文"shat"，意思是"六"，而"karma"，意思是"行动"。清洁法被认为是哈他瑜伽练习的初始阶段。它们的目的是使身体的三大能量或充满活力的品质——卡帕（kpaha）、皮塔（pitta）和瓦塔（vata）——达到平衡状态，为身体和心灵创造和谐的状态，为体式、调息和其他哈他瑜伽练习做准备。通过培养能量平衡，我们可以改善身体机能，最大限度地发挥身体功能和实践效果。与许多看似深奥的瑜伽练习一样，古代的典籍将这些描述为只能从有经验和合格的老师那里学习的秘密技巧。6种清洁术——上腹腔清洁法（dhauti）、大肠清洁法（basti）、鼻腔清洁法（neti）、凝视法（trataka）、腹腔旋转法（nauli）、头颅清明法（kapalabhati）——它们都有不同的练习方法，具体的描述可参考《格兰达本集》和《哈他瑜伽之光》（Mallinson 1994, 1-15; Muktibodhananda 1993, 190-227）。

体式及调息法——能量平衡实践

在大多数瑜伽课程的开始，通常会有一个坐下来，获得最初的平静感的短暂时刻，通常是一个"合十礼"的问候，然后是一个简短的鞠躬。我们在《哈他瑜伽之光》中找到了这一仪式的来源，斯瓦特玛拉摩向他的古鲁奥迪纳特（Adinath）行跪拜礼时，就是如此。这是一种谦逊的行为，象征着自我的释放和对更大力量的开放。随后，《哈他瑜伽之光》通过规定一种从清洁法和体式开始的练习方式，而脱离了胜王瑜伽。现在这些体式包括各种各样的具体身体位置，帮助打开精微身体的能量通道和脉轮（心灵中心）。其终极目标与胜王瑜伽一样：进入三摩地（禅定）状态。但，为何由体式开始？

哈他瑜伽士们发现，通过练习体式就能获得身体、心灵和精神的微妙平衡。在清洁法之后，体式练习通过创造心火来燃烧杂质，从而进一步净化身体。它们通过刺激来增加血液循环，强化身体器官，调理肌肉和韧带，稳固关节，放松神经，并促进身体所有系统功能的改善。在《哈他瑜伽之光》中关于体式的第一节讲道："通过体式，人们能够获得身心稳定、无病且四肢轻盈。"（Muktibodhananda 1993）通过深层净化来获得身体的稳定，生命能量便可以更自由地移动、滋养、疗愈并整合我们的身体和心灵。在瑜伽典籍中，《哈他瑜伽之光》提出，通过体式练习打开身体、保持稳定，然后开始调息练习。这与艾扬格（1985）的主张相呼应，他说："如果新手注重体式的完美，就不能专注于呼吸，进而失去了平衡和体式的深度。在引入有节奏的呼吸技术之前，应该先在体式中保持稳定和安静。"

在《哈他瑜伽之光》的第 33 节中，作者称："湿婆神授予了我们 84 个体式。"而《哈他瑜伽之光》中只记录了 15 个体式。《格兰达本集》则指出，湿婆教授了 840 万个体式——"和生物种类一样多"。其中的重点是，体式是无限的。需要强调的是，这是一种关于过程的练习，而不是达到某种预先设想的完美形态。除了《哈他瑜伽之光》中的 15 种体式外，《格兰达本集》还描述了 17 种体式。两本著作中的一些体式之间只有轻微的差别，如手的位置和眼睛凝视方向的变化。尽管在《格兰达本集》中体式名称与《哈他瑜伽之光》中的相同，但也会有轻微的变化。纵观哈他瑜伽的发展历程，特定的体位和体位形式都会发生变化，完全不同的身体姿势经常被命名为同样的名字。

　　这两本著作都没有详细介绍体式技巧。《哈他瑜伽之光》将四个体式定义为"重要体式"。其中，莲花式是迄今为止被阐述得最为详细的，而按照今天的标准来看，相关介绍非常简练："把右脚放在左大腿上，左脚放在右大腿上。双手向后交叉，脚趾用力收紧。把下巴抵在胸前，眼睛看着鼻尖。"根据这个描述我们得知，"普通人没办法做到这一体式，全世界也只有少数极具智慧的人才能做到"（Muktibodhananda 1993）。

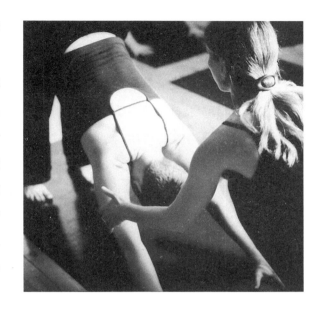

　　当然智慧与否可能并不是决定谁可以或不可以做某些特定体式的最关键因素，在近代哈他瑜伽发展中错综复杂的体式技术和清晰明确的指导已经使这些体式可以被更广泛的瑜伽练习者接受，无论他们是否聪慧。然而，直到20世纪中叶，练习体式的过程才比15世纪有了更详细的描述。

　　与对体式的讨论不同的是，《格兰达本集》和《哈他瑜伽之光》都列出了非常详细的调息练习指令，首先是关于生命能量如何与心灵紧密地联系在一起："当生命能量移动时，注意力（chitta）也在移动。当生命能量静止时，注意力也同样静止。由此，瑜伽士获得了稳定，从而可以处于屏息状态。"（Muktibodhananda 1993）具体的指令包括场景、季节、位置、节奏、韵律、持续时间、可替代呼吸方法、收束法和手印的使用。本书在第八章中探讨了这些练习，为处于不同环境中的瑜伽课堂和不同水平的学员提供了安全有效的教学方法。

手印和收束法——意识觉醒练习

　　昆达里尼是所有瑜伽练习的基础。拜瑜伽宗师赐教，这个沉睡已久的能量被唤醒，打开了所有的脉轮和经络。然后中脉（sushumna，位于脊柱）成为生命能量的通道，精神变得没有任何束缚，也没有死亡所带来的困扰。

　　《哈他瑜伽之光》对手印和收束法的解释就是这样开始的。在创造中释放的能量——

昆达里尼，它盘旋萦绕在脊柱的根部。在几百年前刚伽-玛丽尼坦陀罗（kanka-malinitantra）和其他来源描述的坦陀罗实践的指导下，哈他瑜伽的出现就是激发这种宇宙般的强大能量，通过精小的脉轮使其重新崛起，直到在顶轮与神结合在一起。收束法是指身体处在特定的位置，精确到每根手指及凝视的具体位置，它引导体式和调息练习中产生的生命能量在身体内部平衡地流动。收束法是"能量锁"，在人的身体中进一步产生并积累微妙的能量。在第三章中，我会对手印和收束法及其他结合了微妙能量的元素一同进行深入探讨。

走向现代哈他瑜伽

在这些关于瑜伽的早期著作中，我们看到两种截然不同且常常相互冲突的练习方式：一种是牢牢扎根于帕坦伽利的胜王瑜伽，另一种则是受到坦陀罗运动的影响。在《哈他瑜伽之光》出现后的几个世纪里，哈他瑜伽的发展反映着这些哲学的、实践的和精神取向的极性。当瑜伽的血统、流派和老师把他们自己的创造性表达带到瑜伽哲学和实践的进化中时，这些瑜伽流派之间的区别往往会变得模糊。然而，即使有着各种形式的进化，甚至是飞跃性发展，仍然可以在现代瑜伽中看到丰富多彩的古代智慧和实践，即使是最有创新性的当代瑜伽，也根植于 5000 年前印度瑜伽修行者的智慧中。

第二章
现代哈他瑜伽

我想展开。

不要让我身心的任何一个位置被封闭，因为只要有一个
地方被封闭，我就变得虚伪。

——赖内·马利亚·里尔克（Ranier Maria Rilke）

在过去的 25 年里，瑜伽在西方实现了令人眼花缭乱的爆炸式发展。[1]风格和方法多种多样，如阿南达瑜伽（喜乐瑜伽）、阿奴萨拉瑜伽、阿斯汤加瑜伽、高温瑜伽、整体瑜伽、艾扬格瑜伽、昆达里尼瑜伽、力量瑜伽、希瓦南达瑜伽、维尼瑜伽、流瑜伽等。有些是拥有印度直接血统的"纯种"瑜伽，而其他的只是与传统的哈他瑜伽略相似。穿行于不同的派别和风格中是很有挑战性的，尤其是当你刚刚开始教授学员时，你不确定哪种适合自己。

当我们回顾瑜伽 5000 多年的历史，会发现在过去的 30 年里，瑜伽发生的变化比历史上任何时候都要多。成为西方世界中主导练习形式的哈他瑜伽，在 14 世纪才被记录在册，比如《哈他瑜伽之光》。从那时起直到 20 世纪中叶，哈他瑜伽和其他瑜伽流派就像谚语中所说的夜行舟一样：即使练习途径之间有交叉部分，不同派别之间也很少交汇。而这之后，它们不仅相互之间学习交流，而且还吸收了佛教、道教、武术、舞蹈、新时代哲学和现代科学等内容，有时还需要我们发挥一种杂技演员般的想象力去赏识古老的教义。其结果是，在西方的瑜伽课程中体式练习占据了主导地位，而大部分调息和冥想的技巧却没有被训练使用。

瑜伽老师对这一现象的反应不尽相同，有的人担心瑜伽会因此失去本质，有的人则认

为这样一来可以从看似深奥的权威教义中解脱出来，他们认为这些教义可能损害健康和自由，而不是会带来更大的福祉和精神的觉醒。在回顾哈他瑜伽的近代历史时，我们可以看到在这个思想连续体的两端都有真理的元素，也可以看到许多形式的整合，这些都反映了瑜伽正在进行着的创造性发展。作为一名瑜伽老师，你可能会问自己：我教的瑜伽到底是什么？如果有学员问我教学的深层根源，我该如何回答？在我的瑜伽课上，汲取到的传统智慧是什么，哪些又是借鉴的其他来源？当遇到对瑜伽的兴趣点与我不同的学员时，我能给他们提供什么参考？对这些问题的理解有助于厘清我们教学的基础，同时也给有疗愈功能的瑜伽得到进一步的创造性发展提供了灵感。

本章在回顾哈他瑜伽的发展过程中，将着眼于这个领域发展的主要趋势，以及是如何发展成如今这样的。我们将了解当今西方世界中众所周知的和最为广泛运用的瑜伽形式的特别之处，寻找每一种瑜伽所特有的智慧和洞察力的核心。每个人对每种风格的瑜伽感受到的都有所不同，这与不同环境下教授安全有效课程的实际情况及各种各样的学员有关。在这样的背景下，我们丰富了作为瑜伽老师的你从自己的创造性表达及实践分享中所能得到的材料。

瑜伽西行记

人们通常对把瑜伽带到西方的古鲁（大师）及修行者们给予极大的关注。这些都可以追溯到斯瓦米·维韦卡南达（Swami Vivekenanda，又译辨喜）在 1893 年芝加哥世界博览会举办的世界宗教大会上的演讲[2]，尽管在此之前一个世纪，已经有东方的老师们前往西方传学了。在维多利亚女王于 1876 年被加冕为印度女皇之前，英国就已经让西方人接触到了印度和瑜伽。但当英国殖民者试图取代东方传统，将他们的语言和传统强加给印度人民的同时，殖民统治的代理人——军事人员、商人、传教士和殖民当局——反而都沉浸在了这些东方传统中。于是，古代瑜伽文献开始流入西方。在印度以外的地方，瑜伽的教学方式仍然很明显地对瑜伽在西方的传播——尤其是在美国的传播，产生了难以言喻的影响。

在圣雄甘地被囚禁在南非之前，他读了梭罗的《论公民不服从》和《瓦尔登湖》，以及查尔斯·威尔金（Charles Wilkin）于 1785 年翻译的《薄伽梵歌》《吠陀经》和《奥义书》（B. S. Miller 1986, 58-63）。在 1849 年写给朋友布莱克的信中，梭罗写道："在这个世界上自

由自在，如同空中的鸟儿，远离各种各样的枷锁——那些
练习瑜伽的人通过梵天（Brahma）聚集了他们的某些成果。
基于此，像我这样又粗鲁又粗心的人，要好好练习瑜伽。"
他接着说："在某种程度上……其实我是一个瑜伽修行者。"
（B. S. Miller 1986, 63）在早期的美国超验主义运动中，拉尔
夫·沃尔多·爱默生（Ralph Waldo Emerson）、梭罗和其他
一些人，用一种能与他们所接受的非印度教文化产生共鸣
的语言，在西方传播瑜伽知识。就像当代瑜伽老师和相关
作家一样，他们也很想让西方人更容易地去理解深奥的瑜
伽概念和有关练习。当时没有瑜伽老师，没有瑜伽馆，也
没有瑜伽课。相反，早期的美国瑜伽练习几乎完全基于这
些沉思的探索者从古代文献中所收集到的东西，在接下来
的近一个世纪里，才出现了可以辨认出的体式练习。

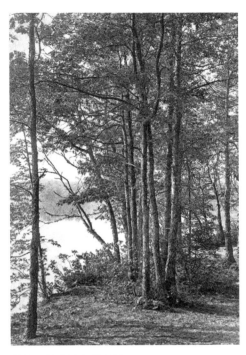

从梭罗的小屋向外眺望

　　不久后，精神上的追寻者前往印度，希望能找到被古
典文献描述为学习瑜伽路途中必不可少的古鲁。这些追寻者包括通神学会的创始人海伦
娜·彼罗夫娜·布拉瓦茨基（Helena Petrovna Blavatsky）和安妮·贝赞特（Annie Besant），
在其领导下，西方社会学会接受了印度教、佛教和瑜伽的融合，认为所有宗教都包含更大
的真理的一部分。贝赞特和 C. W. 赖必特（C. W. Leadbeater）在将一个名叫吉杜·克里希那
穆提（Jiddu Krishnamurti）的小男孩视作未来的"世界导师"这件事上发挥了关键作用。他
们取得了这个男孩的监护权，培养他去学习包括瑜伽在内的各种各样的学科，并最终把他
带到了西方。克里希那穆提对瑜伽和世界上其他精神领域的发展产生了深远的影响。在青
年时期，他抛弃了神智学，并于一份持续在瑜伽教学领域引起反响的声明中宣称：

　　　　我认为真理是无路之境，你不能通过任何途径、任何宗教、任何教派来接近
　　它，这就是我的观点，而我绝对地、无条件地信守它。真理是无限的、无条件的，
　　是任何道路都无法接近的，是无法组织的；不应成立任何组织来引导或强迫人们
　　沿着特定的道路走向真理。（Lutyens 1975）

在 20 世纪早期的美国瑜伽界，在分等级的、以权威为基础的瑜伽教学方法和在实践中

产生的创造欲之间存在着一种紧张关系。事实上，随着早期瑜伽美国化将从传统中汲取的智慧与美国及更广大的西方世界的文化与生理敏感性相融洽，瑜伽的创新方法在美国各地都出现了。在世纪之交前，内布拉斯加州林肯市的一个当地人皮埃尔·贝克（Pierre Baker，又名"万能的奥姆"或"皮埃尔·阿诺德·伯纳德"）与坦陀罗瑜伽修行者西尔维斯·哈马提（Sylvais Hamati）一道，在美国各地进行了相当有创意的瑜伽示范。几年后，贝克在曼哈顿的城区创办了纽约梵文学院。在那里，像格洛丽亚·范德比尔特（Gloria Vanderbilt）这样的富有名人慷慨地向其资助了一个瑜伽中心、一个乡村静修设施和一个世界级的精神研究设施。1943 年，贝克的儿子西奥斯，在曼哈顿东区讲课时接触了影响美国文化主流的精英群体。他写了一篇关于坦陀罗的硕士论文，之后又在哥伦比亚大学发表了一篇题为《哈他瑜伽：个人经历的报告》（Hatha Yoga: The Report of a Personal Experience）的论文。年轻的西奥斯在印度和中国的西藏地区到处旅行，为瑜伽和其他东方的精神活动做了大量的媒体报道。在 20 世纪中叶早期的美国，随着外来瑜伽老师影响力的上升，瑜伽教学蓬勃发展。约根德拉·马斯塔玛尼（Yogendra Mastamani）于 1919 年从印度来到美国，教授哈他瑜伽数年，并建立了最早的瑜伽连锁工坊之一。一年后，帕拉宏撒·尤迦南达（Paramahansa Yogananda）来到波士顿参加国际宗教自由大会。尤迦南达于 1917 年在印度开设了一所提供瑜伽课程和精神哲学课程的学校，名为"如何生活"。他于 1946 年撰写的《一个瑜伽行者的自传》（Autobiography of a Yogi）成了有史以来最畅销的瑜伽书籍之一。他很快也加入

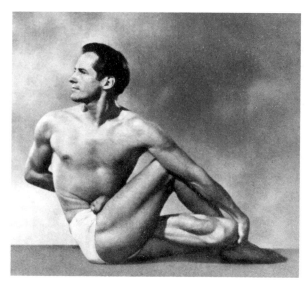

西奥斯·伯纳德

了跨大陆的巡回演讲，最终在洛杉矶定居，在那里他建立了自明友谊会，这个组织是瑜伽在西方的领导中心。据说，正是受到他的发展模式的启发，瑜伽大师艾扬格等人也将他们练习瑜伽的方法传播到了西方[3]，并创造了美国第一个瑜伽品牌——约哥达（Yogoda）。尤迦南达的教学（主要是虔信瑜伽、胜王瑜伽和极少的哈他瑜伽），随着媒体为众多好莱坞电影明星练习瑜伽的欢呼而迅速传播开来。尤迦南达的教学为阿南达瑜伽奠定了基础，而他的弟弟，比什努·高希（Bishnu Ghosh），后来把哈他瑜伽传授给了一个叫比克拉姆·乔杜里（Bikram Choudhury）的四岁男孩。

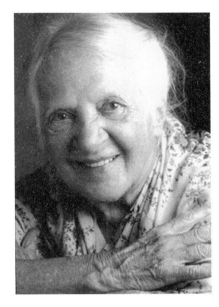

英德拉·黛维

在比克拉姆和其他人将"明星的瑜伽老师"这一头衔据为己有之前的几十年间，其他人可以合法地使用这个称谓。在 20 世纪 40—50 年代，一位出生于拉脱维亚的年轻老师英德拉·黛维（Indra Devi）在好莱坞和全美推广了哈他瑜伽的一种形式。作为瑞典银行家和俄罗斯女贵族的女儿，她曾接受过舞蹈和表演的训练。她在 28 岁时启程前往印度，在那里她参演了印度电影，并嫁给了一个外交官。由于心脏问题，她跟随一位名叫克里希那玛查亚的著名瑜伽上师学习瑜伽。这个老师当时也在迈索尔宫里指导婆罗门种姓的男孩，如艾扬格和乔伊斯。克里希那玛查亚让黛维去继续教授瑜伽，因此当她和丈夫搬到上海时，她开设了中国第一所瑜伽学校。1947 年，她搬去了加利福尼亚州，并在好莱坞建立了一个工作室，在那里伊丽莎白·雅顿（她的美容产品和水疗系列闻名遐迩）成了她的学员，紧随其后的是好莱坞一些最大牌的明星：葛丽泰·嘉宝（Greta Garbo）、格洛丽亚·斯旺森（Gloria Swanson）、拉蒙·纳瓦罗（Ramon Navarro）、琳达·克里斯蒂安（Linda Christian）和罗伯特·瑞恩（Robert Ryan）。黛维的书《永远年轻，永远健康》（*Forever Young, Forever Healthy*）很快成为经典，流传于瑜伽老师和学员之中（Aboy 2002）。

在当今时代，人们常常忽略了黛维，她是第一位体现了折衷主义（又写为折中主义）的著名瑜伽老师，而折衷主义体现了当今西方大多数瑜伽教学的特性。凭借她的舞蹈背景和精神上特立独行的克里希那穆提的影响，她在自己的课程中营造了一个空间，来探索怎样超越过往的结构和束缚。其他人很快就加入这种更有趣和精神上兼容并蓄的瑜伽美国化中来，打破障碍，在瑜伽教学中开辟新的可能性，创造一种自由。在今天更加宽容的瑜伽文化中，这种自由已经被认为是理所当然的。

很快，瑜伽课程以各种形式和应用出现在美国的文化景观中。大约在 21 世纪初，媒体重点报道了在体育俱乐部和费城鹰队足球训练营的巴伦·巴普蒂斯特（Baron Baptiste）课堂上出现的瑜伽元素。在 1953 年，塞尔瓦拉詹·耶苏迪安（Selvarajan Yesudian）出版了《瑜伽和运动》（*Yoga and Sport*）一书，销量超过 10 万本，使得许多运动员和运动训练项目开始将瑜伽融入他们的培训方案中。在康涅狄格州的哈特福德，一位名叫杰克·扎曼（Jack Zaiman）的记者写了一篇关于瑜伽的专栏文章，推动了瑜伽练习在基督教青年会和全国健身馆的运用。沃尔特·巴普蒂斯特（Walt Baptiste）——巴伦的父亲，也是20世纪50年代旧金山一位广受欢迎的瑜伽老师，他大力推广瑜伽对加州健美运动员的益处。当加里·库柏（Gary Cooper）和玛丽莲·梦露在学习瑜伽的消息传开时，瑜伽课更是遍地开花。在20世纪60—70年代，由理查德·希特曼（Richard Hittleman）和莉莉亚丝·佛兰（Lilias Folan）所主演的瑜伽电视节目获得了巨大的成功。当披头士乐队开始演唱受印度启发的歌曲，并拥抱了瑜伽大师后，瑜伽便成了家喻户晓的名词。数以百万计的观众收看了希特曼的《28天瑜伽计划》（*Twenty-Eight Day Yoga Plan*），或者佛兰的《莉莉亚斯、瑜伽和你》（*Lilias, Yoga and You*），这为之后的瑜伽教学奠定了基础，老师们也通过视频、光盘、数字化视频光盘、播客和其他媒体来提供指导。随着人类的这一潜在运动在如加利福尼亚州大苏尔的伊莎兰学院（乔尔·克雷默在这里深刻地影响了哈他瑜伽未来的进程）——西方瑜伽中心地——的兴起，美式的实践和教学方法得到了更多的关注。

更传统的哈他瑜伽形式，基于其所谓的血统也在继续蓬勃发展。传统瑜伽团体的老师们从这些更明确的瑜伽风格或体系中汲取灵感。后者大多都有瑜伽老师培训计划或其他的资源来学习这些传统方法。一些人还在继续发展，而另一些人则致力于严格维护传统的——据说是通过大师和学员传承下来的教义，这些教义有时被认为是唯一正确的瑜伽教学和体系方法。当西方医学或科学研究不支持或反对传统的教学方法和技巧时，瑜伽老师会更深入地去探索古代和当代的视角，他们通常是坐在自己的瑜伽垫上，去重新发现和精炼瑜伽的工作原理，从而为实践和分享提供信息。

我们可以把这些传统学校看作一个统一体，从相对坚持以规定的方式教学和实践，到使用更开放和折衷的方法，以使瑜伽老师感到一种创造性的自由。许多人仍认为这是一种极端，将其定义为对权威的依赖，在实践中削弱精神和人性，而正是精神和人性在身体塑造或其他练习中比瑜伽本身更能锻炼人，瑜伽的传统观念在这里几乎消失了。[4] 在传统与创新的整个图谱内其实都能找到出色且正宗的教义，毕竟马虎的练习会导致很高的受伤率。接下来，我们将着眼于当今西方最流行的瑜伽教学风格，并思考这些趋势和瑜伽老师的创造性教学方案正在演变的方式。

当代哈他瑜伽流派

　　这里讨论的哈他瑜伽流派在当今西方发展出来的教学方法中占有绝对优势。我们的重点是每一种流派的发展和特色。描述一些瑜伽传统的挑战之一是评估声明的真实性——关于它们的起源和演变的可验证的真实性。许多著名的瑜伽士都声称自己上过的瑜伽课程直接来自神圣的原始材料，或者是那些已经失传的古代著作。相信自己所教授或实践的传统是受神的启示，或在数千年的时间里基本上完好无损地传承下来的，这可能是接受这一传统并创造一种优越感的强大动力。然而，关于一种流派风格的诞生和演变的许多迷人故事是否真实都不及教义的主旨是否具有完整性更为重要。作为一名瑜伽老师，你应从自己最能感受、了解和理解真理的部分进行教学；这源于深入细致的学习和对不同传统的广泛接触，以及在瑜伽垫上获得的经验和在教学艺术上的实践。毫无疑问，我们汲取的大部分的传统智慧是通过口头传播的，通常是通过有关歌曲或颂歌（slokas）的记忆。尽管很多人甚至会做出最宽容的想象，尤其是在古鲁提出测试其他主张可信度的时候，但是很可能每一种说法都是正确的。我们所知道的一些事情可以应用于我们对问题的思考，并通过对传统的学习来探索我们自己的路径。

　　首先，许多可以追溯到几千年前的早期作品保存得都很完好，而且就瑜伽练习给出了非常详尽的指导，然而提供的这些细节中直到 14 世纪都没有涉及瑜伽体式（尽管一些 6—9 世纪的坦陀罗文献中讨论过几个坐姿）。这使得人们对许多世系说法的真实性产生了一些怀疑——他们的体式练习体系是直接从古代传承下来的，而在古代的著作和器物中找不到该体系的任何痕迹（除了坐姿之外也没有任何关于体式练习的阐述）；其次，在印度传统和文化中关于财产和责任的观念阻碍了一个人因任何神圣的事物而得到好评。因此，在印度和印度文化中，关于财产和责任的观念不鼓励人们把任何神圣的行为归功于自己，从而推动了教义是从古代源头传播的或以其他方式传播的主张。这就引出了第三个问题，但凡是从古老的血统或神圣的来源来看待教义的合法性，那么它就会得到承认。这简单地道明了全部真相：例如，肯定一个人综合古代和当代的资源进行的实践——只要这个实践提供了诸如身体健康、情感治愈或者精神觉醒等好处，就应该被授予完全的合法性。但是，当你相信你正在练习的内容正如常被宣称的那样，基本上被完整地传承了数千年之久，这无疑会强有力地推动你去接受古鲁所说的话，并洋溢在与之产生关系的感觉中，不管它是否被证实过。我们在各种教义中发现，瑜伽的探索和表达的可能性是一种美丽的错综复杂性，它将人体作为疗愈、完整、活力和灵性觉醒的源泉以进行挖掘。这种在很久以前就已经被描述了的身体瑜伽可以在实践中成为一种形而上的东西，跨越了人类情感、感觉和意识的全部范围。随着这些练习的发展，我们可以从心理学、哲学、科学和灵性的发展中汲取灵感，通过自己创造性的贡献来扩展、拓宽和深化它们。

阿南达瑜伽

阿南达瑜伽是基于帕拉宏撒·尤迦南达的教学，前文也提过，他是自明友谊会的创始人，也是《一个瑜伽行者的自传》的作者。尤迦南达强调向神圣的直接内在体验敞开——"自我实现"，这也是阿南达瑜伽教学的核心内容。J. 唐纳德·沃尔特斯（J. Donald Walters）于 1968 年发展并完善了这个理论，他是尤迦南达的一名瑜伽学员，又名斯瓦米·克里亚南达（Kriyananda 1967）。作为一种经典的包含体式、调息和冥想的哈他瑜伽流派，阿南达瑜伽在某种程度上是以其特有的温和的体式练习而闻名的。

与大多数形式的哈他瑜伽一样，阿南达瑜伽中的体式和调息是以增强意识和觉悟为目标，唤醒、体验并最终控制自己内在生命力的能量流。阿南达瑜伽的独特之处在于它的"能量法运动"和对体式的肯定。阿南达瑜伽引入了 39 种由尤迦南达提供的能量调节技巧，以帮助扩展、指导和控制生命力。这些主张在一个体式中悄无声息地得到实践，"这可以帮助加强体式对一个人的意识状态的自然影响，使心灵积极和直接地进入其练习中"（Kriyananda 1967）。由于高度强调安全与准确的对等，阿南达瑜伽体式教学比其他大多数方法更注重在完成体式练习的过程中努力保持放松。据说，对体式的肯定是为了培养对练习的内在方面的认识，加深对能量在体内运行的认识，包括引起产生不同心境的精神能量。教授阿南达瑜伽的老师鼓励学员们调整体式的呈现结果，以适应他们自身的需求和能力，而不是试图强迫学员做到理想化的姿态。

阿奴萨拉瑜伽

约翰·福伦德（John Friend）在 1997 年创立了阿奴萨拉瑜伽，这一流派结合了他大部分的艾扬格瑜伽的背景和悉达瑜伽的坦陀罗方法。福伦德把阿奴萨拉瑜伽描述为"一个引人注目的哈他瑜伽系统，它把肯定生命内在善的坦陀罗哲学与非常优雅的通用顺位法则统一起来"，而创建了一个体系。他说："在北美的大型瑜伽团体中，这个体系立刻被公认为一种独特的哈他瑜伽形式。在这种瑜伽形式中，人类心灵的艺术荣耀与生物力学的科学原理完美地融合在一起。阿奴萨拉的中心哲学的开端也体现了这一点，'神……是至高无上的意识和神圣的祝福……当他思考和感受的时候，他就变成了世界'。"这种信念，在《吠陀经》和克什米尔的坦陀罗教义中都有明确的根源，他们都认为神隐藏了他神圣的本性，创造了自我以作为独立存在的幻觉，从而成为我们痛苦的根源。瑜伽是一种重新调整我们的意识与神的意识的工具，以此创造出我们真正的本性。

在练习和教授阿奴萨拉瑜伽时，目的应是"与恩惠之流保持一致，意识到我们的本质是这一神圣流的一部分真理，并充满爱意地、快乐地为这一流动服务"（Friend 2006, 20）；这是一种"以心为本"的练习，在这种练习中，体式被按照"最优蓝图"的模式，即对身体潜能的总体设计，从内而外地表现出来。这种方法的核心是精神和感情丰富的内心。例如，在描述"肌肉能量的三个主要流向"时，肌肉的拥抱动作被认为具有"坚定、爱、安全和敏感的特质。这就像两个相爱的家人在长时间的分离后再重逢的拥抱那样"（Friend 2006, 32–33）。正是这种强调以心灵为导向的概念，最大限度地将阿奴萨拉的技术方面与艾扬格方法中的根源区分开来。许多老师被阿奴萨拉吸引，是因为这种以心为中心的方式，以及那种与志同道合的老师或学员在一起的归属感，使他们在瑜伽和日常生活中深深地沉浸在与神性合一的练习中。

阿斯汤加瑜伽

对于阿斯汤加的含义，人们常常感到困惑。这个词的意思是"八肢"，就像帕坦伽利在《瑜伽经》中所描述的瑜伽八支一样，但它也是帕塔比·乔伊斯（教授的瑜伽）方法的名字，在世界范围内也有练习该瑜伽的人。它完整的名字是阿斯汤加串联瑜伽，通过该名便可以识别乔伊斯进行瑜伽练习的方式。对乔伊斯来说，这根植于《瑜伽经》。这种方法的起源有点神秘。据称，这是一种古老的练习体系，被圣哲瓦玛塔·瑞斯（Vamana Rishi）记录在《昆仑塔瑜伽总集》（*Yoga Korunta*）中，几个篇章仅在20世纪早期由克里希那玛查亚的老师布茹阿玛查瑞（Rama Mohan Brahmachari）口头传授给他。《昆仑塔瑜伽总集》包含体式列表，这些体式被按照类别分为现在流行的阿斯汤加瑜伽的六个"序列"，每个序列都有一系列的体式，以及关于串联体式、凝视法、收束法、手印和哲学的原始教义。根据布茹阿玛查瑞的说法，最初的文本可

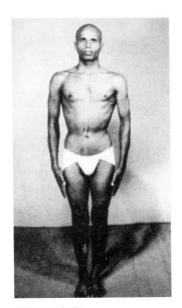

年轻的乔伊斯

以在加尔各答中央图书馆查证，据说在 20 世纪 20 年代中期，克里希那玛查亚在那里用了一年的时间研究《昆仑塔瑜伽总集》，并尽可能地从受损严重的原文中抄录下相关信息。乔伊斯说，这是他从克里希那玛查亚那里学到的体系的来源。乔伊斯的练习版本《瑜伽玛拉》最早发表于 1962 年。[5]

阿斯汤加瑜伽传统上是采用迈索尔风格教授的，每个学员在课堂上自主地练习一系列的体式，而老师会给予个性化的指导。除了周六、新月和满月，每天都要练习。周日早上，老师通常会指导全班进行主要序列的练习。虽然才刚刚开始练习初级序列，但大多数练习哈他瑜伽的新学员仍然觉得很难。的确，这个序列里的许多体式在其他流派中被认为是高级别的体式。相反，在阿汤斯加瑜伽中级和高级序列中的一些体式则被认为相对简单。

通过对初级序列的常规练习（这一组强烈的姿势也被称为 "yoga chikitsa"，意为 "瑜伽疗法"），身体的能量通道（经脉）被打开，能量在全身流动，从而清除毒素，使神经系统得到放松；第二个或中级序列，叫作 "nadi shodhana"，意思是 "神经清洗"，它集中于脊柱和骨盆部位的动作，进一步打开并平衡脊柱内及其周围的能量通道；在名为 "sthira bhaga" 的高级序列中，包含了四个序列，通过练习学员们可以将力量和平衡结合起来。当老师感觉到学员在摆姿势时显得放松且稳定，他或她会让学员做下一个姿势，而当学员在整个序列中都保持稳定和放松时，就会教给他们下一个序列的第一个姿势。练习高级序列的学员也要继续做初级和中级序列的练习。

阿斯汤加瑜伽是一个需要高度集中的练习。[6]练习凝视的时候，在做每一个体式的过程中，都要坚定地看着指定点，这有助于制感练习——一个更内在的意识。乌加依调息法也需贯穿练习始终，在呼吸过程中创造稳定的节奏，从一个姿势到另一个姿势，呼吸都应是均匀的。练习时的声音和感觉创造了一个 "咒语"，可以培养更强大的精神集中能力和敏锐度。在大多数练习中，收束法被用来帮助调节身体内能量的流动。阿斯汤加瑜伽练习是通过串联体式联系在一起的，它有意识地将呼吸同运动联系起来，从而帮助我们实现了 "力量和灵活性、轻和重、运动和静止的平衡"（Swenson 1999, 11）。

要想获得从事阿斯汤加瑜伽教学的正式授权，需要在印度迈索尔向乔伊斯的外孙沙拉斯·兰加斯瓦米（Sharath Rangaswamy）直接学习几年，并与他为数不多的授权老师团队中的一员一起学习。一般来说，你必须要高出你所教序列的两个序列等级。也就是说，如果要教授初级序列，你本身就要达到第三级序列的水平。遵循乔伊斯教学的传统模式，那些对教学感兴趣的学员通常在完成中级序列课程、学会调整和进行其他错综复杂的练习之后，需要跟随经验丰富的阿斯汤加瑜伽老师做一年或更长时间的学生。许多忠实的阿斯汤加粉（ashtangis）处于初级序列或第二级序列水平时就开始教学了（但感受到了内在的灵感），他们常常通过学习阿斯汤加瑜伽系统以外的教师培训课程，来更多地了解顺位、变体、道具的使用和其他通常不会在阿汤斯加瑜伽练习中教授的基本教学技能。

比克拉姆瑜伽

在西方，瑜伽练习方法很少会以他们的主要教授者命名。B. K. S. 艾扬格、安娜·福雷斯特（Ana Forrest）和比克拉姆·乔杜里是为数不多以他们自己的名字命名教学体系的人。乔杜里也许比其他任何一位瑜伽老师都更毫不掩饰地夸耀自己在垫子之上（"我超越了超人"）和垫子之外的个人成就，他经常提醒别人他在经济上很成功。无论是源于真正的狂妄自大，还是一种聪明的公关策略（或两者兼而有之），乔杜里和他的方法得到了媒体的广泛报道。随着数百个比克拉姆印度瑜伽学院和热瑜伽馆的建立，成千上万的学员虔诚地遵循着比克拉姆的方法来练习哈他瑜伽。

在他撰写的现已成为经典的《比克拉姆初级瑜伽课》（*Bikram's Beginning Yoga Class*）中，乔杜里告诉读者，他们"将会学习帕坦伽利在 4000 年前创立的哈他瑜伽（姿势）"。在这里我要插几句话，帕坦伽利在大约 2000 年前写下了自己的观点，并且从没描述过任

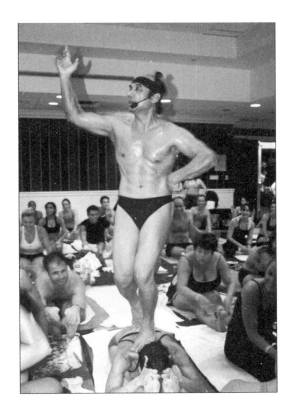

比克拉姆·乔杜里

何一个特定的体式，我们可以认为乔杜里开发的 26 个体式和 2 个呼吸锻炼课程是与帕拉宏撒·尤迦南达的弟弟比什努·高希进行最初的训练后，在被他描述为"多年的研究"过程中完成的。他后来被高希派往孟买去教授病人哈他瑜伽。乔杜里讲述了对所有疾病和姿势的研究，运用他导师授予的方法及现代医学测量技术，设计开发了自己的序列来对病人进行治疗，"不管这些病人处于何种条件状况，可能患有什么慢性病或者多大年纪"。

比克拉姆瑜伽的基本课程是固定的。房间的温度至少是华氏 105 度（41 摄氏度）；26

个体式中的每一个都要被练习两次；大部分情况下需要持续 30 秒或 1 分钟，并按照一定的顺序进行。这里没有倒立体式，也没有手臂平衡。尽管每个体式都被认为有"构成正确呼吸姿势的特定方式"，但乔杜里的书及其工作室的许多课程都没有专门解释每个姿势的呼吸方法。基本的比克拉姆呼吸技术被称为"正常呼吸法"，在这个过程中，练习者做深呼吸，接着进入体式，通过鼻子放出 20% 的空气，然后完成呼气。如果 20 ：80 的技巧对学员而言太难了，那么老师会鼓励学员根据自己的需要进行呼吸。

在西方，反对其他形式的哈他瑜伽是不明智的、有侵犯性的、危险的，乔杜里声称他的方法是练习瑜伽的"正确方法"。他断言："使用道具来帮助你完成体式只会让事情变得更糟，而不是更好。"他还警告说，美国学员"被坑了，甚至会受到伤害"，骗子老师们的这种做法偏离了他主张的瑜伽经典中提出的真正的瑜伽体系。他担心美国人会"编造一个又一个姿势，然后再为它们起个名字"，乔杜里说他想让学员们学习"真正的哈他瑜伽"，显然这只有他能提供。具有讽刺意味的是，由乔杜里支持的唯一道具——一个极热的房间——它本身就是一个受伤的来源。在高温的环境下伸展，如比克拉姆高温瑜伽，可以让一个人伸展到其身体所不能达到的极限。问题是，这种扩大了的伸展能力往往超出了身体的预期活动范围，通常会导致受伤（A. Stephen 2005）。[7]

比克拉姆瑜伽很好地回应了西方文化中强烈的冲动，即让人觉得任何努力都能迅速见效。在参加比克拉姆瑜伽老师培训课程时，你会学到 26 个体式、2 种呼吸技巧、每个体式的医学益处，以及乔杜里给每个课程规定的叙述。你将获得教授哈他瑜伽最流行的流派之一的认证，成千上万的西方人对它赞不绝口，认为这是最强有力的锻炼方式。

整体瑜伽

整体瑜伽的基本目的是将许多不同的瑜伽方法（哈他瑜伽、胜王瑜伽、虔信瑜伽、行动瑜伽、智慧瑜伽和持咒瑜伽）整合成一个具有完整性的整体，但具有讽刺意味的是，现在存在两个相互独立的整体瑜伽流派，一个由奥罗宾多·阿克罗伊德·戈什（Aurobindo Akroyd Ghosh）创建，另一个是由拉马斯瓦米·萨达南达（Ramaswamy Satdananda）创建。他们又分别被称为室利·阿罗频多（Sri Aurobindo）和沙吉难陀尊者（Swami Satchidananda），他们两个通过各自的著作、教学中心和道场网络吸引了大批追随者。

20 世纪初，奥罗宾多在剑桥大学接受教育。他深入研究并出版了大量著作（Van

Vrekhem 1999）。《瑜伽整合》（*The Synthesis of Yoga*）于 1914—1921 年间以连载的形式出版，概述了整体瑜伽的练习。关于瑜伽的核心目标，他写道："转化我们肤浅、狭窄和支离破碎的思维方式——看的方式、感觉的方式，使其进入一种深层而广泛的精神意识，实现内在和外在的统一，让神圣的生活方式进入我们的普通生活。"（Satprem 1968）奥罗宾多广泛地汲取了印度的精神传统，并以自己的方法对它们进行了综合。因为这种瑜伽的目标只有通过神圣的指引才能达到，所以每个人采取的具体路径都不同。基本的方法有行动瑜伽、智慧瑜伽、虔信瑜伽，以及奥罗宾多所称的"自我完善的瑜伽"——把思维培养成一种更高意识的"主宰"，使实践者能够完善他或她生活的方方面面。

把这一练习方法看作"建立在生命的整体体验基础上的和谐与创造性生活的艺术"的整体瑜伽，旨在"开发隐藏于人类灵魂深处的创造性灵感的源泉"和"在文明的发展过程中，以神圣的方式积极参与世界的存在之中"（Chaudburi 1965, 15–16）。这种整合体系的概念不仅推动了瑜伽课程和一些相关的整合练习，而且也促使了像加利福尼亚研究所这类机构的创立，它是一所成立于 1968 年的私立研究生学院。但与印度西南部奥罗维尔市相比，所有这一切都会失色——奥罗维尔是一座城市道场，拥有来自世界各地的 2000 多名居民，他们充分展示了瑜伽的物质和文化内涵。

沙吉难陀集团（the Satchidananda Group）于 1985 年获得了"整体瑜伽"的商标，而且已经在北美瑜伽界和世界范围内站稳了脚跟，甚至在弗吉尼亚州创建了"瑜伽村"。这种瑜伽的整体哲学根植于拉马斯瓦米·萨达南达的教义，发展于遁世期的风尚，这种完整的瑜伽哲学来自遁世（sannyasa）规则，即放弃了所有世俗的思想和欲望，这与奥罗宾多的坦陀罗哲学形成了鲜明对比（讽刺的是，沙吉难陀在 1969 年伍德斯托克音乐节上曾是一位受欢迎的演讲者）。作为一个年轻人，生于富有的婆罗门的沙吉难陀，在其妻子去世后（他们的第二子刚出生几年），才开始从事精神方面的事务。这也使得沙吉难陀全身心地开始了精神上的追求——他穿越印度，与精神导师一起冥想和学习，这些导师包括奥罗宾多、罗摩克里希那（Ramakrishna）和拉玛那·马哈希（Ramana Maharishi）。在向北前往喜马拉雅山脉的瑞诗凯诗时，沙吉难陀遇到了斯瓦米·维希瓦南达·希瓦南达（Swami Vishwananda Sivananda），成了他的信徒，并被引入了遁世的神圣秩序——这是一个现已宣布中止的秩序。在印度任教多年之后，沙吉难陀受到纽约艺术家彼得·马克斯（Peter Max）的邀请来到美国，他留在美国并获得了美国公民的身份，在瑜伽村建立了整体瑜伽学院。

纯粹的哈他瑜伽因"过分强调存在的物质层面""身体有时几乎被神化"而受到批判。

沙吉难陀的整体瑜伽与奥罗宾多的一样，远远超出了瑜伽体式的身体练习，它还包括了冥想、咒语、服务、奉献和深层次研究，综合了瑜伽的主要分支。作为一个纯粹的放弃一切世俗思想和欲望的苦行僧，沙吉难陀对《瑜伽经》的解释与奥罗宾多作品中发现的坦陀罗的影响有着明显的不同。例如，在翻译功制形式之一——净化时，沙吉难陀这样解释："通过净化产生了对自己身体和与其他身体接触的厌恶。"（Satchidananda 1978, 142）[8] 在沙吉难陀提供的练习哈他瑜伽的方法中，体式、调息、放松和清洁练习均被用来净化和加强身体和心灵。学习体式的途径是非常温和的，大多数课上会提供调息法、唱诵、清洁法和冥想等练习。为了激励学员不局限于瑜伽体式的身体练习，这种整体瑜伽方法鼓励学员们整合思维、身体和精神，这样他们就能和其他人一起生活得更快乐、更平和。

艾扬格瑜伽

拜鲁尔·克里希那马查尔·桑达拉拉亚·艾扬格（Belur Krishnamachar Sundararaja Iyengar，简称为 B. K. S. 艾扬格）于 1918 年出生在一个艰难的环境中。他的家庭很穷，只有富人才有机会逃离当时席卷印度的流感。因此，在他的整个童年时期，他遭受了营养不良、肺结核、疟疾和伤寒的折磨。他的父亲在他九岁的时候就去世了，留下了他和他的兄弟在班加罗尔生活。1932 年，他被妹妹邀请与她及丈夫克里希那玛查亚一起居住在迈索尔，而克里希那玛查亚正在当地的宫殿里教授瑜伽。艾扬格从未在写作中描述过这段练习的具体内容。然而，2006 年发布在视频网站优兔（YouTube）上的新闻显示，1938 年艾扬格和克里希那玛查亚似乎在做阿斯汤加瑜伽中的一部分高级（第三）序列。[9] 经过与克里希那玛查亚一起的 5 年瑜伽学习，他的健康状况得到一定的改善，克里希那玛查亚让艾扬格去普纳教授瑜伽。

在任教的早期，艾扬格在体式上的表现通常不如他的学员。他所描述的练习被视作不正确的技术，这让他经常处于痛苦之中。他开始尝试各种各样的道具和修正，于是这使得他的方法变得众所周知。随着 1966 年《瑜伽之光》（*Light on Yoga*）的出版（由耶胡迪·梅纽因［Yehudi Menuhin］撰写序言），艾扬格对体式的精确指导，包括在每一个姿势中非常具体的顺位，开始改变世界各地的哈他瑜伽练习。艾扬格瑜伽根植于《帕坦伽利瑜伽经》，在体式的练习和教学上进行了创新。他后来的著作对练习的方法有了更细致的解释。[10]

为了解释他为何关注身体练习，艾扬格借鉴了《加德奥义书》（*Kathopanishad*）——

《奥义书》之一，成书于公元前300年左右。《加德奥义书》把身体比作一辆战车，把感觉比作拉车的马，把思想比作缰绳，把智慧比作车夫，把灵魂比作战车的主人。所有的一切都必须运转良好，才能让战车向前移动。瑜伽的许多方法都对身体有所轻视，艾扬格肯定了他对帕坦伽利的瑜伽八支的信奉（2001，16），包括体式。他强调，与其说找到"一种放之四海而皆准的方案"，不如"根据个人具体体质和身体状况来练习体式，从而满足每个人的需要"。艾扬格也超越了"姿势"的概念，他（2001，17）强调"当身体的所有部位都被有意识地、充满智慧地放置在正确的位置上，一个体式就做到位了"，"当你在最后的姿势中绝对舒服的时候"，这个体式就会带来益处。"完美姿势"的理念贯穿于艾扬格的作品和教学之中。在他翻译的《瑜伽经 II》中，他写道："当一个人

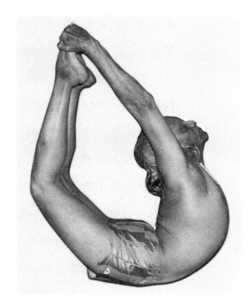

B.K.S. 艾扬格

的体式的完成变得毫不费力，并且实现了内在的无限，他／她就会做出完美的体式。"但应该注意的是，其他出版的译本（包括其他来自克里希那玛查亚家系的人，比如他的侄子德斯卡查尔等），都没有使用过"完美"这个词。

与克里希那玛查亚传授给帕塔比·乔伊斯及艾扬格的阿斯汤加瑜伽方法相反，在艾扬格瑜伽中，体式的持续时间通常要长得多。正是在对体式的保持中，随着改进体式的积极动作的完成，身体的调整也得到了完善。在练习的开始阶段，艾扬格强调抓住整个体式，努力保持稳定，而不是迷失在更精细的细节中。基于这个坚实的基础，控制好身体，这个练习应该具有更多的反省和沉思。"你必须意识到你的组织、器官、皮肤，甚至是单个的细胞……你的思想必须随着这些部分流动"（B. K. S. Iyengar 2001，43）。最后，当"心灵不再是一个独立的存在，并且智力和身体融为一体"时，你就会到达一个精通的阶段。在运动和抵抗之间保持平衡，智慧渗透到每一个层次，感受知觉的空间感和微妙感，身体对称，这就是体式。

在一个受疾病和身体局限性困扰非常普遍的充满压力的世界里，这是培养轻松和健康的训练方法之一。辅具的使用——任何有助于伸展、加强、放松或改善身体协调性的事物——是艾扬格瑜伽最独特的元素之一，它让学员们能够达到艾扬格设定的完美的体式目标。通过用墙壁、椅子、凳子、积木、支撑物、毯子和皮带做实验，艾扬格发现这些辅具

有助于保持关键动作和调整身体。"最终，"他说，"用辅具做瑜伽会产生一种平和、安宁的感觉，它会使人以全新的视角和全新的力量达到练习高潮。"（B. K. S. Iyengar 2001, 165）

　　许多学员和指导老师，甚至那些与艾扬格主张不同的人，都把艾扬格奉为瑜伽大师，向他致敬。"他给瑜伽带来的遗产不仅是使瑜伽不考虑需求和限制地被所有人所接受，"流瑜伽老师希瓦·雷亚写道，"而且为瑜伽的核心提供了一条有意识的实现之路。"尽管他被一些人批评在技术性的细节方面牺牲了实践的精神，但即使是那些放弃他的系统的人也为他辩护，认为他是一个有灵性和智慧的导师。埃里奇·希夫曼在描述其 1976 年与艾扬格的练习时强调："所有这些艰苦的体力劳动的全部意义——而且是一项要求很高的纯体力劳动——就是进入一个深度冥想的状态。""对我来说，"希夫曼继续说，"它真的有效。"

　　用艾扬格瑜伽法教授哈他瑜伽，首先要在认证的艾扬格瑜伽老师的密切指导下坚持多年的练习。要想获得教师资格认证，需要在经过授权的艾扬格学院或资深认证教师那里进行多年的深入学习。艾扬格组织保持了一个精确定义的认证等级，与越来越复杂的练习层次上的技能和知识相对应。在最高级别的认证中，你必须多次前往印度浦那，向艾扬格直接学习。即使是初级的艾扬格瑜伽认证，也可以证明该老师在艾扬格瑜伽教学方面的能力。

克里希那玛查亚瑜伽

　　克里希那玛查亚（Tirumalai Krishnamacharya，1888—1989）对哈他瑜伽的影响可能比任何一位老师都要伟大，这可以追溯到 15 世纪的《哈他瑜伽之光》。他出生在印度南部的一个小村庄，身高 5 英尺 2 英寸（约 1.57 米），属婆罗门家族，五岁时就开始从父亲那里学习瑜伽的历史、哲学和练习。他的父亲告诉他，他们是 9 世纪一个伟大的圣人纳塔木尼（Nathamuni）的后代。在他还是个小男孩的时候，他的父亲就去世了，克里希那玛查亚开始在附近的一个寺庙里寻求瑜伽指导，学习基本的体式。在他 16 岁时，他自述冒险去了位于阿尔瓦尔蒂鲁纳吉里的纳塔木尼神殿，在那里他有了自述的神秘体验——他受到了纳塔木尼族系的欢迎并接受了《瑜伽奥秘》（Yoga Rahasya）的传授，这是一种遗失已久的古代瑜伽文本。纳塔木尼在讲授时道出了瑜伽练习的精髓。回到家后，他和家人搬到了迈索尔，他也开始了一般学科的学习，最终去了贝拿勒斯印度教大学。在他的学习之余，他会冒险进入喜马拉雅山寻找导师，最终找到了布茹阿玛查瑞，后者的瑜伽学校在冈仁波齐山山脚下的一个洞穴里。克里希那玛查亚在那里待了七年，学习体式和调息，熟记《瑜伽经》，并在瑜伽的治疗方面开始深入研究。从西藏回来后，克里希那玛查亚开始学习印度传统医学——阿育吠陀。这些学习经历加深了他的个性化瑜伽教学，因为他认识到了学员的独特条件。1924 年，迈索尔王国的大君（Maharaj of Mysore）邀请克里希那玛查亚在迈索尔宫任教。根据年轻的婆罗门学员的情况，克里希那玛查亚教授他们阿斯汤加瑜伽。[11] 与此同时，他在宫殿里向其他人传授了更多温和的、具有治疗性的练习方法。

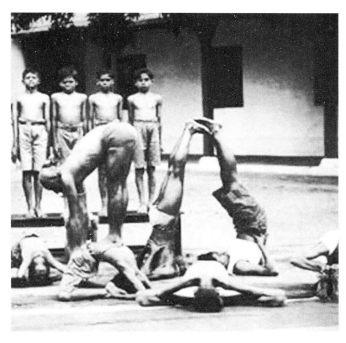

工作中的克里希那玛查亚

　　克里希那玛查亚的一些学员成了世界上最著名的瑜伽老师——帕塔比·乔伊斯、艾扬格、英德拉·黛维和他的儿子德斯卡查尔。德斯卡查尔写道，父亲的教导是："不是说一个人要去调整自己以适应瑜伽练习，而是瑜伽练习要适合每个人。"（Desikachar 1995）德斯卡查尔、克里希那玛查亚及他的另一位学员将继续发展瑜伽，把它作为一种治疗方法。这种方法主要通过德斯卡查尔的克里希那玛查亚瑜伽学院（Krishnamacharya Yoga Mandirim）和国际瑜伽治疗师协会（IAYT）越来越多地影响着世界各地的教学。

　　克里希那玛查亚瑜伽是基于帕坦伽利对体式的描述，它是稳定、清晰、宁静和愉悦的身体姿势。很多有关体式的方法都鼓励学员们用力，但克里希那玛查亚的方法指出，如果没有稳定、清晰、宁静和愉悦，体式就无从谈起。如果在摆姿势时，你感到紧张或疼痛，说明你还没有准备好。接受自己当下的各项实际条件，耐心且循序渐进地练习那些根据个人的即时需求和目标而设计的一系列体式。当然，在设计适合个人的体式时，也要考虑季节、日常习惯、精力水平及当下人们生活中存在的相关情况的变化。在呼吸的引导下，与稳定、清晰、宁静、愉悦的情况相协调，一个人可以在练习中投入不同程度的活力，也许是随着姿势的不断变化而流动，或者更长时间地保持姿势以更深入地探索它们（Desikachar 1995, 25-31）。循序渐进地以正确的方式运动，调整体式以确保脊柱、关节、器官和呼吸的完整性。通过采用反体式（pratikriyasana），来帮助整合全面的练习，德斯卡查尔（Desikachar 1995, 27）强调："只是爬上树是不够的；我们还要能爬下来。"通过平衡体式调整、各种调息技术、阿育吠陀式疗法在练习处方中的应用，以及关注每个学员的独特条件和练习意图，来进行瑜伽教学的这一方法需要瑜伽老师掌握广泛而深入的瑜伽知识，并且能为学员设计出针对其个人的相关练习课程。随着国际瑜伽治疗师协会及其他个人和机构致力于将瑜伽疗法确立为一种合法的治疗方式，越来越多的瑜伽老师发现自己正在从事一项具有伟大前景的职业。

昆达里尼瑜伽

　　昆达里尼瑜伽可能看起来像哈他瑜伽的远房表亲，因为它强调的不是体式，而是呼吸、唱诵和冥想。一些哈他瑜伽练习只间接地提到了呼吸、身体运动和通过脉轮的能量运动之间的联系，这些却都是昆达里尼瑜伽的焦点。昆达里尼技术被认为是极其强大和有潜在危险的，在历史上它是要被秘密练习的。1969 年昆达里尼瑜伽被赫尔巴绛·辛格（Harbhajan Singh Puri）带到西方，人们亲切地称他为"瑜伽士巴詹"（Yogi Bhajan），这种"意识瑜伽"主要是通过由昆达里尼瑜伽大师巴詹创建的健康、快乐、神圣的组织 3HO 基金会而实现共享的。由 3HO 教授的瑜伽生活方式和练习，被大多数昆达里尼瑜伽老师所接受，它们与印度锡克教的信仰密切相关。锡克教是一种折衷的宗教哲学体系，于 15 世纪在印度北部建立。

　　在昆达里尼瑜伽练习中，通过练习一些不同的体式、调息法、咒语和手印等多种不同的方法来使能量通过脉轮向上移动。大多数练习开始时是坐着的，焦点被引入第一个脉轮和接受的意识之中；随着位置的转换，焦点逐渐被引入第二个脉轮，在那里培养创造力和沟通意识；在第三个脉轮中，意识被带入到承诺之中，在那里身体核心中的平衡被建立。作为"倒三角"，前面提到的三个脉轮被视为构成我们身体和能量形态的基础；随着精神上的心脏中心——第四个脉轮的觉醒带来了仁慈和同情，瑜伽士巴詹说，这是一种"神在流动中的疗愈活动"理念（Khalsa 2000, 94）。随着意识从"我"转移到"我们"，一种新的声音出现在咒语练习中："哞"，意思是"我们"或"那个"，在第五个脉轮中，你会意识到真实的自我。当一个人充满真理的疗愈之光时，自由地歌唱，积极的话语被创造出来；接下来，当一种清晰的感觉从第六脉轮中升起时，困惑就会消散，清晰感出现了，从而产生一种无边无界之感，最高意识的曼陀罗在顶轮（梵轮）中诞生。

昆达里尼瑜伽是一种激烈的运动。参与练习者会经历一种可能会感觉到痛苦的强度，包括把手臂长时间地高高举起，把呼吸拉长到极限，静坐着进行长时间的冥想。它是一种以苦行为导向的方法，通过练习的强度来激发内在的转化。这个练习的目标是对瑜伽成果的直接体验（Narayanananda 1979）。[12] 然而，瑜伽士巴詹则提出在瑜伽教学的过程中如何掌握它："如果你想学一些东西，就要去阅读它；如果你想知道一些东西，就写下来；如果你想掌握一些东西，那就教它吧！"

力量瑜伽

随着贝丽尔·本德·伯奇（Beryl Bender Birch）于 1995 年出版的《力量瑜伽：全面的力量和灵活性锻炼》（*Power Yoga: the Total Strength and Flexibility Workout*）、布莱恩·凯斯特（Bryan Kest）通过华纳兄弟制作的一系列力量瑜伽视频，以及巴普蒂斯特男爵（Baron Baptiste）在新英格兰地区推出的力量瑜伽流派，力量瑜伽完全进入了瑜伽领域。力量瑜伽与其他瑜伽形式最大的区别在于它与传统瑜伽哲学的分离，取而代之的是，强调瑜伽是一种主要从阿斯汤加瑜伽方法中提取出来的强有力的运动形式。力量瑜伽的先驱们意识到大多数学员在开始练习阿斯汤加瑜伽的时候都会遇到挫折，如果给他们一种熟悉的语言，并且以任何可行的形式呈现出来，那么这种有力的练习就可以吸引健身爱好者。在力量瑜伽中，许多体式都是以改良的形式被教授的，从而使那些对体育锻炼感兴趣的学员更容易上手。

力量瑜伽在美国很受欢迎，尤其是在体育馆和健身中心，在欧洲和亚洲也有很多追随者。有时，它会被赋予一个稍微不同的名字，比如强力瑜伽、能量流、热动力瑜伽等。它通常会吸引那些想要进行剧烈运动的学员，他们不需要使用梵文词汇、唱诵或者静坐冥想。许多力量瑜伽课程强调了强烈的锻炼方式，几乎没有注意到体式的排序。再加上"大胆试一试"的态度，使得练习者受伤率很高，类似于高温瑜伽和阿斯汤加瑜伽体系的学员所承受的伤害。虽然一些力量瑜伽老师——包括近年来的伯奇、凯斯特和巴普蒂斯特——鼓励学员探索冥想和其他的沉思练习，但这只是力量瑜伽亚文化中的一小部分。

在她《力量瑜伽》一书中，伯奇提出了"力量瑜伽的定理"，第一条是来自阿斯汤加瑜伽，但更类似于高温瑜伽："你必须感觉很热才能伸展。"她认为这个理念有着 5000 年的历史，但是在 1980 年，她"几乎是唯一一个"这样提出的（Birch 1955）。为了突出重点，她强调，要想拉伸，你必须"不仅感到暖和，而且要热到流汗"。伯奇的第二个定理是："力量，而不是重力，可以发展柔韧性。"这更让人好奇，因为没有人声称重力本身是柔韧性的源泉。在力量瑜伽课程中，许多人仍然运用伯奇对阿斯汤加瑜伽初级序列的复制，而其他许多人则引入了其他体式和顺序。因为体力、力量和锻炼身体是这种练习的主要目的，大多数课程都为得到强烈的锻炼效果而引入一长套站立平衡体式，而不是安全地启动身体。

经过多年的指导，许多力量瑜伽老师正在倡导更全面的练习。在接受一个在线网站About.com 的采访时，巴普蒂斯特强调了"适应"的重要性，他说这种练习是"让你自己接受挑战而去经历一个转变，但它是以你现有的状态为起点，稳扎稳打到一个位置，从而可以让你真实地体验瑜伽带来的馈赠，你也因此变得更强壮、更柔韧、更放松和更无压力"（Pizer 2007）。在力量瑜伽之外，伯奇将她的重点从"热和汗"转移到了精神哲学、冥想和幸福上。在他的网站上，凯斯特说："力量瑜伽是一种体验敏感的努力过程。重要的是感觉良好，而不仅仅是看起来好。你从这项运动中获得的健康状态和体形只是副产品。它的重点是平衡和治疗。"

希瓦南达瑜伽

有这样一位上师，他写了近300本关于瑜伽、玄学、宗教、哲学、美术、伦理学、健康和许多其他主题的书，这就是斯瓦米·希瓦南达（1887—1963），他对哈他瑜伽练习产生了巨大的影响。他出生在泰米尔纳德邦，本名库朴斯瓦米，曾就读于医学院，并经营着一份名为《神的食物》（Ambrosia）的医学期刊，在马来半岛行医多年。他于1923年开始了一项精神探索，最终在1924年到达圣城瑞诗凯诗。在那里，他遇到了他的导师，维希瓦南达·萨拉斯瓦蒂（Vishwananda Saraswati），被传授了懂得放下的遁世教义。在瑞诗凯诗安顿下来后，希瓦南达沉浸在遁世的练习中，同时继续为他人提供医疗服务。他在印度各地旅行，参观了奥罗宾多的道场。在1936年，他创立了神圣生命基金会，为许多前来拜访他的探索者提供免费的精神文学和更正式的精神指引。希瓦南达将他的方法称为"整合瑜伽"，是向奥罗宾多《瑜伽整合》的致敬。他强调，瑜伽哲学的实际应用超越了抽象思维。这一合成体现了瑜伽四种主要途径的平衡整合，即由黑天在《薄伽梵歌》中教导阿周那且包含在吠陀哲学中的瑜伽的四种主要路径：智慧瑜伽、虔信瑜伽、行动瑜伽和胜王瑜伽。尽管对《薄伽梵歌》的一些解读说，人们很可能会选择这四个路径中的一个，但希瓦南达告诉我们，每个人都应该根据个人的气质和品位，从每个路径上选取有针对性的技巧加以练习。

希瓦南达众多弟子之一，斯瓦米·维什努德瓦南达（Swami Vishnudevananda，1927—1993）与希瓦南达一起研究这种瑜伽方法长达十年之久，之后被要求将瑜伽教义带到西方。于是，维什努德瓦南达在北美地区旅行并教授瑜伽。他先是在蒙特利尔市定居，于1960年创建了希瓦南达瑜伽吠陀中心，最终定居于魁北克省。在巴哈马群岛、加利福尼亚州的内华达山脉、卡茨基尔山脉、印度喀拉拉邦，以及美国、南美洲、欧洲和中东的许多城市，都涌现出众多修行所。维什努德瓦南达的教学紧随希瓦南达的教学，加上"瑜伽的五个要点"，再与解释的元素结合在一起，赋予了希瓦南达瑜伽全部的特征：适当的锻炼、适当的呼吸、适当的放松、适当的饮食、积极的思考和冥想。

希瓦南达所指的适当的锻炼是一种基本的体式练习，可以根据年龄、特殊情况和个人能力进行调整。传统的希瓦南达瑜伽练习（希瓦南达瑜伽坚持的是传统的体式练习）以放松体式（挺尸式）开始，然后再从拜日式入手。接下来是12个体式，每一个体式都保持几分钟的时间——然后在休息前再变换为挺尸式；适当的呼吸，被称为"完全瑜伽呼吸"，是一种缓慢的横膈膜技术。在这个过程中，腹部，然后是胸腔，最后是上胸部都会在吸气时扩张，然后在缓慢呼气的时候收缩。希瓦南达瑜伽还教授圣光调息法（kapalabhati pranayama）和鼻孔交替调息法（anuloma viloma pranayama）。维什努德瓦南达同样也描述了三种放松的方法。首先，通过一个"自我暗示"的过程，把整个身体带入深度放松的状态。从脚趾开始，慢慢地用整个身体一起前进，这种放松感最终会延伸到身体的各个器官。然后，伴随着缓慢而有节奏的呼吸，精神紧张消失了，慢慢地产生了"飘浮感"和内心的平静感。尽管如此，紧张依然存在，直到你进入精神上的放松状态，在那里你将实现身体和精神上的深度放松，自我意识退却，开始认同"普及、全能、平和的自我，或内在的纯粹意识"。

流瑜伽

流瑜伽比其他方法更难被予以准确定义——因为它体现了练习的持续、动态和有意识的演变。它反映了人类在生命的流动中不断地相互作用，在我们探索创造性表达和有意识地生活在这个星球上的新可能性时，它将我们内在本性、生活经验和传统智慧联系在了一起。"vinyasa"这个术语来源于"nyasa",意思是"放置";"vi"的意思是"以一种特殊的方式"。"流动"一词最初由甘加·怀特(2007, 114)提出,与哈他瑜伽存在一定的联系,"它暗示了一种有主题或目的的练习,且练习的姿势相互联系或关联在一起"。综合来看,流瑜伽所发展的练习让我们有意识地将身体-呼吸-心灵放在空间和时间的恒定流动中。斯里瓦萨·拉马斯瓦米(Srivatsa Ramaswami)是克里希那玛查亚的学员,他在《流瑜伽全书》(*The Complete Book of Vinyasa Yoga*)中,将流瑜伽简单地定义为"变动"或"变化和运动"。戈弗雷·德佛罗斯(Godfrey Devereux)提供了两个定义:小写的"vinyasa",意思是"进展、连续性";大写的"Vinyasa",意思是"一个连续的与呼吸相关的体式序列"。每一个定义的核心都是一种精神和过程,它们被流瑜伽老师希瓦·雷亚形容为一种"唤醒并维护意识"的练习。她说道:

> 通过这种方式,流瑜伽与坦陀罗瑜伽传统中身体觉知的"放置"练习联系在一起。在身体觉知的活动练习中,为了唤醒我们内在的神圣能量,练习者把意识传导到身体的不同部位,然后通过咒语和视觉化,唤醒通向性力(神圣力量)的内在路径,然后让它在他们的整个身体中流动。当把流瑜伽的技术应用于生活时,我们便开启了内外兼备的、循序渐进的、伴随着顺畅呼吸的相似的转化之路。

就像在阿斯汤加瑜伽中一样,流瑜伽与乌加依调息法同步,从一个体式稳定地移动到另一个体式,经常停下来以不同时间长度保持某一体式,同时保持有节奏的呼吸流动。与阿斯汤加瑜伽不同的是,每个班级通常都会提供不同序列的体式练习,尽管大多数人使用的是来自克里希那玛查亚家族的某种形式的拜日式 A 和拜日式 B,许多课程也严格遵循阿斯汤加瑜伽的基本站立体式和完成顺序。流瑜伽的许多课堂也应用了艾扬格的顺位原则、姿态中充满活力的动作及使用辅具的理念。克里希那玛查亚提及的洞察力和方法在流瑜伽的串联体式中也有所强调。体式法也要适应不同意图和能力的练习,从你所在的地方开始,用一种特殊的方式有意识地运动,从更简单的体式过渡到更复杂的体式。流瑜伽经常应用反体式的概念。通过"以一种特殊的方式放置"的理念,许多流瑜伽的老师在练习中强调了这一概念:意识到身体是如何在体式内和体式之间移动和放置的;有意识地将呼吸与身体-意识在体式内和体式间联系起来;为你接近垫子的方式设定一个意图,在整个练习过程中与那个意图保持联系,从垫子上站起来,走向更大的世界;在练习的时候注意你正在做的事情——呼吸、移动、感觉、观察，顺势而动；以一种更直观的方式打开自己，去表达和体现宇宙中生命能量流动的感觉。

与大多数有固定体系的哈他瑜伽方式不同，流瑜伽并不成体系。这使得流瑜伽中体式的排序更具创造性，并且可以为不同的课程设置多样的主题。这种自由性和动态性使得流瑜伽成为当今最具吸引力的瑜伽形式之一，它与不同老师和学员的精神、意图及生活产生了不同的共鸣。就像它的"堂兄弟"力量瑜伽一样，流瑜伽也没有等级制度，没有像阿奴萨拉、阿斯汤加、比克拉姆、艾扬格和许多其他瑜伽形式那样的流派大师。没有等级制度中才存在的看门人，任何人都可以教授流瑜伽。在这种自由中，可能会有错误的指导、混乱或

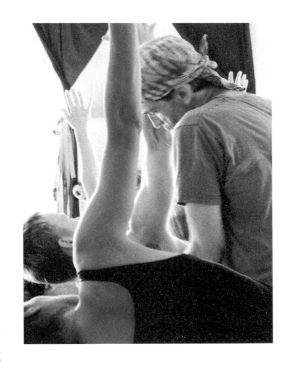

无效的顺序，甚至是危险的课程，但随着越来越多的公认的教师培训师因其渊博的知识、智慧和技能而受到尊重，流瑜伽的老师们也越来越多地在他们自己的创造性道路上寻找丰富的指导资源。在理想的流瑜伽课堂上，老师会拥有大量的培训经历和实践经验，并与瑜伽哲学的技能和知识、微妙的能量学、功能解剖学和生理学、体式排序的生物力学原理、手动调整及其他领域的知识相结合，同时开放生活的自发性和即时体验，从而分享瑜伽的进一步发展。

教学风格的调色板（宝库）

各种各样的瑜伽练习的不断发展创造了许多路径，今天每一种哈他瑜伽风格或流派都融合了前代的方法。大多数方法都利用了瑜伽世界之外的见解，从世界各地发现的各种舞蹈形式、体操、武术、物理疗法和功能解剖学中汲取灵感，以进一步发展和完善他们的方法。尽管我们在这里回顾的一些方法的拥护者都坚持认为他们的方式是古老的、纯粹的和正确的，但在过去的一代人中，教学已经发生着变化。随着进化和改进，人们试图对其进行区分和评价，许多领导者都声称自己的方式是最好的方式，对此人们可能会问："适用于

谁?"每种风格和传统都有可取之处，如何发挥作用通常和风格流派本身一样无比重要。最好的老师是那些能适应学员需求的老师，他们有能力以一种既能满足学员需求，又能安全地将学员引向新的挑战和可能性的方式进行教学。作为一名瑜伽老师，即使你致力于一种方法，也要认识到你会有很多学员，而对他们来说，也许另一种方法是更合适的。拓展你的技能和知识储备，将使你更容易地认识到哪些方式是适合的，并帮助你以最有效、最适当、最体面的方式来为回应学员的需求做好准备。有时，可能是根据学员的需求对教学方法进行必要的修改和调整，有时可能是建议学员更换练习方法或更换老师。如果你致力于某个流派，这将有助于定义你的教学风格。如果你的教学方法更具独立性，那么如何将你的教学与其他流派和风格联系起来，将会对定义教学方法产生深远的影响。但无论你如何看待这些大师、体系和方法，最能把你定义为一个老师的关键是，如何作为一个个体与你的学员平等地相处。具备了同情心、知识和技能，你将会成为自身能力条件下最好的老师。

第三章
精微能量

让你爱的美成为你在做的事。

——《鲁米》

在第一章中，我们见证了坦陀罗是如何兴起和传播的，并最终产生了哈他瑜伽——一种有意识的具体化的练习。起初，哈他瑜伽并不是以冥想或者其他练习形式开始的。最初的哈他瑜伽士们运用身体的直接经验，穿梭于存在的层次中，似乎要把个人的存在感——包括身体和精神，与所有自然或神的联系分离开来。从《奥义书》和许许多多通过仪式、歌谣和故事传承下来的习俗中，人们发现了古老智慧的源泉。借助一张不断扩大的意识地图，人们开始进行这一探索。就算是在今天，这些探索仍然从传统瑜伽的角度给我们提供了解剖学和生理学的基本概念。一些人对这些概念的理解只停留在字面上，而其他人则会将这些概念作为标志性的理念付诸实践和教学，再通过哈他瑜伽练习，帮助学员描绘出自我转化的道路。

黑天在古印度战场的边缘与阿周那的交谈时指出，瑜伽早期的动机是为了超越自我的幻想，与真实自我或阿特曼（至高精神法则）融为一体。在《瑜伽经》中，帕坦伽利对自我幻觉的性质——烦恼，做出了更为精确的解释：它使我们陷入一种异化的困惑状态。这种无知——或者愚痴——使我们陷入一种由思想和物质存在所支持的自我感觉当中。经过几个世纪的反复试验，瑜伽士"发现他们能够解除那些令人痛苦的误区，通过层层现实追溯人类自我的脚步，从我们现在所认同的最粗俗的物理层面，到最精致的纯粹意识层面"（Cope 1999, 67）。在这个发现的过程中，古代瑜伽士详尽地描述了一个可以有意识地培养的能量存在系统。他们还通过解剖学和生理学理论，详细阐述了一个更为复杂的医学科学系统，这些理论既神秘又具有象征意义，而且兼具实用性。本书中，我们将着眼于该系统的构成要素及各要素之间的内在联系。在概述五层躯骸（kosha，又称鞘身）、生命能量、经脉、收束法、脉轮、三德（guna）及三种体质的过程中，我们可以不时地停下来思考，如何将这些概念灵活地运用到自己的瑜伽教学当中。

五　鞘

在精细解剖学中一个重要概念是，每个身体的能量都包含在五个相互关联的鞘中，它们定义了三个"身体"。在《泰迪黎耶奥义书》中首次出现了这一概念（Gambhirananda 1989）。五鞘模型能够帮助我们描绘瑜伽的内在旅程。

表 3-1　三身和五鞘

三身	五鞘
粗身（sthula）	食物鞘（annamaya）——食物
精微身（sukshma）	气能鞘（pranamaya）——能量
	心意鞘（manomaya）——思想
	觉悟鞘（vijnanamaya）——智慧
业力身（karana）	喜乐鞘（anandamaya）——极乐

从身体的外围开始，向灵魂的核心移动。正如希瓦·雷亚所说的那样，五鞘并非真正的身体解剖模型，而是"一个隐喻，有助于从内部描述进行瑜伽练习的感觉——在当代语言中，我们通常称之为'心、身、灵'或'身心联系'的协调过程"。通过用这种描述类型来概念化存在的本质，有助于使身体、呼吸、思想、智慧和精神（幸福）达成和谐统一。五鞘以一个充满活力的整体形式存在并让所有方面并存，如织锦般相互交织在一起。哈他瑜伽正是这样的一种方式，它让人们意识到这种交织的存在，能够将粗身和精微身联系在一起，将意识越来越多地带入极乐境地。

粗　身
....

食物鞘是肉体的本身鞘，之所以这样命名是因为它是由食物来滋养的（"anna"意思是"食物"；"maya"意思是"充满"）。在哈他瑜伽中，我们就是在这一层开始瑜伽练习，以探索肉体的。然而，这只是开始而已。这是我们所经历的能量和意识相结合存在的维度，尽管我们还没有完全意识到这种互联关系。当我们开始探索和经历肉体与能量鞘、觉悟鞘、喜乐鞘之间的多重联系时，瑜伽之旅也就开始了。

精微身
....

气能鞘，或能量鞘，能将肉体同其他鞘身连接在一起，同时激活身体和精神并使两者连接在一起。它由气能、生命能量所组成，遍及整个有机体，在身体上表现为呼吸的不断流动和运动。作为精微身的一部分，我们既看不到也触摸不到它，因为它在成千上万条经脉或能量通道中移动，以维持整个身体和能量系统的运转。只要这些重要的元素存在于有机体中，生命就会持续。气能鞘在生理层面上与呼吸和循环系统有关，但既不能还原为呼吸和循环系统，也不能与之同义。在进行调息法教学时，我们可以引导学员扩大和主导该能量，在他们的五鞘、整个身体、思维和灵魂之间建立更为流畅与和谐的联系。在粗身中与呼吸一道探索瑜伽体式——和体式一起，把握它们、改善它们、释放它们——将我们的意识扩展到粗身之外。在生命能量作为源泉和指导之下，我们开始发现其更为灵性的表达，被称作"能量风息"，每一个都拥有独一无二的移动方式和作用。

心意鞘由精神或者"心灵"组成，并且由五个感官来传递思想和判断。心意鞘与大脑和神经系统相关联，使得人类与其他生物区别开来。心意鞘具有区分的能力，如"我"和"我的"这样的特性概念正是由它而起的，也因此产生了自由和束缚。呼吸能够调节这一鞘身与肉体之间的相互作用，当因精神紧张引发呼吸和健康问题时，或者是在呼吸带来身心合一和内心平静的感觉时，我们就可以感受到这一点。

觉悟鞘的梵文——"vijnanamaya"的意思是"由觉悟组成"或者"智慧"，指的是意识的反思性方面：辨别、决定或意愿。觉悟鞘与感官相关联，给我们带来了自我感受。[1]从意识的反思性方面来看，当我们开始对自我和世界进行深度思考的时候，觉悟鞘就会随之出现。有时候也会称之为"智慧鞘"，即便如此，觉悟鞘依然要通过身体进行识别，受制于变化、无感和思考。当粗身和精微身被视为一体时，人们开始深入反思自我和自然、自我和神的统一性。当记忆和思维蒙蔽了这一反思体验的时候，自我和觉悟鞘的特性依然存在，只不过不是至高无上的自己。但是当"见证者融入当下的体验时"，正如希瓦·雷亚所言，永恒的喜乐将照亮一切。

业力身

阿南达（ananda）的意思是"喜乐"。在《奥义书》中，喜乐鞘亦是人们熟知的引发轮回痛苦的无明，或者"业力身"。它是一种一直都存在的意识，不管过去、现在还是未来，哪怕思维、感觉和身体都已陷入沉睡状态。它通过捕捉到神圣的映像得以显现自身，它是绝对的极乐，在内心宁静又平和时可以感受得到。

生命能量

关于生命能量，有很多种描述：它是能够穿透所有层面的宇宙能量；是身体、精神、智力、性、灵魂和宇宙的能量；是振动的能量；是所有的物理能量，如热量、光、重力、磁力和电力；是潜藏在所有生命体中的能量；是所有活动的主要原动力；是创造、保护及破坏的能量；是活力、能量、生命力、生命和心灵；是生命和意识的原则；是宇宙万物的呼吸；是生命之轮的中心；是存在与虚无。

这还仅仅是关于生命能量的一小部分定义，而将以上定义结合在一起，我们可以总结其为穿透所有生命并维持生命的重要力量及宇宙间所有自然过程的重要能量。即使没有其他的定义，我们仍然能意识到生命能量的重要性。因为我们能够从《唱赞奥义书》中一个关于生命能量的古老吠陀故事里进行总结（Nikhilananda 2008）。我们的本性有五个主要组成部分——思维、呼吸（生命能量）、声音、耳朵和眼睛，它们正在争辩谁才是最重要的。这反映出我们普通人类的五个功能尚未融为一体，而正在争相引起我们的注意。为了解决这个争议，它们都同意分别离开肉身来验证谁的缺席给人类带来的损失最大。简单来说，生命能量最终赢得了这场争论：没有呼吸，就没有生命。虽然生命能量与呼吸相关，但它不仅仅是简单地呼吸气体而已。从《吠陀经》到《佛经》再到《哈他瑜伽之光》，呼吸被当作通向由人体产生的重要能量流世界的一扇大门，并且控制所有的生物学过程。《奥义书》中首次详细阐述了生命能量，它是尘世肉身的一部分，维持着肉身、思想和心灵的源泉。在《泰迪黎耶奥义书》中，生命能量有五种能量表达或功能，即风息（Gambhirananda 1989, I.vii.1）。

以下几种有效的描述方式可以用于课程引导，使学员更好地认识风息（vayu）。

表 3-2　生命能量——风息

风息（生命能量） 描述其特点的一般术语	表现形式
命根气（prana-vayu）	生命能量向内移动，通过呼吸进入体内，由循环系统输送到每一个细胞，对心跳和呼吸起着至关重要的作用。该能量使事物移动并全程指导它们
下行气（apana-vayu）	向下和向外移动，下行气在下腹部移动，控制尿液、精液、月经和粪便的排出。这种能量有助于消除消极的影响
平行气（samana-vayu）	通过旋转和搅动从外围移动到中心，平行气点燃胃火，辅助消化，并创造一个融合其他能量的大汽锅。其主要功能是消化食物，以及修补和生产新细胞
上行气（udana-vayu）	向上移动，上行气通过喉部和咽部来控制声带、空气交换和食物的摄入。主要功能是通过发声器官产生声音，例如说话、唱歌、大笑和哭泣。它还表现为根据人们的意图制造声音的意识能量。它是促进意识进化的主要积极能量
遍行气（vyana-vayu）	向外移动，同时也遍布全身，遍行气将从呼吸和食物中获得的能量分配到全身。主要作用于身体的扩展和收缩过程，包括循环和自主运动。遍行气可以协助其他生命能量的工作

- 命根气，位于精神心脏的中心，乌加依调息法可将其唤醒并使其遍布全身。它控制从喉咙到心脏的区域，与收颌收束法相结合，以调节呼吸和能量的摄入。有意识地引导学员练习乌加依调息法，可以有效帮助他们对收颌收束法（喉锁）产生更微妙的意识。这反过来也会作用于他们在练习中所用到的能量平衡。

- 下行气是呼气的能量，它控制废物的排出，作用于肾脏、结肠、直肠、膀胱和生殖器，有助于维持系统平衡。站立体式的生根作用，以及足部收束法和会阴收束法的培养都能够强化下行气的功能。引导学员更多地关注这些能量动作，并充分地完成每一个动作。每一次呼气都能给学员带来更强烈的踏实感，从而使其行动更果断、更清晰。

- 平行气控制从心脏到肚脐的区域。它是能够激发我们的内在之火的能量。与脐轮和我们的生存意志力相关联。在体式练习中，你要引导学员通过腹部核心练习来唤醒并平衡平行气，鼓励学员在腹部中心广泛而深入地探索移动的能量。收紧腹部，过于拨旺内火会导致学员在练习和生活中如何表现自身能量时缺失辨别力，甚至是怒火中烧。圣光调息法是拨旺内火的一个有效方法，但是应该轻微地完成这一练习。在强烈地作用于核心的同时，探索稳固和放松感将会在平行气培养中制造更多的平衡。

· 上行气控制从喉咙到头这一区域。上行气与喉轮相关联，是驱动呼吸的能量，并且允许我们以声音的形式表达自己。当上行气失衡的时候，我们便会出现语无伦次和表达上不连贯的情况。体式和调息法的净化效果能够使上行气流变得更加平衡。教授学员练习既强烈又柔和的乌加依调息法，是帮助学员找到深层能量平衡，从而进行更加清楚和简单的自我表达的有效方法。在引导学员进行可视化和冥想练习的过程中，你可以给学员提供关于上行气方面更加精确的探索。

· 遍行气，与水元素相关联，在整个身体内进行流动，与其他的能量风息一起形成合力。正是这种能量的特性给我们带来了完整协调的感受。虽然它作用于身体的功能在社会交往中给我们一种边界感，但它也控制着我们内心的平衡感和协调感。体式、调息法和冥想之间的协调练习会使遍行气更加平衡，生命流动的创造性表达（位于生殖轮）也更加自然。在教授能量平衡的课程中，鼓励每一位学员在进行瑜伽探索时注重创造力、娱乐性、强度及灵活度，是增强遍行气平衡流动的一种有效方式。

经　脉

生命能量通过一个精细且微妙的网络通道，穿透整个生命力层。这个通道叫作经脉，也是"通道"和"血管"的意思。在公元前 7 世纪左右，这一概念在《奥义书》中第一次出现，经脉作为神秘生理学的一部分，无法被我们用肉眼观测或显示出它们的具体位置和确切数量。但传统文献还是给我们提供了一些精确的数字，甚至还有经脉图。在经脉图上，我们能够明显地看到密密麻麻的脉络贯穿于整个身体：《哈他瑜伽之光》里记载有 72 000 条经脉，《牧牛尊者瑜伽百论》（*Goraksa Paddhati*）中则显示有 200 000 条，《希瓦本集》中有 350 000 条；也许是受亚瑟·阿瓦隆（Arthur Avalon）著作《瑜伽长蛇之功》（*The Serpent*

Power）的影响，人们普遍认可的数量是 72 000 条（Avalon 1974, 115）。所有的经脉都扎根于坎达（kanda，"球状物"）这一靠近脊柱根基的地方。《希瓦本集》中主要强调了 10 条经脉，而《牧牛尊者瑜伽百论》和《瑜伽之光》则称多达 14 条经脉是极其重要的。正如我们在阿瓦隆的一些作品中所看到的那样，最初对经脉的一些解释往往趋于模糊。在一些尝试用象征术语来表达现象而抵触口头描述的语言中，这些概念描述的模糊性尤为典型。

表 3-3　最主要的经脉

左侧	中心	右侧
左脉（ida）	中脉（sushumna）	右脉（pingala）
商庆昵（shankhini）	矩怙（kuhu）	普沙（pusha）
乾闼利（gandhari）	毗湿嚩陀利（vishvodhari）	波耶斯宾昵（payasvini）
贺悉底吉洼（hastijihva）	嶓嘍昵（varuni）	耶舍斯宾昵（yashasvati）
	萨罗斯瓦底（sarasvati）	
	阿蓝薄萨（alabusha）	

（资料来源：Frawley 1999, 147.）

在成千上万条经脉中，有三条经脉是最重要的：中脉、左脉和右脉。在关于精微能量最早的文献中，它们被称作"sasi""mihira""susumna"。中脉从脊柱的根基处向上移动，"美如闪电，佳如莲花，闪烁在圣哲的思想中。她是那么地灵性；她是纯洁知识的唤醒者，是所有极乐的化身，她的本性是纯洁的意识"（Avalon 1974, 12）。能量层借助中脉进行运动，激活脊柱、神经和大脑，同时在第三只眼（松果体）中收集其他所有经脉的生命能量。左脉和右脉在它们从脊柱根基处升起的时候，呈十字向前、向后运动，"如同我们 DNA 的双螺旋一样"（Bailey 2003），然后从第三只眼（松果体）分别向左右鼻孔流动。在身体的左半边开始和结束，左脉的冷却和振动特质和生命能量一起滋养着身体。由于左脉的温和特质，人们通常把它当作"月亮"通道。据说，左脉还可以调节副交感神经系统，镇定心性，滋养我们的柔软部位。右脉始于身体的右侧，又称"太阳"通道，输送较强的能量，控制着交感神经系统。

当经脉受阻的时候，生命能量便无法在精微体内自由流动，从而导致肉体和精神机制失衡。用比较纯粹的瑜伽术语来形容就是，当能量层出现功能失调的时候，将进一步扰乱和分离物质层和心理层。打开所有经脉，通过左脉和右脉培养能量的平衡流动，并将意识带入生命能量的移动之中——以灵蛇力量的形式——通过中脉向上至极乐狂喜状态（Vasu 2004）。经脉通过体式、能量层和冥想练习得到有效的净化和打开。

收束法

收束法在坦陀罗文献中首次被提及。收束法（意思是"去约束"）是指，通过肌肉收缩来维持精微体的生命能量循环。主要的收束法有三种——根锁、脐锁和喉锁——《哈他瑜伽之光》和《格兰达本集》中是这样描述的。这三种收束法都是在坐着的情况下练习，主要与调息练习结合，但从未与其他体式结合。这三大收束法的经典指导如下：

- 会阴收束法（根锁）——《格兰达本集》中写道："智慧的瑜伽士应该通过左脚脚后跟将压力放在会阴上，并将肚脐丛小心地推向脊柱"或"用右脚脚后跟轻压阴茎。这种身印能够延缓衰老，被称作根锁。"（Mallinson 2004, 66）《哈他瑜伽之光》中还增加了"为了使下行气向上，要强烈地收缩肛门……"的方法（Muktibodhananda 1993, 340）。
- 腹部收束法（脐锁）——意为"向上拉"，《格兰达本集》中写道："将腹部向后拉至肚脐以上，为了使大鸟萨克蒂（性力女神）能够不停地向上飞。这就是脐锁，是狮子和大象之间的生死搏斗。"（Mallinson 2004, 62）《哈他瑜伽之光》中也强调"让肚脐上升"（Muktibodhananda 1993, 334）。
- 收颌收束法（喉锁）——《哈他瑜伽之光》和《格兰达本集》引导瑜伽士去"收缩喉咙，并将下巴放于胸部"（Muktibodhananda 1993, 352; Mallinson 2004, 62）。

将这三个主要的收束法一起练习，就产生了大身印（"大收束法"）："通过收缩肛门练习脐锁，然后和喉锁一起锁住左脉和右脉，中脉就会变得活跃起来。运用这一方法，生命能量和呼吸也会变得静止。因此，死亡、衰老和疾病就会被征服。"（Muktibodhananda 1993, 359）据说这是在思维和身体之间建立平衡和联合的最精确的方式。在当代瑜伽教学中，许多人强调将收束法贯穿于瑜伽体式练习之中。然而，在方式、时间和强度方面，人们常各有看法（甚至发生冲突）。对于每个收束法中的肌肉活动、其他肉体要素及它们的效果，人们的看法也千差万别。在接下来的章节中，我们将会讨论如何在体式和调息练习中实施收束法的激活和应用。

脉 轮

根据哈他瑜伽士所言，三个主要的收束法结合在一起并沿着脊柱螺旋上升的时候，就会产生脉轮。脉轮是精微体的精神-灵性-能量的主要中心。就像瑜伽世界里的所有事物一样，对于脉轮，关于它们是什么、如何工作、它们的数量和位置，甚至位置是否有一个相关的概念，都存在许多相互对立甚至相互矛盾的观点。在历史、哲学及文学作品中可以找到不同的脉轮模型，至少有五个脉轮或者是无数的脉轮遍布整个精微体。在传统的瑜伽文献中，从每一个经脉交叉点上的脉轮到主要脉轮的识别，数量各不相同，一般而言是5~8个。坦陀罗模式大约在11世纪发展起来，古代文献《瑜伽长蛇之功》中有相关描述，这如今是公认的一种模式。在坦陀罗模式中，脉轮被描述为神圣意识的散发，它指出人体共有七个脉轮（Avalon 1974, 318）。

正如我们能在身体和意识中感受到生命能量的移动一样，尽管无法被看到，但是脉轮依然是能量和精神体验的感觉中心，而不是通过触诊、X光或用磁共振成像技术检测到的物理位置。"像许多精神导师指示的那样，将注意力集中在身体器官或者具体的位置，"哈里什·周哈里（Harish Johari）说道，"是一种误导，因为脉轮不是物质意义上的。"（Johari 1987, 15）但是，脉轮可能会和肉身内的主要神经丛相关联；一些思想流派将脉轮和体内的某些特殊感觉联系在一起。[2]它们和心理、情感及精神特质的联系更为普遍。1932年，卡尔·荣格（Carl Jung）在其演讲中强调："它们象征着一些高度复杂的精神学事实，而目前我们只能用图像来表达这些事实。"（Shamdasani 1996, 61）这些符号所表示的关系是否有价值，最好的办法是通过个人实践来寻找答案。当前，我们会考虑所有的这些基本要素。因为在教学中创造性地混合使用这些要素，是十分有意义的。

相比肉身而言，脉轮是更高能量系统的一部分。传统而言，脉轮的唤醒取决于打开比身体所能提供的更高的能量来源，而这需要一个高度集中的意识水平（Frawley 1999）。唤醒昆达里尼，需要生命能量进入中脉——精微体的中心能量通道。如果一个人的生命能量和意识与肉体一致，生命能量就不能进入中脉通道。唤醒昆达里尼需要一种三摩地状态——一种如梦似幻的觉醒状态，即阿斯汤加瑜伽的第八分支。瑜伽的根本是昆达里尼-萨克蒂概念，即在精微体内的潜在生命能量。在正常的意识中，这种能量是处于休眠状态的。当借助生命能量的意识活动经由左脉和右脉将人的天性中的女性和男性特质结合在一起，进而去唤醒时，这种宇宙能量就会通过中脉通道升起，从而产生令人欣喜若狂的极乐。为了达成这一状态，必须在左脉和右脉交叉的每一个脉轮中保持平衡。

· 海底轮（muladhara chakra）——在脊柱的根基部位可以找到，位于肛门和生殖器之间。海底轮代表我们当前的精神状态，在尘世力量网中掌控海底轮便能将我们的正常意识和肉体捆绑在一起。它与物质、惯性、本能、安全、生存和人类基本潜能的凝聚力有关。

· 生殖轮（svadhisthana chakra）——位于生殖器根基处，生殖轮与基本的情感、性及创造力相关。随着昆达里尼-萨克蒂的刺激，我们的情绪以一种具有身体表达的方式被激活，以使身体去感受控制感、愉悦和表达。在净化性欲的过程中，我们能够在快乐的移动中，培育和享受这一能量的流动和滋味。

· 脐轮（manipura chakra）——在腰部大概和肚脐持平的位置可以找到（上腹神经丛）。它与从简单或基础到复杂的情感、能量、消化和吸收的转变有关，与其所起的作用相对应。它扮演的角色与胰腺和肾上腺外皮层（肾上腺皮质）一致。

· 心轮（anahata chakra）——在心脏部位可以找到，是生命能量的所在地。它和情感、同情心、爱、均衡、幸福相关。它可以超越个人情感去理解所有情感波动中的爱，然后成为爱本身。

· 喉轮（vishuddha chakra）——在喉咙处可以找到，与沟通和成长相关，成长也是一种表达方式。它也与沉默有关，在神的话语中失去了个人的声音。

· 眉心轮（ajna chakra）——在双眉之间，眉心轮被视为时间、觉知和光的脉轮。不需要身体，只借助纯粹洞察力而存在。

· 顶轮（sahasrara chakra）——位于头顶位置。人们通常会把它当作意识之轮，以一千片花瓣的莲花作为其象征，代表着与无限合一。

表 3-4　脉轮

脉轮	颜色	主要功能	基本要素	位置
头顶 顶轮	紫色	联合、极乐、 同感	空间和思想	头顶
第三只眼 眉心轮	靛蓝	直接感知、直觉、 想象、视觉、 注意力、自我掌控能力、 额外的知觉感知能力	时间、亮度	双眉之间
喉咙 喉轮	蔚蓝	创造力、沟通能力、 表达、口才、直觉、 综合体、听力	生命、声音	喉咙的根部
心脏/肺部 心轮	绿色	爱、智慧、稳定性、 坚持、精神上的耐心 及均衡和喜悦； 同情和触觉	空气	胸部的中心
太阳神经丛 脐轮	黄色	意志力、决心、判断力、 个人力量、笑、欢喜、 生气、见解	火	胃口处
骶骨 腹轮	橙色	创造力、性能量（女人的）、 欲望、快乐、 稳定性、自信、 幸福、味觉	水	下腹部
根部 海底轮	红色	生存、接地、性欲、 （男人的）稳定性、嗅觉	大地	脊柱的根基

三　德

　　数论派是印度六大古典哲学流派之一。根据数论派的观点，宇宙被划分为神我（purusha）或意识（consciousness）、自性（prakriti）或本性 / 物质（nature / matter）。自性具有三个重要的特质，也就是人们所熟知的三德。三德常被用来描述思维和情感的自然倾向，是心理层和智慧层的表达。每个人内在的针对三德的独特表达，就是这个人的自我定位。我们在自己与欲望的关系中找到相对的满足感，而三德也是描述这种满足感的一种方式。该模型是分析、理解我们的思想和情感模式的一种实用工具，可以将其直接应用于我们的瑜伽练习和教学当中。三德分别是悦性（sattva）、激性（rajas）和惰性（tamas）。

· 悦性描述的是平静且清晰的思维状态，一种完整和满足的感觉。当内心充满率性、清晰和宁静的感觉时，你就会对自己和他人更加善良和体贴。瑜伽哲学将这描述为我们的自然心态。我们可以在世界上轻松自在地活动，因为此时精神平衡不依赖于外部环境。这会使我们和他人能够和谐共处。

· 激性由欲望驱使，激情紧紧围绕着需要和失去的感觉，甚至痴迷于这种感觉。假如我们不采取行动，我们就会害怕失去自己感到需要的东西。如果成功获得了驱使我们欲望的任何东西，那么思维就会返回到一种宁静的平衡感（或者潜在地回到一种害怕失去的感觉状态）。激性包含一种强烈的活力感，它能激励我们在这个世界上充满振奋和激情地行动，使人头脑中总是充满焦虑或对事情可能结果的期待。

· 惰性反映的是一种思维困惑，它会造成优柔寡断、无精打采及无所作为的现象。这是一种不知道自己的感受或者不知道自己想要或需要什么的感觉。一旦进入这种状态，你的行为会造成自我损害或伤害他人。然而，惰性也可以使我们冷静下来，得以放松，并通过休息和睡眠来恢复能量。

总而言之，三德总是或多或少地存在于每个人的生活中，它塑造了人的态度、品性和潜力。与其去评判这些趋向的好坏，不如通过观察这些倾向来洞察自己的内心感受，以及我们在生活中是如何与他人互动的。在平凡的一生中，我们常常为世界上的人和事所吸引。这没有错。但更为重要的是吸引力的质量。任何吸引我们的东西都会占据我们的注意力。如果我们的意图是进入清晰状态，那么就要去察觉在最简单的生命活动中，我们的注意力和能量集中在哪里，这可以让我们洞察到阻碍获得清晰感的是什么。如果你发现自己的大脑抢先被无止境的沉思和幻想占据，那么你可能会发现此时的能量正使你远离其他你可能拥有的品性，如简单生活或者向神看齐。

大卫·弗拉雷（David Frawley 1999）用一盏油灯来比喻三德的本质相互作用理论。盛着油的笨重盆底平稳地放在地面上，在其惰性特质下显得懒洋洋的；油，其特性是可以流动或移动，标志着激性这一倾向；干净的白棉线做成的灯芯，象征着悦性。这些要素的相互影响产生了火焰。健康的生活平衡包括这三个方面，每个方面都在适当的时候占主导地位。没有惰性，我们无法入睡；没有激性，我们不再行动；没有悦性，我们永远不会平静地使自己在世间显得出类拔萃。

在进行瑜伽练习时，通过留意这些趋向的出现，我们对三德的平衡会更加敏感。理解肉身（物质层）内的感觉，有意识地使生命能量随着呼吸移动，这样我们就能以直接影响三德显现的方式，将身体、呼吸和思维结合在一起。同样，我们可以鼓励学员在实践中更多地进行自我反思，向他们提出问题，帮助他们变得更有自我意识：你的感觉指向哪里？你是如何呼吸的？你的双眼凝聚在哪里？你听到了什么？你的想法和感受是否有一个模式？这一感受趋向于和哪些体式一起出现而不是其他的体式？这些模式是否受到一天的时间、一个月的时间、某些其他时间段的影响？

体内三大能量

随着生命能量不断在粗体中得到体现，它根据所处的生命环境，在不同的人身上以不同的方式进行移动。在阿育吠陀的描述中，生命能量在体内的显示是借助宇宙间能量的基本要素的互相影响进行的，这些要素包括：空气、火、水、大地和苍穹。这些要素赋予了我们一些特质，从热到冷，由干到湿，从轻到重，从坚硬到柔软，以及一些功能性倾向，如着地或漂浮、广阔或狭小。这些要素之间相互影响的方式，在粗体内产生了生命能量的三大主要能量的表达模式。这三大能量分别是瓦塔、皮塔和卡帕，它们共同组成了三大能量。粗体内的所有过程都由三大能量的平衡所控制。其中的某个能量可能在个体中占主导地位，那就相应地赋予该个体一个特定的能量体质。有时，两个能量会平等出现，或者是三大能量在人体的机制中达到平衡。阿育吠陀为我们带来了一门关于身体的科学，这很大程度上需要通过人们的生命能量机制来窥探个体。正是在这些基本元素的组合中，三大能量才得以确定。

- 瓦塔，和风息相似，从空气和苍穹的结合中产生，在思维和身体内生成灵性运动能量。它主导着呼吸、血液流动、肌肉和组织的活动，甚至是头脑中的思维活动。在激活神经系统的过程中，当瓦塔达到很好的平衡状态时，它便成为创造力、热情及灵活性的源泉。如果瓦塔过多的话，人就会变得害怕、烦恼且有失眠倾向。

- 皮塔产生于火（和某些空气，因为火需要空气），生成热量以控制身体和心灵的消化、吸收、代谢和转化。换句话说，体内的热量是代谢活动的产物，因此应将这一过程归于皮塔控制之下。总的来说，皮塔是智慧和理解的源泉，帮助我们区分对错。过度的皮塔会导致愤怒和仇恨。

- 卡帕，由水和土组成，生成人体的肉体结构——骨骼、肌肉、肌腱，并将各部位黏合在一起。卡帕向身体提供水分，以润滑关节，滋养皮肤，增强身体的抵抗力，有助于伤口的治愈，提供生物力量。与情感相关，卡帕被表达为爱、同情和平静。如果失衡，卡帕会产生倦怠、依恋和嫉妒。

三大能量平衡的相对结构受到饮食和生活方式的影响，于是阿育吠陀医生提出了建议和治疗方案，来帮助人们培养生命能量的平衡。瑜伽是平衡三大能量的一个重要部分。讲述如何使人们的瑜伽练习适应三大能量的研究文献越来越多，在大部分瑜伽课程中，这使得学员面对多样的生命能量练习模式选择时比较迷茫。

瓦塔型——充满空气，趋向于干燥和寒冷，该类学员年轻的时候很灵活，但在后半生便容易变得僵硬并有患上关节炎的趋势——应更多地集中于着地、站立和平衡姿势，而且停留的时间要比深入的瑜伽体式更长些。交替调息法在早上强调右鼻孔的能量和温暖，在晚上强调左鼻孔的平静和睡眠，而且应该以一种温和、踏实的方式进行。

皮塔学员侧重于用力推，并倾向于激烈有力的练习。在培养平衡的过程中，皮塔学员应放弃竞争倾向，将体式作为一个降温、滋养和放松的练习。皮塔学员不会快速进入下一个姿势，而是受益于较长时间的停顿，特别是在高级序列之后，要注意放松和释放紧张感。建议皮塔学员在练习中慢慢来，有意识地慢慢移动，以放松自己，而不是去做那种又热又流汗的练习。降温类调息法——如清凉调息法，能让他们从练习中走出来，拥有更平静、更清晰的头脑和更轻盈、更放松的身体。

卡帕学员倾向于没有生气且笨拙的活动，受益于升温和流动练习，进而刺激新陈代谢和血液循环。从一个升温调息法（如圣光调息法）开始，它帮助卡帕学员在瑜伽体式中把能量向上提。以一个简单流动的序列开始，进一步温暖身体，并保持能量的流动。最好是进入持续的瑜伽体式序列，因此来培养力量和耐力。包括心脏打开变化的站立体式序列，通过进一步促进血液循环和黏液的活动来使卡帕学员受益。持续的前弯体式，能够进一步刺激血液循环及胸部和头部的能量移动，使能量更加平衡，思维更加清晰、活跃。

在瑜伽课中强调精微体

　　整个瑜伽练习的过程就是在唤醒、移动、平衡并整合精微能量。这种整合来自外在的分离感，或者说身体、思维和呼吸的分离。尽管一些学员可以有幸围绕瑜伽来安排自己的日常生活，或者直接将瑜伽当作日常生活，但这只是少有的特例。大部分学员参加瑜伽课程，是在早上开车将孩子送入学校之后、午休时间，或者是为了能准时上课在下班后匆忙赶到课堂。甚至连周末的课程，也是从各种差事、家庭活动或者约会中挤出来时间才能完成。这其实是给瑜伽老师提供了一个特殊的机会，来引导学员学习如何轻松且温和地移动精微能量，进而体验完整性，以及内心的宁静和幸福。

　　完整性的重要来源是生命能量，它让我们和呼吸一起移动。把呼吸作为瑜伽练习的起点和终点，在每节课的开始为学员创造空间，让他们检查自己的呼吸和感觉（彼此相关联），这是很重要的。当学员第一次进入瑜伽课堂并坐在瑜伽垫上的时候，他们很可能还处在"自己的大脑当中"，无论是分散的、集中的、超负荷的、沮丧的、激动的，还是处于其他精神或情感状态。要求学员在体内与呼吸的节奏保持一致，更多地去捕捉呼吸和自己整个能量感受之间的联系。正如在第五、六、七、八章所探索的那样，在练习中有意识地培养平衡并唤醒灵性，这只是个开端。

第四章
人体结构和运动

一旦你经历过飞翔，当你在地球上行走时，眼睛还是会
仰望天空，因为你曾在那里，你渴望回到那里。

——列奥那多·达·芬奇（Leonardo da Vinci）

想要有效地教授哈他瑜伽，就应该引导学员以一种安全、清晰且高效的方式进入、沉浸并结束瑜伽体式。描述瑜伽体式需要先描述人体能够进行稳定和轻松运动的解剖学原理。因为任何专业性的描述，都有专业性的语言——而本章我们会用到解剖学语言，来更近距离地观察人体内的主要关节，包括这些关节的构造和活动。在第七章中，我们还将进一步加深对关节的了解，并使之与个人体式练习的复杂性相关联。正如在第十章中所讨论的那样，关节也与瑜伽体式的序列有关。作为体式序列编排的一部分，有关关节的知识能帮助构成一堂完整的课或系列课程。

足　部

我们的足部有 26 块骨头，组成 25 个关节和 20 块肌肉，以及各种肌腱和韧带，因此它的结构无疑是十分复杂的（Netter 1997, plates 488-499）。这一复杂性和它们所扮演的角色有关，即用一个动态的基础来支撑整个身体，让我们能够站立、行走、跑步，并在生活中拥有稳定性和灵活性。在瑜伽中，对于所有的站立体式、倒立体式、手臂平衡体式，大部

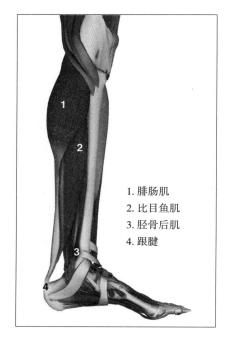

1. 腓肠肌
2. 比目鱼肌
3. 胫骨后肌
4. 跟腱

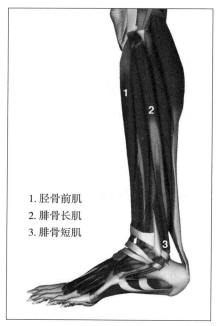

1. 胫骨前肌
2. 腓骨长肌
3. 腓骨短肌

主要的小腿肌肉（侧视图）

分后弯体式、前弯体式及许多扭转体式和开髋体式而言，双脚都是主要的基础。与此同时，它们还要遭受几乎不间断的压力。具有讽刺意味的是，如今最大的压力之一竟来自一个原本是用来保护他们的简单工具：鞋子。密切关注我们的脚——使它们变得强壮、灵活、平衡、对齐、稳定且富有弹性——是建立或指导任何瑜伽练习（包括坐式冥想）的基本出发点。

为了撑起身体的重量，跗骨和跖骨构成了连续的弓形结构。常见的中间弓面是两个纵弓之一（另一个称作侧弓）。由于自身高度及其各组成部分之间存在大量的小关节，较于其他弓面，中间弓面相对比较有弹性，而且它能从胫骨后肌和腓骨长肌的上部获得额外的支持。

侧弓拥有一个特殊的锁定机制，允许双脚在更为有限的范围内活动。除了纵弓之外，还有许多横向弓面，位于距骨的后面及跗骨的前面，这些部分的弓面是完整的，但是跗骨的中间部分则呈现出更多的半弓形特征。这些半弓形的凹面指向下方和中间，以便双脚的内缘并拢在一起的时候，双脚可以向下稳固扎根，进而形成一个完整的跗骨弓。当该动作和纵弓的唤醒结合在一起时，足底气锁就产生了。这是在所有站立体式中保持稳定性的关键（也是根锁的重要来源）。

然而，即使是在山式中，双脚也并非只起到支撑作用，它们也不是独自支撑身体的部位。当我们将能量从股骨的上方向下穿透至自己的双脚时，双脚的激活便从双腿开始了。这就产生了一个回弹效应。想象一下当电梯上升时的超重感，或者下降时的失重感。电梯上升时给足部造成的压力不仅让你感到身体更加沉重了，而且还会对腿部肌肉造成影响，使其更加强烈地参与其中。同样地，当你故意由股骨上部朝脚部向下扎根时，小腿和大腿之间的肌肉也会变得紧张。这样不仅会产生足底气锁的上弹（主要来自激活胫骨后肌和腓骨长肌时产生的蹬脚效应），而且还能够扩大关节之间的空间，产生更加牢固的着地感，足部也变得具有弹性，同时拉伸身体使其变得更轻。

足底气锁教学

- 引导学员双脚并拢，站于瑜伽垫前。

- 要求学员低头看向双脚，抬起脚趾并将脚趾分开。

- 脚趾保持抬起姿势，引导学员去感受大脚趾球的内缘（踇趾和第四个脚趾之间的距离大约为1英寸*），然后牢牢地下压大脚趾球至地板。

- 现在，要求学员反复抬起再放下脚趾以达到放松的目的，同时保持大脚趾球的内缘向下扎根，观察在脚趾抬起的情况下，如何自动抬起外脚踝和内脚踝。

- 鼓励学员试着保持内弓不动并抬起脚踝，然后感受这样做是如何产生如金字塔般抬起每只脚脚心并唤醒足底气锁这一感受的。挑战在于，尝试保持双脚唤醒状态的同时，允许脚趾轻轻下放并展开于地板上。

- 激活足底气锁后，将学员的注意力拉向回弹效应，感受腿部肌肉的强烈活动，唤醒股骨内部，并拉伸全身。

把脚分成"跟足"和"踝足"是有一定依据的。"跟足"这一概念源于侧弓，它与小腿的腓骨相连，是一个非承重性质的受力分布器。它位于跟骨和骰骨相接的位置，并且从这里开始连接到第四和第五跖骨及趾骨，这形成了其直接着地的功能和平稳性。"踝足"将胫骨和距骨、舟骨、楔状骨和前三块跖骨、趾骨相连，它更加富有弹性，并且是精确动作的源泉。因此，在站立平衡体式如树式和战士三式当中，你需要通过要求学员借助站立双脚的内脚后跟，把意识更多地放在向下着地上，来引导学员达到更加稳定的平衡状态。同时，通过每只脚的全部四个角度进行扎根，进而培养足底气锁，在带来更多弹性感受的同时，给予身体更加全面的平衡和稳定。

踮脚和屈曲又是怎样的呢？在许多瑜伽体式中，我们要么"踮起"，要么"屈曲"双脚，而在解剖学中，脚部的这两种运动分别被描述为"跖屈"和"背屈"。背屈会使踝关节更加平衡，因为楔形距骨的较宽部分（前面）被卡在了腓骨和胫骨之间。

在跖屈这一动作中，距骨的狭窄部位进入腓骨和胫骨之间，使身体变得不平衡，但是借助双脚向外辐射能量会带来轻松的感受。

---

* 1英寸 ≈ 2.54厘米。——编者注

膝 盖

················

　　膝盖将股骨和胫骨连接在一起，同时受到来自上面和下面的巨大压力，使它们的稳定肌及韧带在瑜伽练习中经常变得格外紧张。运动员、跑步者甚至坚定的打坐冥想者均发现，他们的运动嗜好对膝盖造成的压力会引发使人衰弱的损伤，特别是在缺乏一个平衡适当的瑜伽体式练习的有益影响时。即使是在平衡的瑜伽练习中，膝盖仍然要承受相当大的力量，这主要来自负重，也来自上下施加的扭转力（Cole）。在更剧烈的瑜伽练习中，膝盖必须承受非常大的身体重量。更为重要的是，作为一个能够进行伸展和弯曲的关节中枢，膝盖基本不能在弯曲 90 度后还进行旋转。而这些运动中任何突然或者过度的活动，都会撕裂韧带和软骨。理解并尊重膝盖的作用，是引导学员进行持续瑜伽练习的一个关键点。如果我们近距离观察膝盖，它实际上是两个关节：

·胫股关节，连接股骨和胫骨。
·髌股关节，髌骨位于大腿前侧肌群内，且在位于股骨前端的凹槽内滑行。

　　股骨远端和胫骨近端扩张成髁突，增加了这两者的负重能力，并且还为韧带辅助提供了较大的附着点。股骨髁的凸形与胫骨髁的凹形相连接。覆盖在胫骨和股骨末梢及髌骨下方的关节软骨，对该关节压力有缓冲的作用。内侧半月板和外侧半月板是由纤维软骨组成的 C 形关节内垫，它们能进一步缓冲关节，在骨头之间起到减震器的作用，防止骨头相互摩擦。在瑜伽练习过程中，内侧半月板的撕裂是常见的问题，不管是在一个体式练习的初期受伤，还是由于一个体式的练习而加重了这种伤害。例如在莲花式或其他体式中，当脚部被放在地板或身体的其他部位时，髋关节被迫旋转则会将压力转移至膝盖。假如内侧半月板真的撕裂了，那么在供血不足或者没有血液供应的情况下，其痊愈过程将极其缓慢。当膝盖伸展（腿部伸直），所有的韧带处于完全伸展的状态时，将有助于膝盖的稳固；当膝盖弯曲，韧带变得柔软时（变短），方可做莲花式这样的扭转体式。

内侧副韧带（MCL）和外侧副韧带（LCL）长在膝关节两侧，限制其侧向运动。内侧副韧带由股骨向胫骨垂直延伸，防止膝盖内侧由于施加于膝盖外部的压力而弯曲打开，如在侧弓式中学员下压后腿的膝盖外部时；外侧副韧带保护膝盖外侧，使其不受来自内弯力量的伤害，如树式中学员不恰当地将右脚脚跟靠在了左腿内侧。这两种韧带均以其外部的肌肉为支撑。

膝关节内部有两条交叉（十字）韧带。前交叉韧带（ACL）连接胫骨和位于膝盖中心的股骨。其功能是限制胫骨远离股骨的旋转和向前运动。没有它，股骨就会从膝盖上滑下来。通过仔细观察一些体式，我们将会再次感受这些内容，尤其是在弓步体式如战士一式或战士二式当中。

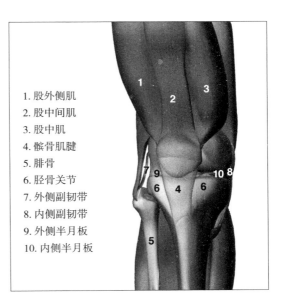

1. 股外侧肌
2. 股中间肌
3. 股中肌
4. 髌骨肌腱
5. 腓骨
6. 胫骨关节
7. 外侧副韧带
8. 内侧副韧带
9. 外侧半月板
10. 内侧半月板

膝关节（前视图）

在这些体式中，前交叉韧带是稳定性的一个至关重要的来源，但如果膝盖没有恰当地均衡受力的话，就会存在很大的风险；后交叉韧带（PCL）位于前交叉韧带稍微靠后的地方，限制膝关节的过度伸展（向后移动）。后交叉韧带极少受伤，特别是在瑜伽练习中。任何体式都不会对这根韧带施加过大的力。髌韧带有时也称作髌腱，因为它和股四头肌之间没有明确的分离区域，而且该区域还将髌骨和胫骨连接在一起。这根极其强壮的韧带给髌骨提供了平衡机制，而且对于股骨髁而言，它的作用就像一项保护帽。

膝盖以上的肌肉——外展肌（主要是臀肌和阔筋膜张肌，通过附着在髂胫束上起作用）、内收肌（主要是股薄肌）、股四头肌（为了伸展）、腘绳肌（为了弯曲），以及缝匠肌（屈肌和横向旋转的协同肌）——在从骨盆前、后和下方这些不同的起点进行收缩时，这些肌肉都将协助韧带稳固膝盖。臀大肌和阔筋膜张肌附着在髂胫束上，髂胫束又附着在膝关节以下的胫骨外侧髁上，以保证膝盖外侧的稳固。当几块肌肉从膝盖下方胫骨内侧的附着处向上和向内拉时，膝盖内侧借助这些活动获得了更多稳定性，这些肌肉分别是：位于骨盆下方耻骨分支上的股薄肌、始于髂前上棘（ASIS）的缝匠肌（人体内最长的肌肉），以及从腿后向上延伸到坐骨结节（即众所周知的坐骨）这一起点位置的半腱肌。当膝盖弯曲，将双脚拉向臀部时（如在树式和莲花式中），这些内侧和外侧的稳定肌在胫骨旋转中也发挥了一小部分的作用。

在保持膝盖的稳定性的功能角色中，股四头肌和腘绳肌是参与膝盖伸展和弯曲最有

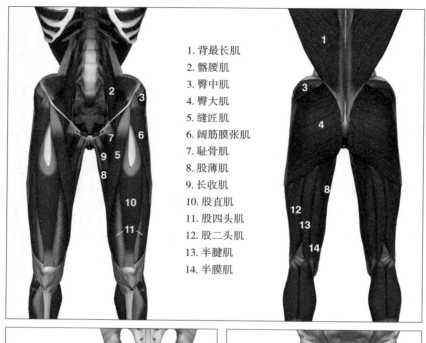

1. 背最长肌
2. 髂腰肌
3. 臀中肌
4. 臀大肌
5. 缝匠肌
6. 阔筋膜张肌
7. 耻骨肌
8. 股薄肌
9. 长收肌
10. 股直肌
11. 股四头肌
12. 股二头肌
13. 半腱肌
14. 半膜肌

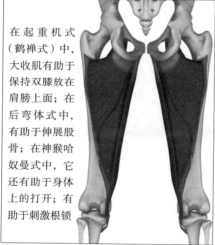

在起重机式（鹤禅式）中，大收肌有助于保持双膝放在肩膀上面；在后弯体式中，有助于伸展股骨；在神猴哈奴曼式中，它还有助于身体上的打开；有助于刺激根锁

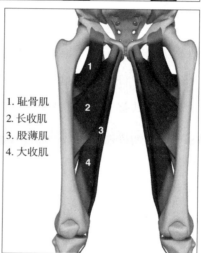

1. 耻骨肌
2. 长收肌
3. 股薄肌
4. 大收肌

主要的髋部肌肉及膝部伸肌和屈肌（前视图和后视图）

力的肌肉。股四头肌（起源于拉丁语，是"四个端头"的意思）是人体内最具力量的肌肉，当四个部分从凝聚并结合到一个头时就构成了股四头肌肌腱。它越过膝盖向前伸展与髌腱相契合，且插入髌骨近端的边缘，然后通过髌腱将动作转移到胫骨。四个肌肉中有三个——股内侧肌、股外侧肌及股中间肌——来源于股骨干；而股直肌产生于骨盆的顶部，使其在屈髋和伸膝中发挥重要作用。这种结合在双角伸展式中有所涉及。借助髌骨类支点的结构，它们在膝盖伸展时的集体力量得到增强。它们的向心收缩或等长收缩能扩展或保

持膝盖的伸展，以在各种站立或者坐姿体式中拉伸腘绳肌。并且，在如桥式肩倒立和上弓式这样的后弯体式中，它们还有助于通过离心收缩来抬起身体。

牵张反射

一些涉及肌肉的自发收缩的动作，是作为预定动作或外部刺激的反射性反应自主发生的。

在你能够思考之前，身体已经在执行这一动作了。当一块肌肉为回应其内部的拉伸而进行收缩时，这一过程就叫作牵张反射。例如，当进行站立前屈伸展式的时候，拉伸腘绳肌并进行离心收缩，能使身体抵抗重力。在向前屈体的过程中，我们的观念是放松腘绳肌，让它们更轻松地进行伸展运动。但是在我们了解这一点之前，腘绳肌已经参与控制上半身的重量进行前移和下移的运动之中了。仿佛是腘绳肌想要将身体拉回到其解剖学上的自然状态——完全的垂直和平衡。牵张反射限制柔韧性的发展，因此为了培养完全的柔韧性，必须通过抵消肌肉运动来对其进行规避。当学员非常迅速地进入或结束瑜伽体式时，很可能引发牵张反射，这样不仅会限制柔韧性的发展，而且还会增加肌肉变紧和韧带撕裂的风险。在讨论如何"发挥优势"时，我们将会进行详细的探索，通过呼吸、心跳来倾听身体的自然反馈。此外，神经系统传递的信息也是进行轻松移动和实现平稳性的关键。

三个半腘绳肌是膝盖的主要屈肌。半膜肌和半腱肌起于坐骨结节，并向下延伸至膝盖内侧，给予膝盖内侧支撑，同时协助其进行旋转。股二头肌起于坐骨结节后部和股骨干后部，它们在越过膝盖外侧之前于沿途合并为一体——有助于侧面的平稳，并且借助一个位于腓骨头的共同肌腱插入膝关节。股二头肌的一部分前端（它的"短头"）在股骨干后部，这也直接导致大收肌的附着，给予大收肌"半腘绳肌"的功能，当它收紧时可以进一步限制膝盖大幅度的前屈，如在坐角式练习中。

骨　盆

....

骨盆位于上半身和双腿之间，它是身体的中枢。从骨盆的内部开始，我们可以感受自己腹部深处的器官，以及很早以前为古代瑜伽士所崇敬的昆达里尼-萨克蒂能量的安息之所。作为稳固和放松的一个主要中心，我们既可以从骨盆起开始一些重要的运动，也可以借助骨骼、肌肉和韧带来缓冲由这些运动所带来的影响，而且一些充满活力的动作也是在这一重要结构中产生的。作为一个较强的稳固结构，骨盆的不平衡姿势、外伤和创伤趋向于表现在膝盖以下或脊柱以上。髋部的磨损和撕裂会引发导致身体衰弱的疼痛，在某些情况下只能通过关节的代偿来减轻疼痛。在其强壮、平衡且具有弹性的时候，骨盆将这些同样的特性赋予上半身和下半身。大约30块肌肉支持髋部的运动和稳定，而且几乎在每一个瑜伽体式系谱中都要对这些肌肉进行大量的锻炼。

骨盆的前下部是髋臼（髋关节窝），它容纳股骨头前端的关节球以形成整个髋关节，同时连接股骨和骨盆并支撑身体的重量，通过其球窝式的结构来保持一定的灵活性。骨盆是由三块骨头相交而成的，且在人体发育初期便融为一体：髂骨、坐骨及耻骨。髋臼的关节部位和股骨头为软骨所覆盖，使得股骨头可以进行光滑的移动。髋臼的外缘有一个坚固的纤维软骨环，即关节唇，它增加了关节窝的深度，有助于增强关节的稳定性。整个关节囊由绕着股骨头旋转的四根韧带加固，当我们移动股骨头时，它们会不断地扭曲和放松，以保持关节的稳定性，但同时也限制了关节活动范围。

在战士一式和新月式中，这些韧带尤其是髂股韧带所产生的张力，限制了弓步的深度，或者诱发骨盆向前倾斜，引起脊柱前凸的同时还可能对腰椎间盘过度施压。在战士二式中，当后腿充分伸展和外旋的时候，也是这些韧带防止股骨弹出髋臼。股骨头和股骨颈的长度和围度因个体而异，这在各种体式练习中进一步限制股骨的可移动范围——尤其是当股骨进行外展时，例如在坐角式中。

女性的髋臼通常要比男性的宽，这是影响活动范围和稳定性的另一个因素。左右髋关节在耻骨联合处由纤维软骨盘连

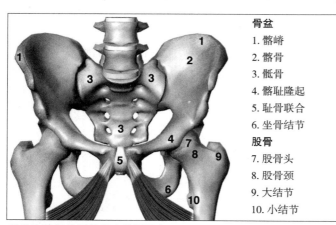

骨盆
1. 髂嵴
2. 髂骨
3. 骶骨
4. 髂耻隆起
5. 耻骨联合
6. 坐骨结节
股骨
7. 股骨头
8. 股骨颈
9. 大结节
10. 小结节

骨盆和髋部的骨特征（前视图）

接，且通过骶髂关节与骶骨连接。

　　通过向各个方向运转的复杂的肌肉组合，髋部获得了进一步的稳定性，以支撑身体的重量并保持精确的灵活性。六个源自骨盆内部不同位置的深层外旋肌插入股骨头大转子的不同部位，从而产生了几种精确的股骨运动：梨状肌和股方肌在骶骨固定及股骨伸展时产生外旋，或者是在大腿屈曲时（像树式中那样）引起内收；闭孔内肌和闭孔外肌，以及上孖肌和下孖肌根据股骨的位置产生更精细的横向旋转运动。在坐角式和束角式中，你感觉到的被拉伸的肌肉主要是五个臀部内收肌：大收肌，最大、最强壮的内收肌群；长收肌及短收肌，它们从耻骨内侧延伸到股骨粗线；耻骨肌，从耻骨外侧一直延伸

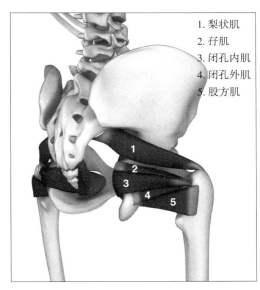

1. 梨状肌
2. 孖肌
3. 闭孔内肌
4. 闭孔外肌
5. 股方肌

髋部深度外旋（斜前视图）

到连接股骨粗线和小转子的那条线上；股薄肌，一块细长的肌肉，从耻骨内侧一直延伸到胫骨内侧髁的偏下方。

　　在许多瑜伽体式中，内收肌的力量是至关重要的，例如从起重机式到支撑头倒立式中双臂的平衡，在这个过程中它们将能量拉至身体内侧的作用是极为重要的。

　　正如梅布尔·托德（Mabel Todd）在《思考着的身体》（*The Thinking Body* 1937）中描述的那样，腰大肌在直立姿势中是起决定性作用的肌肉。它附着在T12~L5的椎体上，纤维向下穿过骨盆前部，在那里它们与起源于髂骨内部的髂腰肌连接在一个共同的肌腱上。接着，髂腰肌向下到达股骨头小转子，形成髋关节的主要屈肌——在船式中你能够感受到它，同时它还是髋关节伸展体式中主要的限制因素之一，例如在低弓步式的后弯和弓步中。当股骨固定的时候，

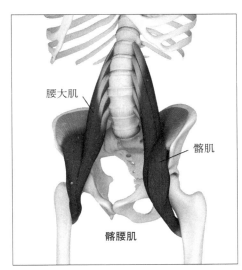

腰大肌

髂肌

髂腰肌

主要髋部屈肌（前视图）

比如在手杖式中坐着的时候，会引起腰肌和髂腰肌不同方向的运动（分别是腰椎弯曲、髋部内收，外加骨盆外部的旋转）。

　　在腰椎产生弯曲的时候，腰肌相对独立地作用于位于髋部的骶髂关节（Myers 1998，82）。当腰肌变得又短又紧的时候，会潜在地造成严重的腰椎前凸，并且压迫后背的椎间

盘。腰肌变弱的时候，则会使背部失去自然曲线。后面我们将会做进一步的说明，髂腰肌在身体中心的稳固、呼吸的完整及上半身的活动中也同样地扮演着重要的角色。部分原因是它和脚膈肌及下斜方肌纤维在 T12 椎体处共享的连接点。

金字塔形的梨状肌起于骶骨前部，经过坐骨神经切迹的下侧并伸入大转子的顶端（炎症会导致坐骨神经疼痛并给其带来压力）。在骶骨固定的情况下，梨状肌能外旋伸直的腿部或外展屈曲的大腿，在如莲花式这类体式中有助于开髋。假如股骨是固定的，那么梨状肌的收缩会使骨盆向后倾斜，以抵抗腰肌的动作，并且在骶髂关节中创造更平衡的稳定性和运动模式。

前文中我们在腘绳肌和臀肌与膝盖之间的关系中探讨了它们的作用；它们还在很大的程度上支撑着骨盆，不过主要是以伸肌的形式。在股骨固定的时候，腘绳肌的收缩会把骨盆带入倾斜的状态；或者是在骨盆固定的时候，把双腿带入伸展状态。例如在站立前屈伸展式和加强背部伸展式（西方伸展式）这类瑜伽体式中，紧绷的腘绳肌通过将坐骨（坐骨结节是腘绳肌的源头）与膝盖后侧紧密地连接在一起，会限制前弯动作。当髋部屈肌收紧的时候，疲软的腘绳肌会造成腰椎前凸。

人体内最大的肌肉是臀大肌，它既是髋部伸肌，也是外旋肌。它能够产生各种动作，而能产生哪种动作则取决于它的哪条纤维被激活。臀大肌的上部纤维属于外旋肌，在如战士二式这类体式中帮助打开髋部。臀大肌的下部纤维是髋部伸展的主要原动力，与腘绳肌一起协助完成如蝗虫式和上弓式中的后弯动作。在这个动作中，我们需要进行股骨内旋来缓解骶髂关节的压力。通常，学员在后弯体式中伸展髋部时，会挤压整个臀大肌，反而意外产生大腿内旋的效果——当学员在桥式肩倒立等体式中外翻双脚时，瑜伽老师会清楚地看到这一现象。臀大肌与髂胫束相连，是站立体式中髋部的重要稳定器。在树式和半月式这类单脚站立的瑜伽体式当中，鲜少被了解的臀中肌是保持稳定的主要肌肉。作为外展肌，臀中肌也是半月式中髋部进行外展的主要原动肌。甚至位于臀中肌表面的那一小块肌肉——更没有存在感的臀小肌，具有协助臀中肌进行髋部外展的功能，并且还帮助髋部屈伸和内旋。

腹部核心

我们可以从肚脐开始对腹部核心进行有效的探索。肚脐是腹部的一个重要标志，部分原因是它的位置相对统一。正如在列奥那多·达·芬奇的作品《维特鲁威人》（*Vitruvian Man*）中所体现的那样，肚脐是人体重力的一个静止中心。也许更为重要的是，这个腹部中心的心理生理学意义，它是我们在处于胎儿时期时成长和发育的营养传送带。在人的一生当中，它是情感的一个有力源泉。对许多人来说，它是与性和权力的感觉或投射有关的令人痴迷的关注点，通常也是雕塑的焦点。肚脐也是脐轮的所在地，是最恣意的精微能量之源。

通过深入观察，我们会发现其中的重要腹部器官：肝脏、脾脏、胰腺、胃、大肠和小肠，以及胆囊和阑尾。四个腹部肌群结合在一起便可完全覆盖这些器官：腹直肌、腹横肌、腹内斜肌及腹外斜肌。向下观察骨盆的盆碗状部位，我们可以发现生殖器官、一个支撑肌肉的关节以及作为根锁和脐锁物质源泉的韧带，这两个重要的收束法在数百年前早期的哈他瑜伽作品中首次出现。而往上观察，我们可以发现横膈膜这一主要的呼吸肌。竖脊肌位于躯干的后部，与脊柱平行。在这些肌肉深处，多裂肌位于棘突旁边的凹槽中。腰肌、髂腰肌、梨状肌及腰方肌也在身体的核心部位发挥着至关重要的作用。在平衡状态下，这些肌群支撑着稳固且放松的站立姿势，保证腰椎充分而安全的活动范围，支持内部器官而不压迫它们，允许呼吸自由且有力地流动。

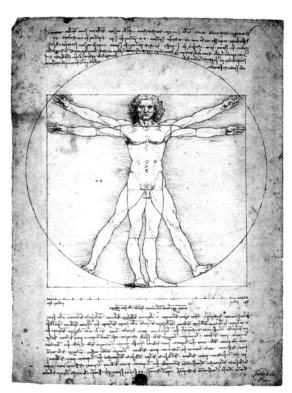

列奥那多·达·芬奇的《维特鲁威人》

腹横肌（TA）是四个腹部肌群里位置最深的一个。它的筋膜环绕着腰部，与腰椎的横突相连，同时它的前部通过一个筋膜层连接在腹白线上。因此，它赋予其水平纤维一个围绕的效果，就好像是一块独立的肌肉。腹横肌附着在腹股沟韧带下方，起于髂嵴，止于耻骨结节。当你笑到肚子痛的时候，就可以感受到自己的腹横肌。它也是圣光调息法的重点

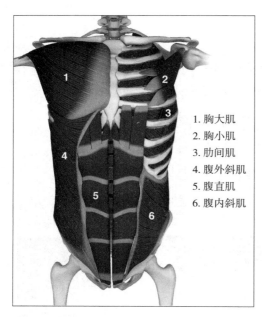

1. 胸大肌
2. 胸小肌
3. 肋间肌
4. 腹外斜肌
5. 腹直肌
6. 腹内斜肌

胸腹部的表面肌肉（前视图）

肌肉，在第八章中我们会再次讨论到它。在变得适当结实的时候，这块肌肉会让你的器官保持在恰当的位置，同时支撑腰椎。然而，当长期习惯于夹紧该肌肉时，它会压迫器官并导致腹部疝气、尿失禁及消化问题。

腹内斜肌（IO）和腹外斜肌（EO）能够从骨盆起旋转胸腔或从胸腔起旋转骨盆。腹内斜肌就在腹横肌的外面，大部分纤维从肋骨下部向前和向上延伸到髋部。当收缩在一起（左右两侧）时，腹内斜肌使脊柱变得弯曲并压缩腹部。如在头碰膝扭转前屈伸展坐式中，收缩一侧腹内斜肌可以引起侧弯，并且在下躯干的旋转中，协助另一侧的腹外斜肌到达收缩的腹内斜肌这一侧。腹外斜肌从第5～12根肋骨的外表面向前和向内延伸，表面上大致与腹内斜肌

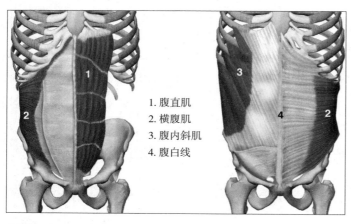

1. 腹直肌
2. 横腹肌
3. 腹内斜肌
4. 腹白线

腹部核心肌肉（前视图）

垂直，纤维的走向同腹白线、腹股沟韧带及耻骨一致。身体两侧的腹外斜肌收缩会挤压腹部，使躯干弯曲，而身体一侧的腹外斜肌收缩则会引起躯干侧弯或扭转。

位于最外部的腹部肌肉是腹直肌（RA），它与耻骨联合和剑突相连，位于腹横肌、腹内斜肌和腹外斜肌形成的鞘内，腹直肌的收缩可以缩短这些附着点之间的距离，通过同等程度拉动两端来使脊柱弯曲。当腹直肌变得特别结实的

时候，它在三个肌腱交叉处的横向凹槽会产生人们常说的"六块腹肌"（实际上是四块）。过于强调或强化这块肌肉，会使它的张力亢进。在它把肋骨和耻骨紧紧地拉在一起时，会压倒其他肌肉并使肋骨变形，限制呼吸，最终导致驼背和颈椎问题。由于腹直肌向下延伸到耻骨，在收束法中它变得不再那么趋于表面了，而是具有结构及功能上的作用。在肚脐下方几英寸处，腹斜肌和腹横肌都横跨在腹直肌前面，此时腹直肌突然成为腹部最深的肌肉，而在腹部收束法中起着重要作用。在从解剖学的角度分析腹部收束法的动作时，我们首先必须回归到足部和骨盆深处，去探索下体和腹部核心的动作之间的关系。

脊　柱

脊柱是瑜伽的中心。在传统的瑜伽文献中，脊柱位于中脉，将生命能量通过精微体向上输送。它的相对稳定性、灵活性和整体功能正是最初促使人们尝试瑜伽的主要原因之一。脊柱比人体骨骼的任何其他部分都更直接地参与每个体式中。脊柱无法提供有力的支持，是静坐冥想的一个主要干扰源。由于脊柱灵活而稳定的运动范围，我们在整个身体中也能体验到更多放松和知觉的觉醒。"就其本质而言，脊柱确实是一个骨骼、神经学、电解质、血管及发挥平衡与连接功能的化学输入系统，"苏西·海特利·奥尔德斯（Susi Hately Aldous 2004, 30）写道："它产生魔法般流畅的运动，与一个和谐且浑然一体的管弦乐队演奏出令人惊叹的音乐的方式极为相似。"当肌肉过度伸展或松弛、重复施压、组织紧张或精神窘迫而致使机体不平衡时，各种各样的问题便会出现：脊柱前凸、驼背、椎间盘的膨胀或突出，以及由于代偿平衡、稳固和脊柱活动性而产生的其他疼痛状况。

会阴收束法和腹部收束法

此前我们已经了解到了足底气锁，这一足部能量的唤醒借助了胫骨后肌和腓骨长肌类似于蹬脚一样的收缩。这两块肌肉的筋膜附着物和髋部收肌交织在一起，它们起源于坐骨结节（坐骨）及其周围。坐骨位于会阴的侧面，前面是耻骨，后面是尾骨。这一菱形结构的前半部分是三角状的泌尿生殖器，它是泌尿生殖膈膜的标志。而泌尿生殖膈膜是一个由三个肌肉群组成的吊床形筋膜层：会阴横肌——连接两个坐骨、球海绵体肌——围绕在阴道口或阴茎，以及坐骨海绵体肌——把坐骨和阴蒂连接在一起或覆盖阴茎海绵体（Aldous 2004, 41）。收缩这些肌群能够唤醒肛提肌，以及另一个由尾骨肌、髂尾肌及耻尾肌组成的吊床形筋膜层。当这些肌肉收缩时，它们会将整个骨盆向上拉，并自然地刺激腹部核心肌肉及耻骨上的附着肌（包括腹横肌和腹直肌）。这就是会阴收束法的肌肉运动，它在瑜伽体式练习中能够产生浮于地面的感觉，支撑骨盆内的器官，形成一种上升的能量运动，并促进腹部收束。在练习的过程中，可以直接进行会阴收束法（也就是说，它独立于足底气锁），并在体式练习的整个过程中保持稳定。

腹部收束法是瑜伽练习中最容易产生误解的内容之一，部分原因在于不同流派的传统和老师所带来的极其不同的定义和指令。腹部收束法的基本形式是，当完全没有呼吸时（肺部气体排空），将整个腹部用力朝后拉向脊柱，然后朝上拉向胸骨。腹部收束法是特定的调息法和清洁练习的一部分，不属于体式练习，但是许多瑜伽老师还是会引导学员在进行体式练习的过程中使用腹部收束法。在体式练习中，我们希望呼吸顺畅、连续、充分地流动，这就要求横膈膜可以充分、自然地运作。但是，腹部收束法会阻止膈膜的自然扩展，因此会严重限制吸气过程。

关于腹部收束法的困惑源于一个位于下腹部的与呼吸相关的肌肉活动，而这也正是我们想在体式练习中培养的活动。伴随着每一次完整的呼气，主要的腹部肌肉会进行自然的收缩（主要是腹横肌，但也有腹斜肌和腹直肌）。当这一情况与会阴收束法一起出现时，在许多瑜伽体式（并非全部）和体式转换的过程中，这些腹部肌肉的轻微参与能够突出、加深并给予身体更多的稳定性和放松感。事实上，在一些瑜伽体式中，为了使脊柱、骨盆和呼吸恰当地移动，我们会希望腹部可以得到彻底的放松。由此，这种方法又被称为"轻微的腹部控制法"，以区别于调息法中更为彻底的腹部收束。

会阴收束法和腹部收束法作为练习中支撑能量运动的工具，会不同程度地参与其中。一般情况下，我们不会像完全腹部收束法要求的那样去收紧腹部，因为这在体式练习中会阻碍呼吸的顺畅进行。我们也不想造成盆底的紧张。当然，会阴收束和腹部收束在轻微且稳定的能量提升动作中能够得到最好的培养。这些提升动作能够将能量上提至身体的核心部位，同时还允许能量向外辐射，为体式练习提供力量。这些平衡特性从练习中得来，虽然随着时间的流逝其影响越来越微妙，却无处不在。

由 33 块椎骨组成的脊柱，从尾骨处沿曲线向上一直延伸到头骨底部。从侧面观察，脊柱会呈现出四条曲线，这与脊柱的不同区域保持对应：骶骨（尾骨）曲线、腰椎曲线、胸椎曲线及颈椎曲线。骶骨（尾骨）曲线由 4 个独立的尾椎和 5 个融合的骶椎组成，后者形成骶骨。23 个椎间关节可以让脊柱弯曲，并朝着不同的方向旋转，同时它的中心柱还保护着脆弱的脊髓。脊髓沿着不同的分支进入各个神经，向身体的大部分地方传送或接收信息。从后面进行观察，脊柱就像是两个金字塔，一个是短的且倒置于底部（尾骨和骶骨）的金字塔，另一个是随着在腰椎、胸椎和颈椎各分段内的椎骨不断变高且变得既高又细的金字塔。这种金字塔形结构给予脊柱内在的结构上的稳定。

每个节段的椎骨由上到下的编号为：C1～C7（颈椎）、T1～T12（胸椎）、L1～L5（腰椎）及 S1～S5（骶椎）。从位于底部的骶骨和尾骨分段开始，脊柱的每个节段都有一些独特的特征。脊柱尾部的 4 块残余椎骨组成了尾椎，也就是通常所说的尾骨。尽管大多数的解剖学文献将这一分段描述为融合的（确实是骨化了的），但是许多研究表明一块正常的尾椎应该有 2~3 个可移动部位，例如在手杖式和船式这类瑜伽体式中，当我们向下塌陷背部时，这几个可移动部位就会轻微向前弯曲。尾椎为包括臀大肌和肛提肌在内的 9 块肌肉提供了附着点。尾椎的顶部和骶骨（"sacrum"一词来源于拉丁语"sacer"，意思是"神圣的"）通过关节连接在一起，组成一个大的倒三角形。为使盆腔环完整，这个大倒三角形结构通常是由 5 块楔入髂骨间的融合的椎骨组成的。第一骶椎和第二骶椎的椎体可能没有被融合。尽管有些人能将骶骨向前或向后旋转一些角度，但是在大多数人的体内，骶髂关节是紧密相连且不能移动的。女性的骶骨一般较短、较宽，并呈现出与男性略有不同的弯曲和倾斜。

　　第五腰椎位于骶骨倾斜的顶端，在腰椎的低处产生自然的剪切力，这种剪切力与位于下背部和腹部区域的肌肉和韧带相互作用而形成了理想的平衡状态。腰椎骨是最大、最结实的可移动椎骨，比它们上方的其他椎骨承受了更多的身体重量，且最具灵活性。腰椎骨的这种双重作用，也使得这个节段最容易受伤和拉伤。

　　脊髓在 L1 和 L2 处终止，分裂后进入神经根部。神经根部存在于每一块腰椎骨之间，并于低处集合形成骶骨神经。腰椎处的椎间盘，其压缩和突出通常是由脊柱前凸过度引起的（还记得紧绷的腰大肌吗）。腰椎间盘的压缩和突出会影响这些神经根，并导致坐骨神经疼痛。当疼痛感从双腿后面向下辐射到脚部时，就会明显感受得到。

　　与 12 对肋骨连接在一起的 12 块胸椎骨，每一块都是独一无二

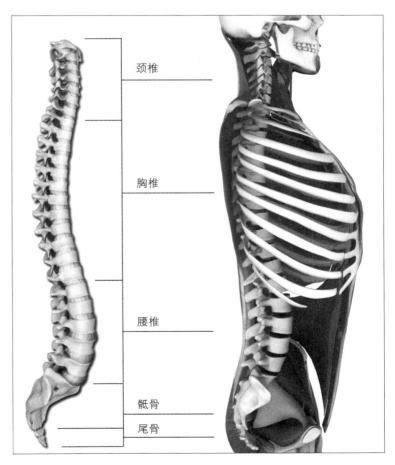

脊柱的分段及其自然曲线（侧视图）

的。它们的宽度从 T12 到 T1 逐渐增加，可以通过其主体部分与肋骨头的连接面进行区分，也可以通过除了 T11 和 T12 以外的横突与肋骨结节的连接面进行区别。

颈椎骨是最小的椎骨，通过椎动脉每个横突上的孔，可以很容易地将其与胸椎和腰椎区别开来。C1 名为寰椎，能够在 C2（轴心）的上方左右旋转，使颈椎具有最大的旋转能力。C3~C6 非常相似，从形状上来说都很小，且左右都比前后更宽。C7 被称为隆椎，其独特之处在于它的棘突更长、更突出。

椎间盘对每一块椎骨都有一定的缓冲作用，并与椎骨一起组成关节，使脊柱可以做轻微的运动，同时保持椎骨间相互分离。椎间盘由纤维环构成，而纤维环由一层一层的纤维软骨层组成，每一层都朝着不同的方向行进。纤维环围绕在髓核的周围，髓核是一个胶状物质，可以吸收脊柱内的冲击。椎间盘可以让脊柱弯曲，同时吸收行走、奔跑及其他身体活动所带来的震动。在脊柱的深度前弯（屈曲）中，当椎间盘的后侧扩张时，椎间盘的前部压缩并将髓核向后推；相反的情况也出现在后弯（伸展）动作中，而在侧弯体式如门闩式（门式）中，髓核会移动到反向的一边。损伤和老化会导致椎间盘膨出，且可能引起脱出。这种情况通常发生在椎间盘的后部，也就是主要脊柱神经延伸到不同组织和四肢的地方。尽管腰椎间盘突出更常见于前弯体式中，但是与之相关的疼痛感在站立或后弯体式中才能感受得到。

具有延展性的椎间盘，以及一个由韧带和肌肉组成的复杂但极其完整的系统，能够使脊柱变得更具稳定性和可移动性。三条韧带贯穿脊柱，分别是前纵韧带、后纵韧带及棘上韧带。尽管当压力过度时，凸出只是出现在韧带的外边（外侧），但是在脊柱弯曲（想象一下向前折叠弯曲）的过程中，后纵韧带能够吸收来自椎间盘内髓核向后施加的一部分压力。前 / 后纵韧带分别限制伸展和弯曲。其他的脊柱韧带和与其相邻的椎骨连接在一起。所有的这些韧带在限制旋转、弯曲、伸展和横向弯曲程度的同时也创造了稳定性。

两条腰肌和两条横突棘肌构成了腰椎周围的四个肌肉束。这四个肌肉束收缩在一起可以产生下背部的平衡拉伸。一些人认为腰肌的上段和下段为这种平衡做出了贡献。因为下段纤维将 L5 和 L4 向前拉，导致了腰椎的过度拉伸。而在腰椎弯曲的时候，腰肌上段纤维则将 L12 和 L1 拉向了腹股沟。[1] 然而，腰肌整体上是将下腰椎向前拉的，进而使骶骨和骨盆一起前倾。回顾前文提到的，腰肌是一块强有力的髋部屈肌（将膝盖带向胸部），我们就能够领会到，这块有力肌肉的过度紧张是如何潜在地压迫腰椎间盘，还在所有后弯体式中成为主要限制因素的。

另外需要注意：当一侧的腰肌单独收缩时，就产生了脊柱的侧弯或旋转。如果一侧相对较紧，则会出现各种不对称，导致骶髂关节和脊柱出现向上的不平衡或张力。这些情况在学员练习山式的站立及支撑头倒立一式的倒立中很容易观察到。因此，一块结实但柔软平衡的腰肌是脊柱和整个身体稳定性和移动性的重要来源之一。瑜伽体式如低弓步式、战士一式、卧英雄式可以拉伸腰肌，而船式和双角伸展式则可以增强腰肌。腰肌的近邻腰方肌，起源于后髂嵴，并嵌入 L1～L5 和第 12 块肋骨的横突当中。同侧收缩（或一侧张力过高）使该侧骨盆和肋骨靠得更近；两侧都收缩时，腰方肌将引起脊柱的伸展，而这一伸展会进而引起腰肌和腹肌的互相抵抗。

脊柱后部有几个深层肌群，有些从一个横突连接到另一个横突（横突间肌），有些连接棘突（棘突间肌），有些从横突连接到棘突（横棘突）。在颈部有一组非常类似于横突棘肌、头直肌和头斜肌的肌肉，将脊柱与枕骨后方下部连接在一起。凭借这些肌肉的收缩方式，它们能够协助脊柱的伸展、侧弯和旋转。脊柱深层肌肉的浅层是竖脊肌和与之相关的肌腱，它们位于脊柱两侧的凹槽处。在腰椎部位，它们起于腰肌腱膜粗大且肥硕的肌腱块，然后沿着脊柱分裂成三根平行的肌肉柱。这些肌肉的主要作用是在蝗虫式和加强侧伸展式这类瑜伽体式中拉伸脊柱。而在屈曲的过程中，这些肌肉的作用是控制移动而不是引起移动。在完全的前弯体式如加强背部伸展式和站立前屈伸展式中，这些肌肉的动作便不再那么剧烈，只是处于被拉伸的状态。在扭转和侧弯体式中，这些肌肉在产生并控制移动的身体两侧都变得活跃。每一块肌肉都横穿脊柱的几个分段，它们的收缩或放松对多个椎骨都有影响。例如在蝗虫式的俯卧后弯动作中，这些肌肉能够完全得到收缩和放松。

位于颈部的竖脊肌与其他的肌肉相辅相联，像牵索一样稳定和移动位于脊柱顶部的头部，这些肌肉包括头夹肌、肩胛提肌、颈长肌、头直肌、斜角肌、胸锁乳突肌及斜方肌上束。在这里我们会发现一个关于神经、肌肉和运动的迷人世界，而这个世界对于许多瑜伽学员而言普遍是收紧和施压的区域。典型的劳累过度是由身体其他部位姿势不平衡引起的（而且还经常伴有气喘吁吁），一些最简单的瑜伽体式更容易造成"颈部疼痛"。

背部其他三块肌肉——背阔肌、菱形肌及斜方肌在接下来会详细讨论到，而现在我们将总结这些肌肉是如何在背部起作用的。背阔肌是人体最宽阔的一块肌肉，几乎覆盖整个背部，使躯干整体结构更加完整；菱形肌将椎骨拉向肩胛骨方向，或释放到肩胛骨以使肩膀更容易进行后弯动作，如弓式这一瑜伽体式中的类似动作；斜方肌的纤维朝三个方向运动，可以使脊柱进行伸展和侧弯。

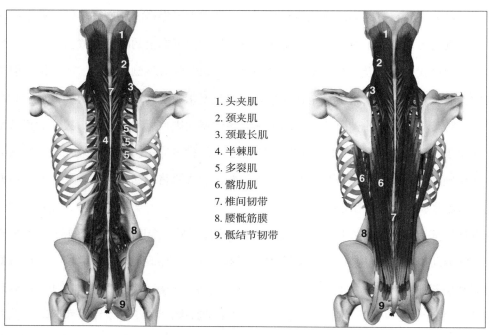

1. 头夹肌
2. 颈夹肌
3. 颈最长肌
4. 半棘肌
5. 多裂肌
6. 髂肋肌
7. 椎间韧带
8. 腰骶筋膜
9. 骶结节韧带

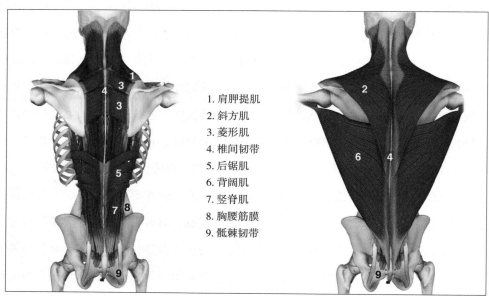

1. 肩胛提肌
2. 斜方肌
3. 菱形肌
4. 椎间韧带
5. 后锯肌
6. 背阔肌
7. 竖脊肌
8. 胸腰筋膜
9. 骶棘韧带

支撑脊柱的肌肉（后视图）

肩膀、手臂和手

人类生活和意识的大部分是建立在能力基础之上的，不仅建立在大脑中复杂结构或行动能力上，而且还建立在我们将这些想法塑造成现实世界的能力之上。这一创造性大部分要依赖于双手和手臂的操作能力，而它们相对比较自由的活动则依赖于肩膀的灵活性。虽然肩关节是人体最灵活的关节，但是它也要结实到能让我们进行抬、推、拉、扭转的动作，并且能在多个方向上顺应或抵抗各种力而移动。的确，人类意识本身及人类思维的结构与一项独特的能力密不可分，这种能力通常以肩膀、手臂和手那良好而精细的方式与物质世界进行创造性的接触。象征意义上承担着我们大部分责任的谦卑的肩膀，有时也承载着一个手印（这是印度的湿婆神携带休眠的眼镜蛇的地方），主导我们在这个世界上的大多数姿势和动作。

在解剖学中，肩膀不是一个关节，而是一个由肱骨、锁骨及肩胛骨这三块骨头组成的复杂结构，它们由肌肉、肌腱和韧带连接在一起。同时还包含三个关节：盂肱关节、肩锁关节及胸锁关节。它们共同发挥作用，给双臂提供了很大的活动范围和良好的稳定性。当一个平衡的动作变得不平衡时会产生许多问题，这些问题也是肩膀特有的。

盂肱关节是肩膀最主要的关节，肱骨骨头位于肩胛窝，从形状上来看就像是放在球座上的高尔夫球。球窝关节能够使肩膀进行圆周转动或从体内脱离出来；四块肌肉 —— 冈上肌、冈下肌、肩胛下肌及小圆肌围绕肱骨形成"肩袖"，从而使其固定在肩胛窝内。这些肌肉的肌腱和盂肱关节囊连接在一起，使肩膀变得更加稳定。但是，由于关节窝很浅，也使得它成为人体最容易脱臼的关节之一。例如在上弓式中，双手不恰当的调整就会导致关节脱臼，这一问题并不罕见。上臂骨在肩胛窝的平滑运动不仅依赖于肩袖肌肉的平衡力量、灵活性和神经功能，还依赖于环绕关节并附着于肩胛骨、肱骨和肱二头肌头的软组织囊。软组织囊被一层薄薄的滑膜包裹，并且由喙锁韧带加固。

肩锁关节位于肩膀最上方，处于肩胛骨的肩峰突和锁骨末梢之间，由三条韧带稳定：将锁骨附着于肩胛骨肩峰处的肩锁韧带；从喙突延伸至肩峰的喙肩韧带；从肩胛骨延伸至锁骨的喙锁韧带。这一滑膜关节的移动使得手臂可以举过头顶，允许肩胛骨的移动，并且在手臂上举式和下犬式中能够使手臂在最大限度上进行旋转。锁骨内侧的末端是胸锁关节，柄状的凸面及锁骨的圆形末端在这里连接在一起。肩胛骨是一块扁平的、大致呈三角形的骨头，位于胸腔后部，形成肩胛带的后部。肩胛骨相对较厚的外侧缘包含着关节窝，也就是上臂

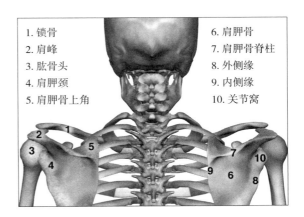

1. 锁骨
2. 肩峰
3. 肱骨头
4. 肩胛颈
5. 肩胛骨上角
6. 肩胛骨
7. 肩胛骨脊柱
8. 外侧缘
9. 内侧缘
10. 关节窝

肩胛带（后视图）

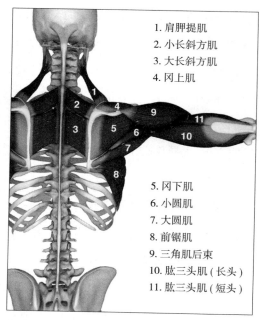

1. 肩胛提肌
2. 小长斜方肌
3. 大长斜方肌
4. 冈上肌

5. 冈下肌
6. 小圆肌
7. 大圆肌
8. 前锯肌
9. 三角肌后束
10. 肱三头肌（长头）
11. 肱三头肌（短头）

肩膀和上臂肌肉（后视图）

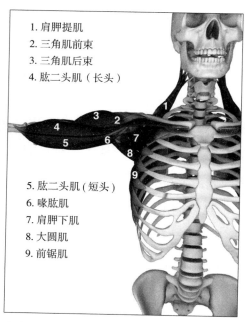

1. 肩胛提肌
2. 三角肌前束
3. 三角肌后束
4. 肱二头肌（长头）

5. 肱二头肌（短头）
6. 喙肱肌
7. 肩胛下肌
8. 大圆肌
9. 前锯肌

肩膀和上臂肌肉（前视图）

骨近端。肩胛骨的各种物理特征使它能够附着 17 块肌肉，这 17 块肌肉也反过来令这块骨头保持稳定，并使其能够进行 6 种基本动作，进而让手臂可以大范围地移动。

表 4-1　肩胛骨的运动

动作	肌肉	体式范例
提高	斜方肌上束 菱形肌 肩胛提肌	手倒立式 下犬式 下犬式
下降	斜方肌下束 前锯肌	战士二式 合十手印
内收	菱形肌 斜方肌中束	牛面式 斜板式
外展	前锯肌	下犬式 四柱式
上旋	斜方肌上束 前锯肌	手臂上举式 下犬式
下旋	菱形肌 肩胛提肌	天平式 起重机式

将肱骨附着在肩膀其他部位上的肌肉，能够引导上臂骨的移动。冈下肌在小圆肌的

辅助下使手臂外旋，例如在山式中站立并将手掌外旋时，或在侧角伸展式中将手臂的肱三头肌一侧绕向耳朵时。肩胛下肌内收并向中间旋转手臂，这种动作在哈他瑜伽中很少出现（在加强侧伸展式中还会出现一些内旋）。在战士二式中，将手臂向外、向上伸展时，冈上肌会使手臂外展。此外，这四块肌肉还共同起着肩袖肌群的作用，来稳定肩关节，并保持肱骨头固定在肩胛窝内。

内旋与外旋

想象在山式中，双腿站立并旋转臂骨以使拇指向内转动，这就是内旋。现在，要想体验强烈的内旋，先使肩胛骨向下，尝试在手臂上举式中向外、向上伸展双臂直到其越过头顶（在外展的过程中）。除非你的肩膀非常灵活，否则便不能把手臂举得比肩膀高。现在，外旋自己的双臂并重复这一动作，注意你的双臂当前应是轻松地越过头顶并进入完全屈曲的状态的，此时所受的约束也相对较少。然而，当你的双臂越过头顶时，动作似乎与外旋正好相反，这是在如侧角伸展式这类瑜伽体式中常见的困惑来源。一旦进入体式，"外旋上臂"的口头指令往往会导致学员做出相反的动作，这样就会抑制他们的肱骨进入肩峰突，从而导致问题。这就是为什么要引导学员向下伸展上臂至其髋部，同时外旋手臂至此部位，接着在将手臂越过头顶时保持手臂旋转。由此，侧角伸展式的动作变得更具意义了。

肘关节由两块骨头组成：大臂的肱骨末端及前臂的尺骨近端。第二前臂骨——桡骨，其近端与尺骨桡切迹相连，远端与腕骨相连。前臂可以做屈伸运动（通过肱骨和尺骨关节处的铰链动作），也可以上翻或下翻，就像在肱骨固定状态下手掌交替向上或向下翻转时一样。肘部的简单铰链关节，因尺骨和桡骨的连接及手臂这三根骨头共享滑膜腔和韧带的方式而变得更加复杂。和膝关节一样（也是铰链关节），肘部比较容易伸展过度，这也是错位和受伤的主要原因，特别是在手臂平衡体式中。[2]

肘关节的弯曲和伸展源于上方肌肉的收缩：肱二头肌、肱肌和肱桡肌主导屈曲，而肱三头肌是主要的伸肌。在内旋和外旋运动中，尺骨和桡骨相互交叉，使手掌上下旋转。旋前圆肌和旋前方肌是主动肌（掌心朝上姿势由肱桡肌协助），而肱二头肌和旋后肌作用于反掌姿势。在孔雀起舞式中，当试着保持手掌完全向下时，该动作的困难是显而易见的，而当肱二头肌紧绷时，这一动作将会变得更加困难。

人类的进化在很大程度上取决于控制和操纵物体的能力，而这一能力的关键是由两手相对的拇指提供的。与精神素质、语言指令和体式示范一道，手可能是我们最重要的教学工具，使我们能够用触觉的精确、微妙和敏感来交流。在体式练习中，双手为我们提供了一个最重要的基础支撑，包括所有的手臂平衡体式、多数的后弯动作，甚至开髋、扭转和前弯等。由于腕关节具有相当大的灵活性，这一珍贵的工具也是人体最脆弱的部位之一，它是体式练习中最常受伤的部位之一。

手由 5 个掌骨和 14 个指骨组成，这些指骨由韧带连接，外面包裹着肌肉、神经、血管、筋膜和皮肤。手腕由 8 个小腕骨组成，其中 2 个与桡骨远端相连，4 个与掌骨相连，它们基本上都由横向韧带包裹着。腕骨的拱形结构创造了一个中央隔间，这个隔间里包含着屈肌肌腱、腱鞘及支撑屈肌肌腱架构的筋膜。肘部关节的活动可以在手上看出来：屈曲将手拉向前臂内侧（这趋向于拉长手指），伸展将手拉向手腕上方（导致手指趋于收紧，例如在下犬式中将手指和指关节从地板上抬起）；当手掌向上翻转的时候，外展使大拇指朝外，而内收则相反。大拇指在伸展、屈曲、外展和内收时拥有较大的灵活性。

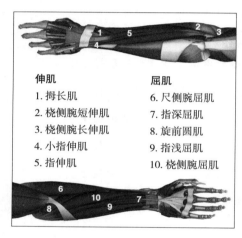

伸肌
1. 拇长肌
2. 桡侧腕短伸肌
3. 桡侧腕长伸肌
4. 小指伸肌
5. 指伸肌

屈肌
6. 尺侧腕屈肌
7. 指深屈肌
8. 旋前圆肌
9. 指浅屈肌
10. 桡侧腕屈肌

小臂以及手部的肌肉

作用于手腕和手部的主要肌肉起源于前臂骨（桡骨和尺骨），以及长肌腱插入的手腕、掌骨和指骨远端。手内部的一些小肌肉（4 块位于手背处，3 块位于掌心）起于掌骨或屈肌肌腱，并插入指骨，从而使手指和手掌能够进行屈曲和伸展。其他一些小肌肉从一个手指的根部交叉到其相邻手指的第一个关节处，能够让手指进行外展和内收。在我们的研究中，尤其需要注意的是鱼际肌带动拇指及其掌骨的移动；在培养根锁的过程中想要将手指张开时（如在下犬式和手倒立式中），如让拇指尽可能外展的话，便很容易拉伤鱼际肌及中央神经的手掌分支。

解剖学在瑜伽教学中的应用

大部分的解剖学书籍描述的是从多数人中所观察到的身体结构。瑜伽老师经常会产生挫败感，因为自己课堂上学员的情况并不完全符合书籍上的插图或文字。由于骨骼形状、长度及厚度的不同，骨骼的结构也会有所不同。肌肉和肌腱的大小、形状及附着方式也是多样化的。这里不仅有性别差异，也有年龄及一些先天性的差异。当你偶然遇到一些学员的解剖学特征与教科书中展示的一般人类的解剖学常识存在差异时，与其去忽视差异或者试着与标准结构保持一致，不如保持开放的好奇心、探索与学习的精神。

此外，在多数关于解剖学的讨论中，身体各部位从来都不是孤立存在的。它总是作为一个整体，尽管实际情况可能也并不如此。我们脚上发生的事情会影响脊柱，就像我们耳朵之间发生的事情会影响身体的感觉一样。当你仍继续用专门的概念和术语将人体内的构造编织在一起的时候，你的授课将会朝着单调乏味的专业课堂发展，而丢失了瑜伽练习的深层次精神和意义。不过，详细的技术指导仍然是很重要的。温柔而清晰的表达取决于身体的运作方式，包括功能解剖学和生物力学原理，以及所有体式或体式序列的运动机能学原理。利用你在瑜伽方面更广泛的知识和见解，你可以把这些信息作为课程延伸参考的一部分传达给你的学员，在你的教学结构中与其他元素编织在一起来丰富你的教学。

第五章
营造自我转化的空间

如果我们彼此的宗教信仰是互通的，生活即是练习，话语即是祷文，将会怎样？如果庙宇即为地球，森林即为教堂，圣水即为河流、湖泊、大海，将会怎样？如果冥想即是我们彼此之间的关系，老师即是生活，智慧即是自我认知，爱即是我们存在的核心，又将会怎样？

——甘加·怀特

早期的哈他瑜伽士发现，在打开意识大门的同时，身体里觉醒的鲜活能量会带给自己满满的幸福感和完整感。但是，瑜伽融合、整体化的道路或许无法自行显示瑜伽的本质。事实上，我们人类的发展趋势是将躯干、呼吸和思想分开。因此，当我们脱离了作为整体存在的本质时，这种分裂就会给我们带来痛苦。[1] 这种疏离感表现在压力、困惑、疾病和绝望等方方面面。哈他瑜伽为我们提供了一系列的工具，以解开将我们与这种自我局限感捆绑在一起的结。"瑜伽带来的转变让你更像你自己，"乔尔·克莱默（Joel Kramer 1980）说道："让你更深入地去爱。它包括磨砺和精炼，来释放你真正的本质，就像雕刻家通过慢慢地、小心翼翼地把石头的其余部分凿掉，把石头的形式美表现出来一样。"

瑜伽老师的作用就是向学员展示瑜伽路径，并给他们提供一系列指导。优秀瑜伽老师的定义是，能用自己的灵感、智慧、技能、耐心和创造力带领学员学习瑜伽，并且热爱学员。教学中的诸多要素——为自我探索创造一个安全的空间，精心设计一系列体式和调息练习，带领学员进行调养身体和重获精力的旅行，在他们的修习过程中给予提示，在冥想

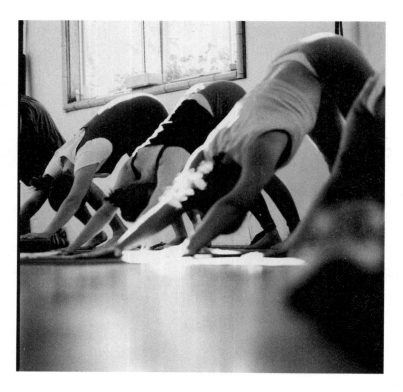

中提供实际指导，为扩展练习提供范例，这些都指向同一个目标：瑜伽将唤醒人性之本真，能够使人在日常各种繁杂事务的洗涤中变得隐忍而镇静。如果瑜伽是一种拥有一个明确目标的导向性练习，那么老师的角色就会简单得多：我们会告诉学员要做什么及如何去做。我们将利用瑜伽哲学、能量学、解剖学和心理学的知识，精心设计课程和指导，正确引导学员朝着目标前进。在体式练习中，我们将侧重于姿势的完美；在调息练习中，我们将教会学员气息能量之间的平衡；在冥想练习中，我们会教导学员在意念中保持静止。但瑜伽不是一种修炼，它是一个永无止境的自我发现和自我转变的过程。在这个过程中，瑜伽老师不仅是督促者，更是引导者，他们要在每位学员独有的成长之路及在瑜伽学习的不断深化中给予激励。

　　练习瑜伽所需要的就是参与其中的意愿。这是瑜伽练习最基本的要求，也是瑜伽教学的起点。当一个老师有了明确的目标，所有其他的教学品质也会随之变得清晰和一致。因此，首先要问问自己：为什么我想从事教学？对于大多数老师来说，核心意图很简单：创造一个使学员具有安全感的空间并支持他们的练习。以下是创造这种空间的一些方法。

物理环境

　　瑜伽练习可以在任何地方进行。换句话说，我们可以每时每刻做瑜伽——意识到呼吸、身体和思想的浑然一体会带来内心持久的平静和愉悦。你可以在卖场排队、开车、散步或聊天的时候做瑜伽。我曾经还在混乱的监狱中教授瑜伽，也在太阳炙烤的沙地上、安第斯山脉的寒风里、常被手提钻和警笛的嘈杂声打乱呼吸节奏的工作室里、被热带丛林生活气息包围的瑜伽馆里教授过瑜伽。所有这些环境都为制感练习提供了与众不同的契机，也能使我们趁此体味生活的丰富性，使我们无论发生什么事都能保持头脑清醒。当然，我们倒是可以鉴定出某些有利于练习的环境条件。这需要考虑以下元素。

- 专用空间：创建一个专门用于瑜伽练习的场所，可以为练习瑜伽营造一个整体氛围，且有助于确保下面提出的理想环境要素。

- 地板：练习瑜伽的地板应由光滑的木材制成，最好是硬木或木质层压板。理想情况下，它应该像舞池地板一样会"弹出"，这样就能给学员提供一个稳定而又不失灵活的站立基础。在地板上铺上地毯其实并不能为站立和平衡提供一个坚实稳定的基础，而且还会造成体式过程中腰部的压力；在手臂平衡体式中，这将会把所有重心都转移到双手上，也是手腕扭伤的原因之一。铺设地毯的地板适合"轻松"的课程，在这类课上，学员很少站立、保持平衡或用双手支撑过多重量。

- 墙壁：在墙上没有任何阻碍物（如艺术品、通风口、窗户、开关和灯）的情况下练习瑜伽，可以帮助我们更好地引入和改进许多瑜伽体式。精心打造的瑜伽墙可以设计成带有内置带子的墙壁，理想情况下，它们是可拆卸的，这样一来也可以在没有它们的情况下使用空间。

- 空气：有些学员需要源源不断的新鲜气流来充分呼吸，而另一些学员认为一旦有微风，便会造成他们肌肉紧张且会抑制身体的安全打开。这是大多数课堂上常见的紧张情绪。尽管在一些课上，教室被设计为极度高温的环境，但大多数学员更会从温暖、空气流通良好的练习室环境中获益。[2]

- 灯光：使用天窗和距地面较高的水平窗户可实现自然光线照射，同时不会减少宝贵的墙壁空间。使用调光开关和蜡烛可以增添温情的感觉。

- 音乐：某些流派的瑜伽，尤其是传统流派的瑜伽强烈反对在课堂上播放音乐，而在其他的流派中则将音乐视为整体体验的重要组成部分。倘若选择播放音乐，务必要考虑瑜伽老师声音的清晰度，更重要的是，要保证老师能够听到学员的呼吸和说话声。定制一系列与课堂风格相协调的曲目，并且最好在上课前进行试放。

- 香气：在 20 世纪 60 年代，教室里经常能看到瑜伽和香熏同框，而 20 世纪 80 年代及之后香熏很大程度上被芳香按摩疗法所取代了。很多学员喜欢让自己的意识通过特定的香气转化为心情和感觉，而另一些学员发现香气会使他们分心，甚至使他们感到恶心。正如我们鼓励学员参加没有香味的课程一样，最好还是提供一个充满新鲜天然空气、不含人造气味的房间。

· 辅具：辅具的实际应用将在第七章"教授体式"中谈到。下面列举一些基本道具：

　· 瑜伽垫是某些流派唯一可接受的辅助道具，也是每个学员的必备辅具。学员在选择瑜伽垫时应考虑的几个因素：环保材质和可循环利用性、坚固性或柔软性、稳定性、重量、耐用性、黏性。瑜伽练习会使人大量流汗，好的瑜伽垫表面应具有易于吸汗的织物组织，从而使表面维持稳定性，同时也更容易清洗和消毒。

　· 瑜伽毯是一种多功能道具，可以折叠成不同的高度用以支撑，也可以根据位置的不同卷起来，还可以用于摊平覆盖或以其他一些富有创造性的方式使用。质地坚固的羊毛毯折叠或卷起来最为平整。

　· 瑜伽枕能为不同体式提供最均匀、稳定的支撑，大多数支撑动作要靠瑜伽枕的适当堆叠来完成。

　· 瑜伽砖是一种多功能瑜伽道具，它可以为坐姿体式提供类似于瑜伽枕的支撑功能，站立体式中拿着时也可以让双手更容易向下扎根并且有助于激活和支持一系列体能活动。木质积木稳定性好但沉重，泡沫积木虽然轻但易损坏。

　· 瑜伽拉力带性能多样，它能够在不同体式中维持并稳定体式，也可以在不影响体式姿态的前提下做拉伸延展。"快速释放"的设计模式赋予拉力带更大的通用性，使其更易驾驭和把握。

　· 瑜伽椅是很多学员的必备道具。你可以让全班学员都坐在瑜伽椅上上课，因为有时学员会包含孕妇或产后女性、年纪较大的练习者或缺乏稳定性的练习者。一些长椅或短凳也可以用于各种体式。3

　· 瑜伽沙袋给四肢增加了体式中的重量牵引，例如仰卧束角式。它们还能在多种体式中为脚后跟提供升降支撑或者地面支撑，例如战士一式，这对脚踝扭伤的学员特别有帮助。

课堂设置和布局方向

教室形状和空间布局决定你自身及学员适应课堂的途径。除了以下讨论的安全问题，你最需要考虑的是确保你和学员都能看清对方。假如你们在一间矩形房间里上课，你就要位于长墙正中央，这样才能使视野最大化。其他位置将会造成房间前后距离过大，新学员们更倾向于在后方更远的位置以开放的视线观摩你的动作示范。尽管老师们更愿意请一些经验丰富或技能娴熟的学员站在前面做示范，但是这样也许会产生一些问题。因为有经验的学员喜欢在练习过程中做自己不太熟悉或者具有潜在危险性的动作，借着动作示范来炫耀自己的技能，这样一来，其他学员便会误认为这就是规范标准的动作。同时，经验不太丰富、技能不太娴熟的新学员在观摩你的动作示范时会有较大困难，这也是把个头较高的学员安排在靠边的位置或者教室后方更合适的原因。由于种种原因，会有一些需要特殊对待的学员，包括新学员、带有特定伤病的，以及怀孕的、体力有限的或者平衡性较差的学员。对于这类学员，要优先考虑把他们安排在靠墙的位置，这样他们便可以更容易得到墙壁的辅助支撑。不过这可能会需要正常学员放弃他们所中意的位置来照顾特殊学员的需求，这时老师需要给他们简单解释一下放弃位置的缘由，那么问题就迎刃而解了。

将自己的瑜伽垫放在远离教室门口的地方能够使学员在进教室时更容易看到你，也能使你更容易看到和迎接他们。同时，在练习期间也许会有学员不断进出教室，这种布局通常也会减少干扰。请牢记，一旦开始上课，你将会在教室里四处走动，观察、纠正并与学员互动。在一些体式中，你也许会让学员在瑜伽垫上转身，师生的脸就会转向不同方向。正如我们下一章将要探讨的，通常情况下，你第一次演示某一体式的位置应是在房间"正前方"——如果有其他因素影响，展示的位置也可以相应调整。

在人数较多的班级里，瑜伽垫交错摆放有助于在学员双臂伸展时创造更多侧边空间，并能在学员屈臂越过头顶时减少与邻近学员的接触碰撞。无论整个班级置于房间前端，还是被排成面对面两行，位置交错都发挥了很好的作用。面对面排成两行是最好的排列方式，学员们自动按顺序重复每一个动作，这大大缩减了班内的体式示范范围。一些老师更喜欢让瑜伽垫直线排放，带有一种军事风格，秩序井然、井井有条、角度整齐，使学员的队列感更强。另一些老师则更喜欢以团体为导向的充满活力的氛围，这种排列方式是在不影响学员校准对齐的前提下，将学员排列成圆圈或半圆。

课程等级及其先决条件

是否任何人都能参加课程？初学者直接选择进入高级班来学习该怎么办？或者一名自认为技能较高的学员热情满满地来初级班上课呢？有关的"所有级别"课程呢？若按观察、测量技能的娴熟程度划分课程顺序，哈他瑜伽要练到什么程度才能作为进阶的先决条件？对于这些问题，人们的意见分歧似乎很大。一些老师坚持仅限于特定学员的课程，完成这些课程需要事先注册或获得老师认可。[4] 提供预设时间的课程进一步加强了课程结构，就像学校划分的一学期课程或半学期课程一样。这就要求学员做出承诺，使课堂更有凝聚力，也需要老师预先设计整堂课以带领学员逐步完成课程内容，从而在此过程中促使学员学会自律。

但是我们仍有很多充分的理由设置开放型课堂。尽管纪律是必不可少的课堂理念，但相对开放的课堂，即学员根据自我意愿选择的课堂能使大多数学员习得瑜伽的体验更好。就像在河边，人们更乐意通过蹚水或从不同位置潜水，来探究河流的深浅，而不是循规蹈矩地从预先设定好的浅水区开始。瑜伽学员背景各异，即使他们刚学瑜伽，也有可能很好地适应中级水平的课程。许多学员因生活状况的缘故不能按照特定的周时间表或月时间表按时上课，也有许多有经验的学员认为每天变换不同类型的课程对他们来说更有益。若瑜伽工作室一周为学员提供不同类型的瑜伽课程，不同的老师、不同的课程风格，学员们就能更加自如地学习瑜伽。自由择课的学员——特别是新学员，或有特殊挑战需求的学员或许对老师要求得更多。然而，即使在课程结构较高阶的课堂中，普通学员也会提出新的需求，以希望得到更多的特别关注。严格禁止学员参加课程，这和不分青红皂白地区分班级的学员一样令人沮丧。当你第一次见到新学员，首次谈话的部分内容应当包括询问学员先前是否练过瑜伽、是否有伤病或者其他不利于瑜伽练习的身体限制条件。如果你觉得这个学员不适合上你的课，那么要先向他／她说明该课程的性质，再依据课表或你所熟知的该地区其他的瑜伽机构，给他／她建议更适合的课程。如果这个学员仍然想上你的课，就向他／她展示婴儿式体式，并强调放松的重要性。开设不同等级和风格的开放型课程，可以通过设置一些课程结构性更强的"强化课"作为补充。这些强化课可以针对入门级别、特定级别的瑜伽或者特定人群而设置。然后，老师可以适当地将学员插入强化课，同时允许学生自由地参加他们想加入的任何课程。

课堂礼仪

你作为一名老师的有效性，以及你的学员在课堂上改进和深化实践的能力，在一定程度上也取决于教室里其他人的行为。总的来说，学员在基本礼仪方面都不会有太大的问题，老师也不用特意去教授。一般的问题无非也就是无意识打断老师授课或者扰乱课堂秩序。因此，老师有必要对一些基本的行为准则做出明确规定，其中包括：

· 个人卫生：在练习瑜伽之前，老师应该鼓励学员洗澡。如果做不到洗澡，至少也应该在进教室之前确保身体干净和卫生，因为体味过大会导致其他人无法舒适地呼吸。

· 香气：无论是香水、古龙水还是除臭剂、精油，有的人或许觉得闻起来不错，但其他人或许会被熏得头晕。最简单的方法就是，要求学员上课时不要在皮肤或者衣服上涂抹香味制品。

· 衣着：练瑜伽一定要穿舒适的衣服。在集体练习瑜伽时，要做到衣着简单，不要过于引人注目。从教学的角度来说，学员穿的衣服最好能使老师看得见其身体的轮廓。

· 赤足：要求学员在进入瑜伽教室前脱掉鞋子，以表现对瑜伽馆洁净及圣洁的崇尚。

· 说话：老师要鼓励学员专注于呼吸及口令。如果某个学员在课上说话，那么课后就要找他／她谈谈了。如果两三个学员在课上说话，那么就直接在全班同学面前说："请尽量专注于自己的练习。"这样一来，他们就会安静下来了。不过要记得，不管何时，都要鼓励你的学员敢于对你正在示范的每一个瑜伽动作提出问题。尽管当时你也许只想承认问题所在并表示你何时会解决，但重点是，你要在教学中通过解决问题变得开放，并能以此为契机给学员提供更多详尽的讲解和指导。拒绝接受学员提问的老师会给人以傲慢、专制的印象，拒绝同学员公开交流会使学员缺乏安全感，也会使他们对彼此之间的师生关系产生怀疑。

· 上课／下课：总有一些学员会不可避免地迟到或者早退，这样会干扰其他学员的注意力，也会扰乱正常的教学秩序。一些瑜伽工作室和老师会严格贯彻一系列纪律，如果学员迟到超过一定时间，他们将不得进入教室。如果已经开始静默或冥想的练习，迟到的学员必须等候，直至该阶段练习结束之后才可进入教室。另一些老师会鼓励在教室里的学员利用这种会分散人注意力的意外情况，并以此为契机在随时可能发生任何事的环境中保持自我的现状，从而进一步鼓励他们通过给别的同学制造空间

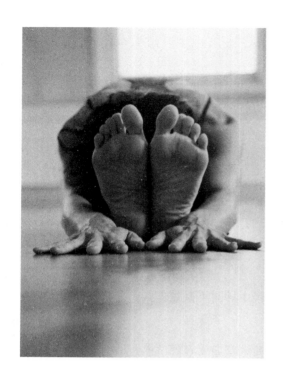

来练习"行动瑜伽"。尽管老师应提倡学员至少提前五分钟抵达教室并按时下课，但在这样一个忙碌且不可预测的世界里，即使最遵守纪律的学员偶尔也会迟到或者需要早退。对此，你要开放胸襟去接纳，这样才能最大限度地向他们传递这样的讯息：你是支持他们的，为他们提供灵活而轻松的课堂。当一个学员迟到了，鼓励他／她按照自己身体的需求去融入大家，而不是坚持要求必须跟上节奏以与其他学员保持一致。如果一位新学员迟到了，先引导他／她做婴儿式体式，直到你觉得其可以融入课堂为止。

觉醒和精神环境

瑜伽老师的主要任务之一是为学员创造一个安全、舒适的练习空间。不计其数的瑜伽文献和有关灵修的著作为追逐自我认知的实践活动提供了指导。大多数传统瑜伽教义都来源于印度宗教文化，它们都阐明了印度教对灵性道路的铺设，这通常被描述为与婆罗门或神性合一。我们会发现，许多现代瑜伽著作都崇尚传统教义，将其视为神的旨意，著作里讲述的都是带有浓厚宗教色彩的瑜伽形式。作为老师，当我们漫不经意地从这些来源中汲取知识，却对它们的宗教基础知之甚少时，可能会发现我们所表达和阐释的信念，与我们对生命和精神问题的真实想法或感受相去甚远。但是我们仍可以把它们视为洞悉生活及瑜伽的丰富源泉，它们蕴含着丰富的隐喻、神话及原型。作为老师，我们面对学员要将这些抽象的事物具体化，从而淡化其宗教色彩。

确实，世界上大多数瑜伽老师都将帕坦伽利的《瑜伽经》当作坚定信念，以及作为他们实践、教学和生活的基本信仰。

宗教是一种信条，是关于精神和实践的一种信仰。然而，精神是具有包容性的，它体现了一种深厚的归属感和参与感。我们始终都在有意识或无意识地参与

精神活动。[5]

　　许多传统和现代瑜伽教义中的宗教信仰崇尚"一体性"，其中一种约定的习俗是，要求人们放弃欲念、依恋和个性，以此作为通往精神境界的途径。甘加·怀特（2007）提醒到："此种观念的核心是把'归一'看作现实生活中潜在的真理，它认为我们日常生活中的多元化和个性特征其实是一种错觉（maya）。"但是，这确实是一种错觉吗？怀特继续说："我们应该学聪明一点，保持住自己与生俱来的东西，而不是去摧毁它们。"当我们放弃瑜伽的宗教激进方面，便可以创造性地利用诸如帕坦伽利的《瑜伽经》和《薄伽梵歌》之类的瑰宝，以洞悉精神世界，开创精神空间，承认人们此时此地所经历的一切的现实有效性。在瑜伽教学中，这种方式拓展了精神领域，使其变得更具包容性，不管你班上的学员信仰什么，对待精神或宗教的看法如何，都不会遭受排挤。托马斯·摩尔（Thomas Moore 1994）指出："对于灵魂而言，寻常即为神圣，宗教源于日常生活。"他还补充道："正如我们的大脑思维在消化、吸收众多思想观点之后便产生了智慧一样，灵魂以生命为食并消化它，以经验为饲料创造智慧并塑造个性。"

　　大多数人最初参加练习都是为了减轻自身压力，发展自身灵活性，治疗身体或心灵的伤痛，并追求身体康健。然而，一旦投入这种承接身体、呼吸和大脑的实践中，一些事情就会跟着变化。学员开始体验到一种更清晰的自我意识、一种更充实的感觉，他们感觉更好、更平衡、更清醒、更清晰。作为人类，我们所渴望的快乐、清醒而有意义的生活，以及一种强大到超越自我的关联感将开始成为人们长期生活实践的动力。

　　当瑜伽作为自我转化的工具和精神之路时，学员便开始专注于瑜伽练习本身。如果一名学员因不适而不稳定、失落、痛苦或分心，他／她的精神和心灵都会因此受到伤害，变得焦虑不安。稳定性和放松感给瑜伽体式提供了变革性的基础。稳定并非意味着要你长时间保持一种姿势静止不动。不过在某种姿势下，也确实应该保持静止。而体式却是活动的，每一时段的体式都是不同的。[6]让自己尝试在强度稍大的体式练习中保持内心的平静，既冷静柔韧又坚强稳定，这就需要你的练习达到更深层次的境界。

　　即使长时间保持一种体式，维持好稳定并放松，运动也无处不在：我们的心脏在跳动，呼吸在进行，身体能量也在流动。因此，体式练习的广义概念是指，在经常被描述为独立体式的内部和之间进行的一种运动练习，而在这种运动中，一个人就像此刻状态一样，就像身体、呼吸、头脑一样稳定，就像放松一样舒适。在这里，呼吸本身也会变为动作冥想中的吟唱，而这种冥想也相当于一种体式练习。按照这种方式，体式练习可变为冥想，所有人都能在其中充分展示自我。[7]这种体验的过程不是对神明进行宗教意义上的膜拜，也不是对某种特定姿态的维持，而是使体式练习成为精神修行。更确切地说，瑜伽老师的角色是精神支持者，旨在为学员开创一个正念的空间。在瑜伽课堂上，老师可以引导学员的自我反思意识、鼓励他们的每一次体式练习及每个体式练习中的动作、每一次呼吸、每一种感知、每一个想法及感受，这是打开思维、意识及心灵之窗的实质所在。这种练习成了洞察"精神的执着和妄想"的过程。正如史蒂芬·列文（Stephen Levine 1979）所说的那样："从内心进行剖析会让人看得更清楚。"瑜伽体式由此成为自我转化和治愈的手段，意识的觉醒及一些相关联的事物开始形成。

很多方法可以用来鼓励这种有意识的瑜伽练习。要认识到，有些学员不大情愿吟唱"唵"，而另一些学员则深深陷入对宗教神明的信奉，你可以根据自己的判断来决定如何为每个学员创造安全的空间，同时又不失自己的真实想法。随着你在教学中的不断进步，对这些问题的处理方式也将会慢慢改变。尽量开放自己的胸襟，随意考虑如何维持精神空间，观察并聆听你的这些方法如何在学员中产生各种各样的反应。以下几种方法能使更多的学员获得顿悟：

·问候：尝试去问候班级里的每一位学员（关于了解新学员情况的问题，请参考第六章），即便只有一小会儿，也要与他们进行眼神交流。当一切准备就绪，便可以向全体学员问候，你可以说"欢迎大家"或者"请大家双手合十"。

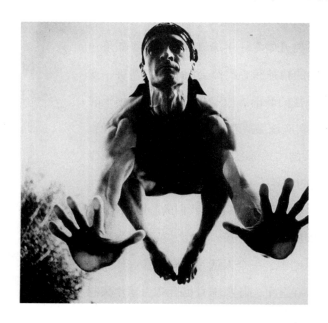

·入门：在开始上课之前需要静坐几分钟，这样可以帮助学员完全进入状态并调整他们在自己的身体、呼吸、思维及精神方面的感受。带领大家盘腿或者以其他舒适的姿势坐下，鼓励并向学员展示如何使用支撑物提升自己的坐骨，直到把骨盆提升至中间位置。要求大家开始做身体内部调整，去感受呼吸简单而自然的流动，鼓励学员寻找舒适的姿态，以坐骨定坐，就好像要嵌入地面一般，使学员强烈感受到自己与地面的接触。然后，让他们把注意力拉回到自己的呼吸上，感受自己的身体随着呼吸而自然地律动，让他们放松两侧太阳穴之间的面部肌肉及眼睛。让他们从一个放松而舒适的位置开始逐渐深呼吸，感受身体内部的自然呼吸。每次吸气，都延展并拉伸自己的身体；每次呼气，都深入身体内部去放松，使自己的身体沉静下来。鼓励他们在吸气和呼气之间注意呼吸的间隔，同时不要屏息。伴随着每次呼吸，让他们紧紧抓住每次暂停时那种奇妙的感觉。在平静而稳定的呼吸中，气流会顺着呼吸道涌入并排出，这时让你的学员去聆听呼吸，他们会感受到这声音就好比微风吹拂树木或是近海的声音。鼓励学员通过练习与这些声音和感觉相适应，平衡呼吸气流。

- 意念设置：从打坐、呼吸、注目及感觉所创造出的柔软且易于接受的内部空间开始，让你的学员合十双手（祈祷时双手的姿势）并置于心脏处。过程中保持均匀呼吸，手指尖从心脏移到额头处，这样就象征性地把头和心连接在了一起。在此时，让学员们花上一段时间深刻反思，提醒自己为何身在此处并在练习中给自己一个更加明确的意念和内心目标。考虑到你的意愿和课程设置，你也许可以：

  - 在引导学员冥想的过程中提供几分钟时间静坐。

  - 读一首诗或其他能设定气氛或暗示主题的文章。

  - 领唱一段颂歌，这段颂歌可能会因班级或季节的不同而有所不同。

  - 唤醒调息法——乌加依调息法是必不可少的，净化经脉调息法和圣光调息法对于一些初级班级来说也是不错的选择（参见第八章）。

在这里，你还可以为学员（和你自己）创造一个空间，把练习奉献给对他们重要的人或事。要将其视为个人选择和隐私而不是献身于某些特定的精神概念，学员将会在这部分实践中感到更加自由和舒适。隔一段时间之后，例如一段衔接紧凑的体式练习之后的空歇，再次让你的学员双手合十并置于心脏处，手指尖从心脏移到额头处，回归到意念之中。

- 吟诵"唵"：大多数在工作室学习瑜伽的学员们都喜欢集体吟诵"唵"。"唵"是神秘、神圣的音韵，通常出现在《吠陀》《奥义书》和《薄伽梵歌》中，被称作"宇宙之声""神之声"及"创造的源泉之音"。在印度教里，字母"a"代表创造（源于印度教主神梵天的本质），"u"代表维持世界平衡（守护神毗湿奴将梵天维持在空中莲花宝座上），"m"代表生命轮回的完成（当梵天神陷入沉睡之时，一切事物将消散，统一于梵天神）。[8]"唵"标志着瑜伽练习的开始，可以确立瑜伽的基调且有利于内在意识的形成。在更简化的形式中，你也许只需吟诵"唵"。你也许会发现部分学员通过肢体语言表现出对"唵"的抵触，你也不必在意这些，继续上课就好；或者，你可以花些时间解释"唵"的含义及吟诵"唵"的原因。

· 将体式练习作为动作冥想：我们经常听到体式、调息和冥想，就好像它们是各自独立的部分。正如第八章中所讨论的那样，调息练习是在静坐中进行的，深度冥想练习也是在静坐中进行的（参见第九章）。然而，正如我们前面提及的，真正的体式练习包括归位，这是冥想的核心，同时还要有意识地运用乌加依调息法。将有节奏的呼吸流动与身体在体式内和体式之间有节奏的扩张和收缩联系起来，让学员感受他们的体式练习是一种移动的冥想这一体验。从简单、缓慢、有节奏的动作开始，帮助学员感受并保持身心的联系。以诸如拜日式这类流动的序列开始体式练习对于全班学员来说是绝佳的练习方式，它能够以统一整体的方式让学员感受到呼吸、能量、精神的分置流动。要时常提醒学员，无论处在相对静止的体式中，还是从一种姿势移动至另一种，都要去感受身体和呼吸之间有节奏的流动感。

· 引导凝视法：用眼睛引领大脑。在凝视练习中，我们要将视线柔和而坚定地集中在某一点上，这有利于我们在体式练习中集中注意力、深化制感，以减少外界对我们的干扰并深化专注，即第六感，以使我们的思维更加专注。在某些教义中，老师要求学员在每个体式练习中都要盯着特定的某一点。这种专注力训导方式有一大优点，就是使学员能很快放松下来。学员的思维观念里不存在朝哪里凝视的问题，就像学员根本不考虑下一个体式姿态是什么一样，因此这也能使学员深入他们的练习中去。与其为学员设置一个特定的凝视点，不如给学员一个柔和却同样有效的暗示，鼓励他们稳步凝视附近的某一固定物体，为凝视提供一个大致的方向，而不是确定的某一点。

· 自然节奏：几千年来，人类下意识地将生命节奏同宇宙节奏相关联，甚至为宇宙节奏所决定，尤其是光的出现和消失（日光和月光）。[9]至少是从古希腊人开始，学者们就对季节在人类实践中的影响产生了浓厚的兴趣。然而，伴随着现代文明的兴起，我们正逐渐远离宇宙的自然节奏。重新将我们的生活与季节联系起来，并与太阳和月球能量的强大影响联系起来，可以帮助我们感受生活的自然节奏，在这种联系中，我们能够感受到更深刻、更稳定的精神觉醒。创造一种课堂主题、课堂序列及课堂意念，使它们能够体现并尊重我们在一天里、四季里及宇宙节奏里其他特定时间的感受，这样就有利于身体、思维、精神与宇宙的规律节奏同步并行，从而能为保持精神的自然形式的训练打下基础。探索我们与大自然强大能量之间的感情、感受和

意识，可以帮助我们调整更深层次的生活节奏。为学员创造空间，让他们有意识地打开感知人类生活和经历的大门，并将其作为对宇宙自然的表达，便可为自身的精神进化带来更多光明和纯净。随着练习中实践意识的不断增长，精神表达在生命活力的脉动中得以实现，日常生活的节奏感也越来越强烈。

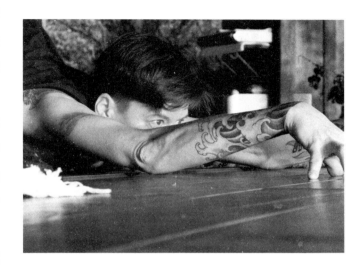

· 氛围：许多瑜伽工作室在创造精神氛围上倾注了大量心血。步入这样一个空间，内心会立刻萌发出一种开阔感，感到任何事情都有可能发生，但同时很多学员也会产生陌生感，因为其中许多特性与传统的西方文化感受不同步。要在不违背你自己感受的同时照顾学员的感受，这样你便能平衡未来工作室中的各项设计元素，哪怕是点燃一根蜡烛也可以将冷清的工业园变成唤醒瑜伽的圣殿。

原型与神话

"体式"一词的词根里包含仪式的概念，即一系列具有象征意义的行为，这些行为可以使我们与实践形成紧密关系，以突出个人、情感、精神、社会、生态体验等某些特定领域。当教授瑜伽时，你可以通过强调练习不同部分所表达的象征意义来强调这些联系。象征来源的背景十分广阔，它们的原型通常是世界各国多元文化中的神话人物。我们有时将神话解读为寓言故事，也可能是"由不成熟的思想所创造的未成形的或是有瑕疵的通向永恒现实的媒介"，又或者是"意识或无意识的一项基本功能，用来表达被压抑的需求和欲望，或使生活有意义，并解决其中的所有冲突"。但无论如何，就像德夫杜特·帕塔奈克博士（Devdutt Pattanaik 2003, 161-162）所说，我们能从神话根源中找寻到生命和意识情境中

最深刻的智慧（将在下一节探讨）。印度神话里蕴含丰富的传说、象征和仪式，这些都是人类对于大自然客观存在的反应、理解和交流。印度神话中的美妙部分在于它的活力及提出的对问题的新解读，也使人陷入追寻、钻研这些无穷无尽的故事的迷网。许多体式以神话人物的名字命名，包含着与日常生活和瑜伽相关的隐喻。印度精神哲学和神话的目的是了解各种交织在一起的秘密，并解决困扰着我们意识上、精神上或情绪上的繁纷复杂的问题。印度神话为我们提供了大量自然界中有迹可循的象征，代表了人类生活和体验的方方面面：光明与黑暗、山川与河流、树木与动物、风与星星。作为瑜伽老师，以下几种方法能够为你所用，以探究印度神话传统，其中大部分可以在《罗摩衍那》和《摩诃婆罗多》中查证，通过此类探究，意识的练习和自我转化的训练便能得以实现（Menon 2003; Dharma 1999）。

- 哈他——平衡的集合：提醒学员，哈他瑜伽的核心是维持好努力和放松之间的平衡，这是瑜伽自我转化的一个重要起点，尤其是当学员开始探索并发现瑜伽练习在生活所凸显的两面性中发挥作用时。虽然通常被归结为"身体瑜伽"，"哈他"一词是由音节"哈"和"达"构成，它们分别代表太阳和月亮能量在全球范围内的脉动。10 日与月在印度神话中具有极其丰富的象征意义。日系能量象征热情与活力，而月系能量象征融合和平静。11 自然，哈他瑜伽传递出的也正是对立统一、努力和放松相平衡、迅速觉醒和沉静的练习理念。把这些关乎平衡的理念引入体式和调息练习的课堂，便能使瑜伽更具可持续性和可转化性。

- 苏利耶拜日式——向内心的太阳致敬：以拜日式开始的瑜伽课蕴含丰富的象征含义。苏利耶是掌管太阳的主神，他每日驾着战车横跨天空，人们可以清晰看到他的轮廓。"surya"也是古梵文"太阳"的意思，正如理查德·罗森（Richard Rosen 2003）所说，它在大多数古代神话中被尊崇为"世界物质和精神的中心"。"namaskara"来自敬礼致意之本—鞠躬（类似于合十礼）。在吠陀神话中，诸神用太阳热量来达成许多目的，尤其是造物。我们"内心的太阳"即精神中心，被视作人生道路上的光和真理的源泉。在拜日式中，真理从本质上反映出我们是谁，我们向它鞠躬致意，把头低至心脏下方，与内心的智慧相连。

- 舞王——舞动的勇士：在印度肖像学中湿婆通常被描绘成沉浸在深度冥想中，或者在无知的恶魔身上跳着塔答瓦舞，于是便成了舞王（Zimmer 1972, 151–157）。作为一种古老的巫术形式，舞蹈能使人恍惚、狂喜和自我陶醉。湿婆以舞王的形象出现，聚集投射自己体内狂热且无休止的旋转动作，以唤起昔日荒废已久的能量，这些巨大能量有着塑造世界的创造力。引领学员进行一系列类似于跳舞勇士的体式和串联动作，能够唤醒学员体内的开创性力量，这是因为身体与呼吸将在运动流中同步并行。然而，舞王同样也是毁灭之神，表现为火元素，象征着我们对生活和世界的幻想的毁灭。正因舞王湿婆的平衡，我们才在宇宙之舞的剧本里找到了毁灭与创造的平衡，也为自己的启蒙和沉静开辟了一条道路。

· 毗罗婆陀罗（战士，湿婆的化身）——凶悍的精神战士：当湿婆的妻子萨蒂被众神之主达刹杀死时，湿婆悲伤而愤怒地撕扯自己的头发，用他的头发创造了凶悍的战士毗罗婆陀罗（Virabhadra）。毗罗婆陀罗拥有一千只手臂，三只灼热的眼睛和火红的头发，头戴骷髅花环，并携带许多可怕的武器。毗罗婆陀罗在湿婆面前跪倒并询问他的嘱托，湿婆命令毗罗婆陀罗率领大军打败达刹，为妻子报仇，最后战争大获全胜。与湿婆一样，毗罗婆陀罗毁灭的目的不是复仇，而是摧毁真正的敌人，那就是挡在通往谦卑之路上的自我。通过以毗罗婆陀罗命名的瑜伽体式为战士一、二和三式（Virabhadrasana Ⅰ、Virabhadrasana Ⅱ 和 Virabhadrasana Ⅲ），我们可以鼓励学生培养精神战士的思想、意识及关注人的存在意识。毗罗婆陀罗的精神集中于实践中，强调在恐惧和紧张中坚持下去，它帮助学员以更大的勇气和决心探索实践和生活中的挑战。

· 萨克蒂——圣洁的女性：这是我们能够为课堂注入创造力和娱乐的地方。萨克蒂拥有创造生命力的强大力量，她能够激活宇宙，是能量之源，母之女神，代表着女性能量中的积极动态原理。在印度传统中，印度神明中的每一位都有属于自己的萨克蒂——神圣的女性能量，没有萨克蒂神就没有力量。萨克蒂展现了一种神对于世界保护性的、母性的一面，象征着生命实体自带的博爱的包容性。她是生活创造出的喜悦，是美丽，是一种激励，也是一种生活给予的

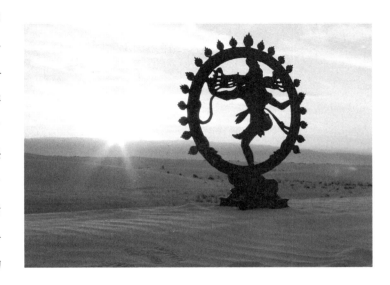

诱惑，慢慢浸染着我们，使我们逐渐对变化着的事物臣服。她对于男性精神的原则来说，是一个难以捉摸的谜团，象征着日常生活中经验的流动给清晰的存在蒙上了一层迷雾。当不断地投射和外化我们的萨克蒂能量时，我们创造出了自己生命的宇宙，即当下所能关注的"小宇宙"。就像画师为自己的画作填充颜色一样，我们也为自己的生命填充色彩，创造出属于自己的剧作和愉悦，这些正是自身的萨克蒂能量所映射出的幻想。当我们被自己所认为的生活中最重要、最富激情的事所纠缠和困扰时，我们就会产生这样的问题——我们是谁？我们是如何被创造出来的？意识到这些创造性的设想，陶醉于其中并观察它们，会给原本可能相当枯燥的生活带来活力。萨克蒂并非要求学员保持一成不变的静态姿势，而是坚持在体式中释放活力，与体式玩耍、跳舞，感受它们丰富的活力、生气和愉悦。

· 阿施达瓦格拉——超越误解：卡格拉是吠陀的一位穷学生，他晚上一边坐着一边大声诵读《吠陀经》经文，烛光昏暗，他已有身孕的妻子坐在他旁边。一天深夜，他听到一个声音在嘲笑他，纠正他念错了的一段经文。于是这位疲惫不堪又脾气暴躁的准父亲被激怒了，诅咒着未出世的孩子，这导致孩子出生时身上带有先天性的八处畸形，也因此而得名阿施达瓦格拉（Astavakra，"asta"意为"八"，"vakra"意为"弯曲的"，即"八曲"）。这个身体有缺陷却十分谦逊的孩子为了向父亲证明自己，刻苦钻研神圣的印度哲学，并最终成为伟大的吠陀学者。但是世人却以貌取人，通过从他们眼睛看到的表象来评价他，而无视他内在的学识、智慧及对未解之谜的本质的简单解读。国王遮那竭还在年少之时，便听说了阿施达瓦格拉的智慧，他将阿施达瓦格拉视为智者、老师，并找到了他。当卡格拉听闻阿施达瓦格拉伟大的学术成就，以及他作为国王老师这一伟大的荣耀时，给予他祝福和赞美，他的身体缺陷便消失了，他站直了。这个故事告诉我们，人类往往爱以貌取人，而不是根据事实真理进行判断，因为这些事实真理总是会被淹没。在八字扭转式（Astavakrasana）中（此体式因阿施达瓦格拉而得名），学员往往会被其看似复杂而困难的姿势吓住。事实上，它却是最简单的手臂平衡体式之一，只需最基本的技能。当我们引导学员暂停、呼吸、观察、感觉，并耐心地探索我们所分享的知识时，他们会在八字扭转式和其他明显具有挑战性的体式中找到一种解放感。这也能延伸到生活之外——我们可能会因为误解眼前事物的真实本质而回避生活中的某些行为。通过耐心地和不断地学习，我们会向前迈进，重新感受知识带来的自由。

· 迦内沙（象头神）——破除障碍：象头神是印度神话中最受欢迎的神明，是湿婆和帕尔瓦蒂（萨克蒂的一个化身）的第二个儿子，被描绘成一个有着黄皮肤、四条胳膊，长着一个只有一根獠牙的象头的大腹便便的矮胖男性。与印度众神一样，有关这个角色的神话不计其数。他是障碍之王，尽管许多故事中他既设置又消除障碍，但是人们多以消除障碍之王来崇拜他。[12] 他的象头象征着不可阻挡的力量和吉祥，他圆滚滚的身体和大肚腩象征着富足，他的坐骑是一只谦卑温顺的老鼠，象征着由自私的欲望升华而成的智慧。尽管象头神身上的这些特质看起来似乎自相矛盾，但他却代表着物质世界和精神世界的平衡。尽管他有爱、宽容，而且容易为情所动，但是在与邪恶势力斗争时也会变得冷酷无情。如果你爱戴并尊重象头神，他会保佑你，并能确保你通向成功之路。

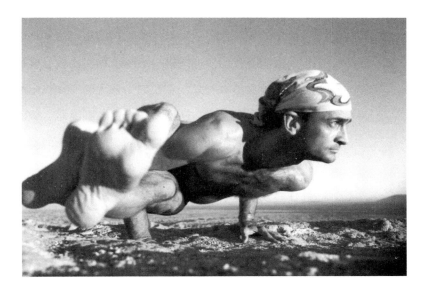

· 极欲仙人和众友仙人——优雅自如和笃定实践：《罗摩衍那》里极欲仙人和众友仙人的故事讲述了精神生活上安逸满足的放松感与努力进取的精神深度之间的对立摩擦。极欲仙人是一位开明的圣人，他建立了一个和平、自治、共享的极乐社会。他有一头叫南迪尼的"多产牛"，能给予他任何想要的东西。邻国国王众友仙人——一位手握极权的统治者，对极欲仙人所建立的社会倍感好奇，并带着军队前来拜访。极欲仙人的那头牛让众友仙人印象深刻，他试图通过武力带走那头牛。但是对于众友仙人的武器来说，极欲仙人的精神力量——宽容和克制的能量太强大了。在这场史诗般的大战中，众友仙人的一百个儿子皆被极欲仙人一口气焚烧致死。众友仙人最终选择退位并回归简单的苦行僧生活，以追求精神上的力量。尽管获得较高精神修为的希望比较渺茫，但是这条艰辛的精神修行之路却使他成为一名伟大圣人，连极欲仙人都成为来朝拜他的众人之一。虽然以这两人名字命名的瑜伽体式都有一定的难度，但是相比之下，毗奢蜜多罗式

（Vishvamitrasara）更具有挑战性，它要求的是更深层次的定力、力量和身体弯曲度。

- 哈奴曼——带着赤诚跳跃：和象头神一样，哈奴曼因其强大、谦逊、无私、赤诚、坚定、无畏及对精神法则的奉献，赢得整个印度文化圈的敬重和膜拜。哈奴曼是风神瓦由和母猴安阇那的儿子，他也是罗摩王的朋友、知己和奴仆（哈奴曼也叫作安阇尼耶，意为"安阇那所生"，低弓步式便因此而得名）。他在罗摩衍那战争中立下汗马功劳。当时罗摩王的妻子悉多被绑架，哈奴曼满世界寻找，最终在广阔的海洋找到了她。搜索队的每个人都在为哈奴曼无法越过水面而扼腕叹息，他自己也为自己未来可能无法完成使命而倍感伤神。但是哈奴曼对他的主人罗摩王的忠心耿耿，使得他感到自己无穷的力量超越了肉体，最终他跨过大海找到了悉多。这个故事的目的，就是促使分离着的人或事物重新团结在一起，并能使我们执着不懈地应对生活中的种种挑战。哈奴曼给我们的启示是：如果我们开放思维，不局限于当下环境的限制，我们便能前进一大步。那些比较有挑战性的瑜伽体式因哈奴曼而得名，被称作神猴哈奴曼式，在我们为较大的身体极限所困时，它能使我们将哈奴曼身上的这些特质具象化，从而发现自己在腘绳肌、股四头肌及髋部屈肌的灵活性方面存在的明显的局限性。通过持久的耐心和不断的努力，以及持续创造超越他们身体极限的可能性，学员们便能唤醒他们心中的哈奴曼精神，去探索更加困难、复杂的瑜伽体式及生活中的其他挑战。

创造快乐空间

当说起瑜伽练习的基本素质时，热拉尔·布利兹（Gérard Blitz）——欧洲瑜伽联盟的创始人兼总裁（1974—1990）评述道："于一个快乐空间之中稳立。"[13]（Bouanchaud 1999，131）。这一点倒是与洛杉矶的瑜伽老师史蒂夫·罗斯（Steve Ross 2003, 13）的观点不谋而合。罗斯老师的课堂颇有人气，课堂风貌良好，近三十年来他的课堂理念始终是："快乐源自你身处的环境。"然而大多数瑜伽传统教学对快乐这一概念持有不同的观点。其中一种设想是，根据生活条件的不同，每个人都有属于自己的必须遵循的特定道路。就像德斯卡查尔大师所说的："通往快乐的道路，是神赋予极少数追求灵感的人的指示，"要获得它，必须遵循经文里的一系列守则，例如帕坦伽利的《瑜伽经》中"利用一切复杂手段来追寻快乐"。[14] 在这里，我们将采取一种更为简单、明了的方法。当然古老的瑜伽士所给予我们的智慧，仍然为我们提供了一些方法来创造这样一种空间，无论现在还是将来，都能让学员在其中体验到快乐。

古代瑜伽士在许多方面与现代人没有什么区别。他们也会经历清醒或迷茫、快乐或悲伤、满足或压抑的时刻，这些都是生活的一部分。反思生活的本质，他们就越能意识到自己的处境，意识到他们头脑中无休止的喋喋不休是他们产生困惑的根源——这被帕坦伽利称之为烦恼（佛语），而且也会产生许多个人问题。[15] 正如烦恼（佛语）所显示的那样，在瑜伽士眼中生命的两种特质表现为：要么趋向极度高涨，要么趋向极度低迷。极度高涨就是我们行动上表现出真正的"高"度兴奋、激动、焦虑及过分紧张；而极度低迷出现在我们的感受处于"低水平"状态的阶段，表现为沉重、郁闷、沮丧、懒惰及做事不考虑后果。在好奇心的驱使下，他们对心灵的本质进行了更为深刻的思考，试图揭开生命的奥秘。如同大多数参加瑜伽课程培训的学员一样，瑜伽士们也渴望变得更清醒、更快乐、更满足。他们进行更深层次的研究，有了一些深刻而简单的发现。其中一项发现是，一种更安静的心态——这就是《瑜伽经》对满足感的首要阐释——满足感与三本性之中的第三性——悦性或生命中带有纯洁特质的情感有关，如更光明、更清醒、更沉静、进入内心的宁静感、纯洁及和蔼可亲。在这里，我们体验到个人融合与内在的真实感，这是一种生活中的和睦感。总而言之，内心要向神圣看齐，在偌大宇宙中的某一处保持一颗快乐的心。[16]

尽管受到满足与悦性的影响，大多数学员还是会表现出极度高涨或低迷的情绪。作为一名老师，你只能为他们提供一个自我改进和被瑜伽士称为苦行的修炼过程。苦行的概念是瑜伽士提出来的，源于燃烧或烹饪。"苦行"需要在一个充满爱的善良、适度引导、免于评判的环境中进行。当我们全身心投入冥想和沉思，当所有自然的情绪（如恐惧、无聊、兴奋、愤怒和分心）流露时，我们就是在实施"苦行"。用意识控制体式、调息及冥想练习是自我意识改造潜能中不可或缺的重要部分，这个过程以一种看似神奇的方式使我们变得更加快乐。

一个治愈和觉醒的空间

对快乐过于看重往往会被解读为对现实的一种调侃，尤其是考虑到前来练习瑜伽的许

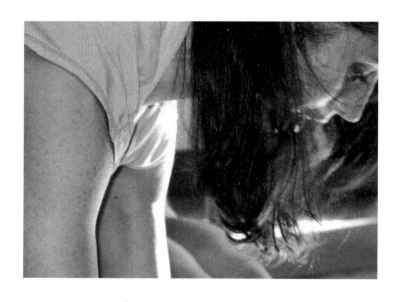

多学员，无一不是处在某个时期的紧要关头，比如经历精神创伤、心灵抑郁或者因一些其他事情而苦不堪言之际。对于这种现实情况要给予足够的重视，对待每个学员，要亲切地肯定他们，同时要引导他们走上瑜伽之路，以治愈或重新唤醒他们内心的满足感。尽管你的角色是老师而非一名心理医生，但是你所创造的空间以及你在这个空间里的言行，都会对学员产生一定的影响。正如卡尔·荣格（1953，529-530）所言："瑜伽练习就等同于……调整心理卫生的一种方式。"这种清扫心灵的观点冲击了传统瑜伽观所秉承的"因果业报"理念——从本质上讲，人过去的精神体力不够旺盛，将来便易形成情绪结，并通过身体和思维表现出来。这些情绪与烦恼交织在一起，产生精神-情绪纤维，这种纤维会使人遭受痛苦。虽说瑜伽练习的整体目标是因果业报和祛除烦恼，但当我们想要创造一个疗愈和唤醒更全面、更完整的身体、呼吸、思想、自我意识和心灵的空间时，可以通过以下一些技巧来实现这个目的。

· 具体化练习：体式练习对灵魂有着内在的滋养作用。如前所述，真正的体式练习包括保持稳定、放松，并在当下做到连接身体、呼吸和思维于一体。当我们要求学员做练习时专注于他们身体上的感受、思维的运动、气息的流入及呼吸部位的张弛，我们就是在鼓励学员进行具体化练习（Bailey 2003）。以有意识的体式滋养身体，能够使我们在日常生活中产生的生理和精神上的紧张情绪得到释放。在传统瑜伽科学的神秘生理学中，瑜伽体式能够打开人的经络，使生命能量可以更自由、更平衡地流动。这些都要从一些最简单的身体意识体验开始：让学员仰卧，逐渐把自己的意识牵入脚趾、脚、脚踝、小腿、膝盖、大腿、骨盆、脊柱、心脏、手臂、手指、脖颈、面部和头部。在每一个体式中，都有机会扩展这种简单的意识，伴随着每一个体式自然促进的感觉。根据每个学员的具体情况，体式的具体化练习也会因强调体式的不同区域而变得多样化。大多数瑜伽公开课都会提供综合全面的体式练习，这有助于培养学员们的整体平衡和归一融合。但你仍需要给一些班级设置一个练习主题以提供疗愈或修复的具体化方案，例如通过后弯体式来使心灵开窍。你也可以围绕脉轮的能量学和象征意义设计一堂课，穿插一些诸如舞王式的体式练习，这样能够加强对情绪的释放；也可以穿插一些调息技巧，从而使学员更能意识到能量是如何贯穿全身的。为学员创造一个安全的空间，鼓励他们进行探索，同时要保持自我约束的力度，它会将学员的体验引至极为关键的"边缘"，即身体上和情绪上的感受都得到加强，这样便能使学员投入更深层次的自我认识、内心的平静与通透。

- 呼吸意识：呼吸是连接身体和思维的重要途径，是感觉和思考的重要来源。当学员学会有意识地进行呼吸，他们便能通过呼吸来增强身体上的感受。当学员专注于整个身体的呼吸时，他们会将注意力尽数集中到呼吸和身体的运动上，如此，身体、呼吸和思维这三者的联系将变得更加完整。在学员刚开始进行体式练习时，你可以引导你的学员稍微适应自己的呼吸，提高他们的呼吸意识。这个过程要结合气能鞘和食物鞘。当呼吸成为引导体式的源泉时，鼓励学员下意识地去观摩和感受，从而创造出一种在身体运动过程中将思想包裹在呼吸中的感觉。

- 不断提高自我意识：思维的潜意识层是我们每个人在世界上创造差异化的地方，它区分"我"和"我的"，包括"我的身体"和"我的呼吸"。它是我们从精神上感知世界的地方。生活中的许多挣扎都来自对过去发生的事情的恐惧、愤怒、自我怀疑、仇恨、偏见及对经历的无意识反应。这将会催生一种自我迷茫感，导致这种挣扎更深层的显化，表现为身体、呼吸、思维方面的紊乱。当我们开始重新发现身体的自然美、呼吸的重要流动和头脑的清晰过程时，瑜伽练习给我们开辟了一条治愈整合之路。在这条道路上，你可以引导学员多注重精神上的清醒，在他们自学的过程中多予以鼓励，以培养他们的整体感和健康感。你可以考虑以下方法：

  - 思考在日常生活中，思维和行为是如何相互联系的，平时多注重对学员的肯定，从而使学员做事变得更加清晰和有条理。

  - 在体式练习期间，调整学员精神上的反应，关注不同的体式是如何激发学员不同的情绪和心理反应的。

  - 阅读并思考一些有关精神、哲学或自我帮助方面的著作，并将其作为读懂、看透生活的方法。

  - 学会有选择性地倾听，以开放的观点去看待别人所说所言，而不是以自己的先入之见屏蔽外来的一切。

· 精炼人格：与心理层相比，知觉层更加精细，当它发挥作用时，会造就一系列带有辨别力的思想或带有判断标准的人格或性格。"vijnana"意为"识"，这一层面代表的是潜藏于思维中的分析能力、思考能力以及处理问题的能力。当我们沿着具体化、活力化的瑜伽精神之路前进时，我们所有的性格潜质将凸显出来。通过身体的康健、呼吸的觉醒及头脑的清醒，无论我们是否在练习瑜伽，是否处在某种关系中，我们都能够感到自我感觉更加完整。现在，我们不费吹灰之力便能够洞悉真实自我的本质。[17] 了解自我，我们便能带着永恒的自由感闯荡世界，而冥想便是培养这种自我意识最有力的工具。

· 放开心胸去爱：体现自我的人体五个层面（五鞘）中，最微妙的要属喜乐鞘，即"幸福层面"。它是精神层面的核心，在这一层面，我们能够感受到自己最为活跃的激情和追寻无穷快乐的潜力；同样在这一层面，我们能够发觉体验爱的过程中的幸福。我们如何找寻爱？有人说我们不必去寻爱，相反，爱会在生命的奥秘中主动找到我们。萨利·肯普顿（Sally Kempton 2002, 40）说："圣人言，我们可以通过自己对快乐和爱的感悟获得更大的快乐，因为快乐和爱原本就是一个人内心的感受。"事

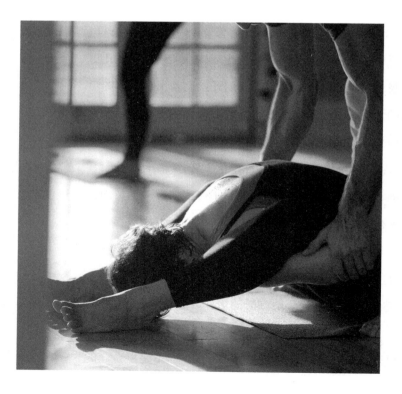

实上对于大多数人来说，最充分、最经常绽放的，莫过于和快乐联系最紧密的感情之花。身处其中，我们便能通过多种方式培育爱的土壤。那么作为老师，你可以这样引导学员开启幸福之门：

· 上课前，在心脏正中央的位置双手合十，默默进行清晰而有意识的正念练习。

· 提示学员要"用心呼吸"并将呼吸的感受逐步扩大，就好像呼吸能自由出入自己的心灵一样。

· 要求学员联想那些生

活中最能启发他们的人。

- 引导学员冥想，使其侧重于对快乐的直接体验和对爱的感觉敞开心扉，并将其扩大，同时放下一切思想负担，沉浸在这种纯粹的感觉之中。

- 在课上开设一系列现场礼仪活动，让学员体验公共生活，通过对体式、呼吸、冥想、唱诵及其他团体活动的经验分享来拓展每个学员获取幸福的能力。

- 保持自己的亲和感，当学员来上课时，同他们亲切地打招呼，进行目光交流，说话声音要轻柔、清晰、悦耳。

保持空间的整体性

　　技艺卓越的瑜伽老师都需要同时兼顾多种任务。他们需要注重室内的物理环境和精神风貌，开创并保持一个能使学员舒适、专注和放松的空间。他们关注教室里的每一位学员，时不时地移动和调整自己的位置，以确保每位学员都能毫不费力地观察动作示范。他们致力于教好班里的每一位学员，而不是根据事先规划好的教学方案来上课，因此那些提前拟定的教学方案对于班里的学员来讲可有可无。他们问候每一个学员，并鼓励他们进行有意识的冥想练习，以此为起点旨在创造一个有益于探索自我的安全空间。他们认可并支持学员带着各种想法进行练习，鼓励学员进行深度自我探索，以及对瑜伽体验的情绪、心理、身体和精神潮流的认识。他们鼓励学员对身体–呼吸–思维的联系进行更细化的认识，提供更多途径来探索这类相互关系，并将其作为探索深度精神觉醒、治愈和快乐生活的手段。总而言之，以上这些特质为学员提供了一个完整的空间，在这里无论他们有什么样的意念或者做出什么样的行为，这样的空间都有利于他们进行个人实践。要达成这一点还需要多加练习。有了这个整合的空间，你就可以使用下一章描述的工具和技巧，最大限度地运用你的技能和知识来指导学员的实践。

第六章
瑜伽教学中的技巧和工具

善行，无辙迹。

———老子

瑜伽教学也是极其个人化的，它建立在分享的基础上，并为环境所影响和塑造。我们没有选择的余地，只能从我们所在的地方，从此刻的自己开始，不管此刻我们拥有什么样的知识、技巧和经验。我们没有选择，只能和此刻参与课堂的每个人一起进行练习，向自身条件、目的、学习方式和需求各不相同的学员教授瑜伽。在授课的任意一天中，不可预料的事情会使一堂课变得比你可能预想的要困难得多。不同课堂发生的变化和参与课堂的人、时间、我们自己的心情及其他因素密切相关，这些因素无一例外地都会在教学过程中产生影响。实际上，如果你的课堂是可预测的——如果你实际所感受到的和预测一样，学员看起来也是一样，环境表现出来的恰好也是一样的——那么你可能会从预先设想中受益，但这也有可能损害练习的某些方面。正是在每节课的可变性和每一次新呼吸的独特体验中——甚至在遵循固定序列的课上——我们发现了自我探索和自我转化的新刺激，同时也发现了教学中自然产生的挑战。随着变化的流动，你可以运用丰富的教学方法，在瑜伽道路上对学员进行鼓励和引导。

本章展示了一系列具体的教学技巧和工具，这些技巧和工具适用于任何风格的哈他瑜伽，即使不同的风格往往或多或少地强调其他某些原则和技巧。这部分内容不是一个教学蓝图；它是一种灵活多变的资源，通过它你可以使自己成长为一名优秀的瑜伽老师。让它打开你的意识，使你以一种最权威的方式把瑜伽教授给他人。

面对面教授学员

无论你为一堂课做了多少准备，都要做好即兴发挥的准备，以使你的教学更适合此刻参加这节课的学员。这需要你尽可能地用课前时间对自己的学员进行彻底的评估，当然在课堂中也要继续进行这种评估。下面是评估的几种方式。

询问新学员

在向每位新学员介绍自己的过程中，试着问出以下问题，以使学员了解你即将进行的评估，以及如何最好地指导他／她实践。

1. 你曾经练过瑜伽吗？如果练过的话，是哪一种瑜伽流派或风格？练了多长时间？多久练一次？这将使你对学生先前的经历有一个初步的了解。

2. 你的身体有什么损伤或其他需要老师注意的问题吗？你的脚踝、膝盖、髋部、背部、肩膀、颈部和手腕的状态如何？要一直去尝试询问这些问题。

3. 如果一名学员称自己受过伤或有问题，可以进一步提出更具体的问题：你的膝盖怎么了？你做过手术吗？什么时候？现在感觉怎么样？基于学员对这些问题的回答，对学员进行一些初期的指导，帮助他们改进自己的练习。不仅要运用你已有的知识，而且还要准备学习你所不了解的关于受伤和其他身体问题的知识，并提醒学员照顾好自己。

4. 你怀孕了吗？或者最近是不是刚生过孩子？向你觉得有可能怀孕或者是刚生过孩子的女学员提出该问题；把第十一章中介绍的妊娠期基本注意事项分享给她们。

5. 你的工作或日常生活怎么样？这个问题可以让我们深入了解学员慢性压力、疼痛、紧张和虚弱的情况，以及影响身体、呼吸和精神的生活方式。

6. 日常生活中你都做哪些锻炼？如果学员经常跑步、骑车、冲浪、攀岩，或从事其他一些剧烈的体育活动，这可以给你提供很多关于髋部、腿部、肩膀、背部、手腕和其他部位的长期紧绷或疼痛的信息。假如学员告诉你她／他从来都不锻炼身体，那么这对你来说这也是需要去了解的重要信息。

学会观察和领会

　　自我介绍不能保证你会得到关于学员自身情况的准确或完整信息，因为许多人并不情愿与陌生人分享个人信息，一方面在于他们没有意识到分享的重要性，抑或是他们否认了它的意义。准确地观察学生体式的能力始于学会更全面地观察身体，训练自己的眼睛，使其能在不同的课程中观察到学员的身体状况。这一基本技能最好通过教师培训讲习班的解剖学和体式观察室来提高。下面我们将介绍三种培养这些技能的方法：（1）同伴站立观察；（2）体式实验室观察；（3）实践教学观察。

同伴站立观察

　　与其他老师或学员合作，一个扮演"旁观者"，另一个扮演"当事人"。观察者使用带有三个人体解剖学位置（前、后、侧）插图的工作表来记录他们的观察结果。不要去评判任何观察到的结果。当事人向前走几步，然后再停下来，接着以正常的姿势站立，就好像是在排队等着看电影一样。他们将会保持这一姿势几分钟。当旁观者观察和记录时，要求当事人不要去有意识地改变或纠正自己的姿势。理想情况下，当事人的衣着要能让他或她的姿势很容易被从头到脚观察到。"旁观者"蹲在他们的同伴后面，从脚部开始观察：

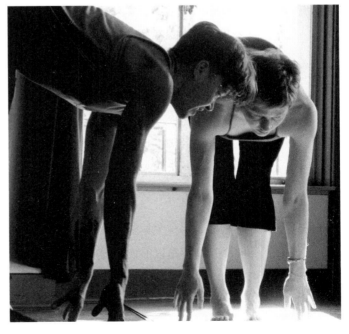

- 脚部：双脚是直的吗？是不是一只脚朝内，一只脚朝外？是扁平足还是高足弓？
- 脚后跟：它们是并列成一条直线还是偏向内侧或偏向外侧？
- 小腿：观察并感受。是不是一条小腿要比另一条小腿紧张得多？小腿的外部还是内部更加紧张些？
- 膝盖：膝盖后部是硬的还是软的？弯曲的、伸展的还是过度伸展的？

- 髋部：将双手手掌朝下平放在髋部，大拇指笔直穿过骶骨。此时髋部两侧是呈水平状态的吗？
- 手臂：手臂是均衡地于两侧垂下，还是一只手要比另一只手靠前？手掌朝向哪里？肘关节有外偏角吗？
- 肩膀：肩膀是均衡的或者水平的吗？一侧的肩膀是不是要比另一侧的高？
- 头部：头部是不是位于双肩的中心？头部是不是向一侧倾斜或旋转？

现在，旁观者（直立地）站在同伴的旁边并做如下观察：

- 耳洞（外耳道）与肩膀成一排吗？头部是在肩膀的前面还是在肩膀的后面？肩膀是向前倾还是向后拉？
- 肩膀与髋部成直线吗？
- 上背隆起（驼背）吗？胸部塌陷吗？
- 髋部与膝盖成一条直线吗？骨盆向前倾还是向后倾？
- 膝盖和脚踝成一条直线吗？膝盖有没有过度伸展？
- 耳洞与脚踝在一条直线上吗？

接着，旁观者站在同伴的前面并做如下观察：

- 从同伴的脚上观察到什么变化吗？从这个角度观察双脚是否有着明显的不同？
- 膝盖骨是不是指向前方？膝盖是不是朝中间线塌陷？膝盖是直的还是歪向一边？
- 髋部有没有旋转？躯干呢，有没有旋转？
- 一只手臂是不是要比另一只靠前？双手放在哪一边？
- 肩膀是不是依旧处于同一水平位置？
- 当事人的头部又是怎样的呢？从这个位置你能观察到什么？

用五分钟的时间和当事人一起分享你所观察到的结果，不要做出判断，然后你们再互换角色。如果是以小组为单位进行观察，那么可以聚集在一起询问："谁的姿势最完美？"你会发现，几乎每个人都有一些姿势异常的情况。

体式实验室观察

在瑜伽教师培训中，体式实验室是学习观察、研究以及与学员产生联系最有效的方法之一。这项练习的准备工作包括：提前阅读与目标体式有关的材料，了解它的基本解剖功能、顺位原则和精微能量，另外还要反复练习该瑜伽体式。基本的方法是分别观察 3~4 个示范学员——通常是瑜伽教师培训工作室的同伴——其所选体式的表达方式显示了学员通常在课堂上遇到的不同挑战：紧绷度、弱点、运动过度、不稳定性和错位等。步骤如下（这里我们以三角伸展式为例）：

· 尊重你自己对安全、舒适和尊敬的需求，而且支持每位学员使其在体式练习中感觉良好，并以一种感性但诚恳的态度进行评价。

· 要求一个示范学员进入该体式时，提醒他 / 她为了自身安全，可以在任何时间对体式进行调整或结束体式练习。最初，不要给予学员任何口头的提示，允许其通过自我引导进入该体式。

· 鼓励示范学员在任何自己感到有需要的时候，对左右两边进行动作转换。同时，只要觉得舒服，让其尽可能在任意一边保持的时间久一些。假如学员希望你对他们展示出来的姿势进行调整（例如过度伸展膝盖），那么就提示他 / 她倾向于以自己感到舒适的程度进行体式展示。

· 用大约 1 分钟的时间去观察该学员，绕着他 / 她走上一圈。记住，瑜伽体式不是理想的静止"姿势"，而是一种独特的表达方式。

· 你的主要观察点应该是瑜伽体式中的潜在风险。当你询问身体在体式中发生了什么的时候，也要询问示范学员在具体部位的感受如何。

现在，更加全面地观察示范学员对瑜伽体式的完整表达：

· 呼吸和一般的气氛：他 / 她是如何呼吸的？他 / 她看起来舒适吗？是否焦虑？是否平衡？是否稳定？是否放松？

· 双脚和脚踝：它们是否对齐？前脚是否向外旋 90 度？双脚是否看起来正在牢牢抓住地板？身体的重心放在了哪里——内侧的脚？外侧的脚？还是说重心是平衡的？脚趾头是轻轻地着地还是紧抓地板？足弓发生了什么样的变化？足底气锁看起来是否

被激活了？

· 膝盖：前腿膝盖是否与足中心对齐？膝盖是否过度弯曲和拉伸？膝盖骨是否被股四头肌主动抬起？后腿膝盖有没有弯曲或伸展过度？

· 骨盆：骨盆是前旋时向前倾斜，后旋时向后倾斜，还是接近中立位？他 / 她看起来是不是在把前腿的坐骨向后和向下拉，就好像在往后脚的脚跟方向拉？

· 脊柱：当脊柱从骨盆处伸展时，它在腰椎区域的什么位置？有没有过度向外侧弯曲？脊柱有没有出现任何的压迫感？你看到哪些曲线向上延伸到脊柱的胸段和颈段？

· 胸腔：前肋下部是向外突出还是向内软化？后肋是圆的吗？上肋突出吗？这些观察结果可以反映出脊柱的哪些情况？

· 胸部和锁骨：躯干是否在前腿上方笔直对齐，还是偏前倾？躯干是旋转打开，还是向外侧接触地面，抑或直接朝向地板？胸部有没有变得开阔？锁骨是否朝着相反方向展开？

· 肩膀、手臂、手掌和手指：肩胛骨是被下拉向后肋，还是朝上拉向双耳？下肩是前倾还是后倾？双臂有没有各自外伸分开与地板垂直？它们是完全伸展的吗？肘部是伸直、弯曲还是过度伸展的？手掌是否完全张开？手指是否完全伸展？

· 示范学员的能量在哪里？当他 / 她通过自身能量使自己做动作时，能量会在哪里表现出来？是从他 / 她的大腿骨向下一直到脚部进行强烈扎根？还是通过脊柱延长并向外一直到头顶？抑或是自心脏中心沿着其手指向外辐射？

　　如果您正在与其他老师或受训人员一起推动这一过程，那么现在正是针对观察结果实施特定口头提示和手动调整的适当时机。该进程应该包含提示的排序，以及如何将口头提示和手动提示结合在一起，并且于何处并以怎样的方式去实施你要表达的提示。在教师培训计划的整个过程中，这可以以循环方式进行，每个参与者轮流给出他或她认为最重要的提示，直到整个团队可以集体引导示范学员进入或结束体式。在对该练习进行任务报告时，先让示范人员讲述他或她的经历，然后再和另一个学员用同样的体式重复这个练习。

实践教学观察

引导式实践教学是所有教师培训计划的一个有效组成部分，也是学习在体式练习中观察和指导学员的一个重要部分。在训练过程中，你通常会教授越来越多类似的体式，然后是涉及不同体式的更复杂的序列，最后是一个完整的模拟课程。

开始时，一个参与者要教授另一个参与者一个单独的体式。接着来模拟一节真实的课堂，一个参与者扮演老师的角色，另一个扮演学员的角色。运用你所知道的提示（放弃那些你不懂的指令），引导你的学员进入该体式。进行与上述体式实验室观察相同的过程，不同之处在于，你现在正在一边观察一边提示。以纯粹的口头提示作为开始，当你对观察的同时给予口头提示这一进程感到越来越自如时，再开始进行展示练习，同时对你的同伴给予指导（我们在下面还会介绍展示练习）。不要紧张，慢慢来（同时尊重对方的需求）。留意你的同伴正在做的体式，根据你所看到和理解的体式原则给予口头提示。然后，开始编织语言和身体上的暗示，习惯于用你的身体暗示来表达鼓励。

当你从只能教授一个学员一个体式，进步到可以教授一个小组所有成员好几个体式时，要留心观察你的练习、提示和示范都发生了怎样的变化。现在，你将体验到，每位学员在做体式练习时与小组中其他学员都略有不同甚至差别很大。你可以利用这次机会去好好磨炼你的视觉观察能力。继续把最开始的注意力放在最具风险的身体部位上面，试着去排除这些风险，同时对自己组内其他成员可能发生的状况保持清醒的意识。

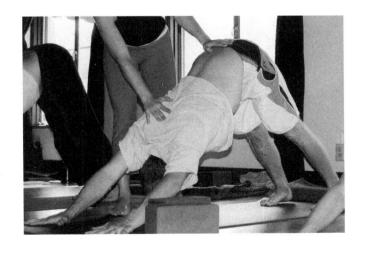

注意不要沉迷于某一位学员的体式动作，这样你将无法随时注意其他学员的情况，无法与他们保持应有的联系。在此，我们要开始进行个人注意力的练习——注意力集中的同时，也要扩展自己的意识——在瑜伽教学的过程中会有切实的好处。

当你进步到可以成为助教，或者能够独自进行瑜伽教学的时候，你的观察技巧也要随之加强。当你初次见到并问候一位新学员时，就可以立刻应用这些技巧。虽然不是运用上述的全面观察，但当你询问学员的背景时，还可借此留心观察该学员的自然体态。

在课程刚开始时就进行山式的练习，可以让你轻松地观察到学员们的基础姿势。然后，通过逐步增加体式练习来扩大你的观察范围。请注意，当学员进入更复杂的体式时，你在山式中观察到的倾向可能以更明显的形式表现出来。运用该观察结果去进一步提高你的理解力，使你更好地理解在一些更为基础的体式中可以看到的风险是如何在不同体式中变化增加的。在学习观察并与学员产生联系的整个过程中，要记住你是在教授瑜伽，而不是在试着让学员摆出各种姿势。要不断回想瑜伽的原则：将瑜伽看作一个练习的过程，而不仅仅是达成某种结果。试着把你面前的学员看作一个个独一无二且美丽的人。探索怎样分享自己的所见所闻，从而帮助学员更加容易且清晰地感受他/她自己的身体、呼吸和练习。记住"体式要舒适、稳定"这一原则。将它运用到自己身上，同时鼓励你的学员也遵循该原则。保持观察，保持呼吸，感受你的内心，并坚持练习你的观察技巧。

学习风格

教授体式的主要目的是让学员更清楚地认识和理解到，他们在发展一种可持续的个人练习，无论是在课堂上学习还是独立练习。但是，鉴于有许多不同的学习方式，那么相对地就需要不同的教学方法来对应指导。人们的学习方式与教育家霍华德·加德纳（Howard Gardner 1993）提到的"多元智能理论"密切相关，任意一堂课中学员的学习方式都千差万别。在瑜伽课程中，学习目标包括概念、情感、身体及形而上的因素，全方位的多元智能从中发挥着重要作用。与此同时，一个人还拥有超越其智力的力量——动机、个性、情感、身体健康和个人意志在塑造一个人学习的方式、地点和时间方面比特定的学习风格更重要。这表明，有效的瑜伽教学要求在与学员互动时应考虑到这些变量，同时依然要鉴别下面的学习风格：

- 视觉/空间上的：倾向于用图片来思考，需要生动的图像来进行信息记忆，强调每一个体式示范的重要性。
- 口头/语言的：趋向于用文字进行思考，而不是依赖于图片或高度发达的听觉功能。因此，要清晰地对每一个体式进行口头上的描述。
- 身体/肌肉运动知觉的：通过与周围空间的互动来处理和记忆信息，需要直接体验体式。
- 音乐/节奏上的：倾向在声音、节奏和形式上进行思考，而且还可能对周围环境里的声音产生高度的敏感性。学员可以在同自己呼吸的声音和节奏更加保持一致的过程中获得好处。他们也可以从切分课堂节奏的轻音乐中受益良多。

· 人与人之间的：试着从别人的角度看问题；运用口头和非口头的提示去打开并保持与他人之间的交流渠道；在学习过程中需要从老师那里感受到一种真实的存在感。

· 内心的：倾向于理解个人感受、梦想、人际关系、优点和缺点；当他们探索自己的练习时，也会因自己拥有更多的时间和空间去探索一个体式对自己的意义而收获良多。

声音和语言

你的声音和所使用的语言是最珍贵的教学工具。从脉轮的角度进行思考，声音通过喉轮得到表达，当身体向下扎根时喉轮打开，充满创造性的源泉也在此流动，意志中心既坚固又柔软，身心也会打开，同时思维也会变得清晰。因此，身为瑜伽老师，你的说话方式反映出你在自己的人生中所处的阶段以及所拥有的技巧和知识。以这一自然基础为根基，以下有几种声音要素需要考虑。

首先，你的声音应该足够清晰，以使每个人都能听到；但不能太大，以免影响学员对自身呼吸声的关注，或影响他们对安静空间的感觉。如果你选择在课堂上使用音乐，应把音乐的音量控制在低于你在课堂上自如地发出自己声音的程度。如果你的声音很柔和，或者你发现自己教的班级规模很大，可以考虑使用扩音器。

探索如何调整你的声音，以配合情绪或体式强度，而不是去诉诸单调的演讲技巧。你的声音应该随着课程进度而变化，在学员进行热身运动的时候，开始的声音应该是温和的。通过能量和活力的影响，声音逐渐柔缓地增强。当整个课堂的学员进入挺尸式的时候，练习的强度会减弱，进而老师的声音也应逐渐变得温和与安静。在一个恢复性课堂中，试着将音调保持在均衡的状态，以放松的语气鼓励学员放下一切烦恼。语句和语句之间的停顿时间要尽可能长，从而使学员能够体验安静的自由。

注意你说话的语气。试着录下并回听自己的一堂课，从而对自己的语调有清楚的认识。许多瑜伽老师都没有意识到，他们的声音其实是以某一种特定的方式发出的。话语由心说出，使你的技术性指导以平和的音调讲出，就好像是你正在和一位好友漫不经心地聊天一样。同时，把你的热情和灵感倾注到教学中去，借助你的声音气流，用自信和魄力去平衡这些品质。这种自信更倾向于把更多的爱和善意带入课堂，而不是严厉的权威。

语言本身对学员如何听到并理解你所说的话起着重要的作用。试着用简单易懂的语言清楚地描述你想表达的内容。使用直接、简单的语言通常比你从解剖学、生理学、瑜伽哲学和心理学习得的深奥术语更有效。在帮助学员理解的时候，以简明的方式给予学员指导，通常要比华丽的辞藻或是冗长的语句更加有效。假如你想让学员双脚并拢站在瑜伽垫前部，那么"请将你们的双脚并拢，站于瑜伽垫前部"这样的语句就足够满足需要了。把最初的提示集中于体式的基本要素上，当体式过渡和需要改进的时候，不要给出过于详尽的提示（依然要简明扼要）。

不同的措辞都或多或少地带有一定的分量。动词如"按压你的手指"或者是"深呼吸"，要比它们的名词形式更具命令性，而名词形式则更能鼓舞人心。一个比较柔和的指令会用到"感觉""允许"和"探索"这类措辞。一般来说，应试着在提示最重要的基本动作时，使用更有力的动作动词，然后使用更柔和的语言来提示改进和内在探索。

是否要在体式和练习的其他方面使用梵文术语，其实是个人选择。你或许会觉得梵文与你的学员产生不了共鸣，当然也可能会觉得用古老而传统的瑜伽语言来表达自己的观点时，梵文会给你的教学带来更深层次的真实感。如果你选择使用梵文的话，那么也要试着同时给出这些梵文对应的英文表达方式。例如，说"请为 Ardha Chandrasana（半月式）做准备"的时候，还要用英文"Half-Moon Pose"辅以解释。正因为一些梵文术语在瑜伽课堂中变得十分普遍，它们现在才得以收录到了英文词典中：Chaturanga（是四柱式"Chaturanga Dandasana"的缩写）肯定要比它的英译"Four-Limbed Staff Pose"更为大多数学员所熟知。就像教学的其他方面一样，试着去发现对于你自己和你的学员而言最为舒适的方式。

体式练习的基本要素

体式练习是一个带着持久的自由和完整感来活在当下的过程，它带来了一种充满活力、能量、喜悦的体验。作为一种自我转化的练习，瑜伽体式为我们提供了一套解开束缚的工具，这些结缠绕在我们的内心深处并形成了一种停滞的模式。乔尔·克雷莫（Joel Kramer 1980, 13）认为，这种艺术性练习"存在于去学习如何为身体的不同部位集中产生能量，存在于聆听身体传递的信息（反馈），而且还存在于屈服身体带领你到达的地方"。一方面，它是涉及身体精确度的练习；而另一方面，正如多纳·霍利曼（Dona Holleman 1999, 22）所解释的那样，它也有"诗意的一面，在这一过程中身体会失去它和周围空间之间清晰的分界线。并且体式也会成为统一区域的一部分，以及我们所有人类生命共同拥有的空间／时间连续体的一部分"。教授体式练习是引导学员拓宽瑜伽练习过程意识的一种方式。

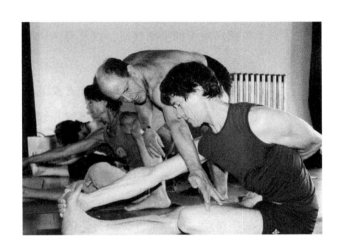

在对体式进行思考时，我们能够识别出许多重要的基本要素：着眼于当下、放松、呼吸、扎根、稳定、顺位、移动及能量的运用。但是，当对完整的练习进行表达的时候——也就是说，在做瑜伽的时候——这些要素是不可分离的，是整个实践的一部分。虽然瑜伽练习是进入这些特质的一项运动，但是我们也是以这些特质为开始，通过练习逐渐磨合并提高它们。

着眼于当下

在阿道司·赫胥黎（Aldous Huxley）的乌托邦小说《岛》（Island）中，经历了海难的记者威尔·法纳比（Will Farnaby）被冲到了小说中虚构的帕兰尼斯海岸，这个思维正处于混乱状态的西方人，完全没有意识到自己身处何方，更别说"哪些是什么"了。爬上荒岛上布满丛林的悬崖，"注意、注意"和"此时此地、孩子们、此时此地"的回音从四面八方传来。他经过冒险最后发现，这些声音其实是属于一个技巧熟练的热带鸟儿发出来的。这只热带鸟儿在唱诵帕拉王朝的坦陀罗–道教–佛教–生态学文化的核心祷文。

正如拉姆·达斯（Ram Dass）后来为一本 20 世纪 70 年代的畅销书命名的那样，"着眼于当下"是体式练习的起点，将一个人的注意力完全直接地集中在当下正在发生的事情上——此处、此身、此呼吸、此感觉。

放　松

许多瑜伽体式练习的强度看起来一点也不轻松，因为做某些体式或体式序列需要付出努力。这种努力和轻松通常表现为分离的而不是结合的，问题主要来自对放松和让身体完全瘫软无力的混淆。在体式练习中，放松意味着释放精神上的紧张，同时保持肌肉和能量功能的积极参与，以帮助维持顺位的完整性。在释放紧张情绪的过程中，学员能够以较强的意志力和决心进行瑜伽练习，同时将努力和放松结合在一起。这样会使其在体式练习的过程中，让身体以一种稳定的方式打开。

在身体意识的扩展和深化中将努力和放松相结合需要练习。关键是，在将意识带入整个身体的过程中，探索肌肉松弛的情况下是怎么支撑骨骼结构的。鼓励学员用他们在乌加依调息法中的平衡气流，以及身体情况如疼痛和颤动来作为反映紧张状况的晴雨表。你可以引导学员进入"发挥优势"的过程，下面会就此进行探讨。因为这偏向于对表层的肌肉产生强烈作用，最接近和最能支撑关节的深层肌肉相应地并不参与运动。利用呼吸将意识带入身体的更深处，学员便可以开始去感受他们如何做才能激活深层肌肉，同时允许表层肌肉释放不必要的紧张。从激活深层肌肉到激活皮肤表面，都要拓展学员的意识。随着意识从活跃的深层肌肉扩展到皮肤表面，学员将会开始感受他们在不同程度的身体参与下进行练习的方式，即在尽可能地努力进行高强度练习的同时还要尽可能地保持放松。引导你的学员产生由内而外扩展身体的感觉，培养空间意识、率性及透明感，它们可以让能量自由流动。

呼　吸

有意识的呼吸是体式练习中最重要的部分，同时也是最难以捉摸的部分。呼吸为我们的体式练习提供了"燃料"并引导我们的练习，但它也倾向于从我们的意识中消失，特别是在其他事情发生的时候，包括失去注意力和让注意力从此时此地转移开的自然趋势中。考虑到帕坦伽利将体式定义为"舒适、稳定的动作"（sthira sukham asanam）及他对"努力"（prayatna）一词的使用，我们能够在《瑜伽经》中看到在体式练习中对呼吸的强调。但正如斯里瓦萨·拉马斯瓦米（Srivatsa Ramaswami 2000, 95–96）所指出的那样，努力有三种类型，其中一种就是"jivana prayatna"，主要指"个人为了维持生命或者更为确切地说——呼吸——所做出的努力"。重点是通过呼吸的稳定和放松来探索体式练习，不断地将呼吸与身心连接起来。

扎根：通过能量线进行着地和辐射

当漫不经心地站着或坐着的时候，身体趋向于和地面被动地连接。其结果是身体向内塌陷，随着身体的下沉和下垂，每个关节都在收缩。但当你有意识地扎根于地板上的任何位置时，即刻产生的效果就是在身体里创造出了空间。多纳·霍利曼（Dona Holleman 1999, 26）将扎根与伸展之间的关系称为"回弹效应"，这是"法向力"[1]的一种表达式，可以通过牛顿第三运动定律来进行解释：每一个作用力都有一个大小相等且

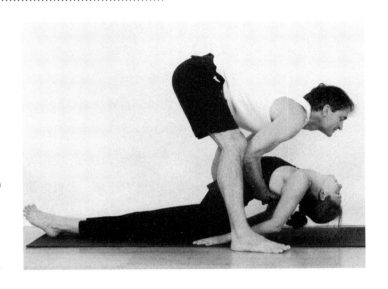

方向相反的反作用力。当你通过有意识的肌肉运动来施加力量时——比如在站立时借助双脚牢牢下压并紧贴地板——上拉身体的"大小相等方向相反的反作用力"也会出现。强调在发现每个体式的基本要素过程中对意识的应用，瑜伽老师查克·米勒称其为寻找每个动作起源的意图。在扎根的过程中，我们自然地刺激肌肉的参与，并通过关节——尤其是脊柱来显示空间，创造结构稳定和轻松的基础，随着学员进入越来越高级的体式，这一点变得越来越重要。[2]在不同的体式中，具体要点也会有所不同，但在此基础上来探索练习，便能将其始终贯穿于所有体式。

在维持最初根基的同时，学员们可以有意识地运用乔尔·克莱默（Joel Kramer 1980, 19）创造的"能量线"理论，在体式中进一步找到稳定感和舒适感。[3]将有意识的努力带入贯穿身体的神经肌肉的辐射（或者是"气流"，用克莱默的话来说）效应中，来创造能量线。通过从核心向外缘的辐射，这些能量线可以由内到外向各个方向扩展你的身体，产生空间感的同时也能维持将身体肌肉系统拉向骨骼结构所产生的稳定性。[4]有意识地将能量线通过身体进行运转，是强化扎根和伸展原则的一种方式。这种方法可以被学员们广泛地应用于探索他们个人练习中适当的强度水平，听取身体-呼吸-精神的反馈，获得关于何时、何地及以怎样的强度将能量遍布他们的全身的提示信息。要提醒学员，他们在一个体式中"走得有多远"并不重要；重要的是专注于如何做，并且要在探索体式的相对强度时培养稳定和放松，这既是基础也是扩展。

对齐进入平衡和谐的空间

在第七章中，我们将会仔细研究个别体式的具体对齐法则。在本章中，我们将考虑适用于指导所有体式中保持对齐的一般法则，正如本书所强调的那样，这些法则不是机械性假设的，而是涉及平衡整合的一个有意识的过程。当你可以教授学员技巧并给他们提供个别体式中的合理的生物力学对齐法则且结合一定的运动学原理时，学员将通过他们的个人实践开始感受并发展平衡整合。在指导过程中，要意识到，学员身体的复杂性和多样性需要改进，在这些改进中个体差异往往比应用统一的法则更为重要。与其将这看作是一种深化复杂性的练习，不如把它看作是一种提炼简单性的练习。在这种实践中，学员会意识到稳定和放松，而这种感觉围绕着他们以心脏为中心的意图和呼吸的完整性而形成。

通过运用着地-辐射、扎根-拉伸及上面讨论到的能量线这些概念，我们可以分辨出身体向相反方向运动的几个动作。这不仅是体式基础和进阶的基本部分，同时也能创造空间，减轻关节压力，并使得灵性能量更加自由和有意识地运动。反向动作或者说双重运动通过相关的指令引导，这些指令可以提示学员进入一种可以在体内产生平衡、稳定和统一的对齐状态。这些反向的动作，包括前-后、上-下、内-外、左-右及中心-外围，[5] 它们是每一个瑜伽体式和动作的基本要素，将整个身体整合在每个体式中，而不是以一系列动作碎片的形式去进行身体体验（可参照表6-2）。

为了支持在身体内培养统一的过程，你的对齐指令应该从围绕体式的外在形式开始，你可以根据对功能解剖学的理解，阐述这个体式的生物力学方面的相关知识。这些初期指令使得学员的身躯在体式中形成基础姿势，从而创造了初始空间，这样他们就可以被提示去探索内在的一致性，在他们的身体、呼吸和心灵的体验中创造更深层次的和谐。

表 6–1 扎根和伸展

根基	原则和口头提示	体式范例
双手	· 当掌心置于地板的时候，引导学员将自己的手指以舒适的姿态尽可能张开。拇指不必张太宽（大概比最大值的 1/3 还要小），以保护拇指和食指之间的掌心空间不受伤害[*]	下犬式
	· 学员要牢牢向下扎根，从掌心通过每根手指以及拇指的指关节和指尖进行向外辐射，直达所有指关节、掌心的整个跨度，以及每根手指和大拇指的整个长度	手倒立式
	· 从这一向下扎根开始，引导学员产生一种将能量由手掌内侧穿过内手腕再向上通过双臂和肩膀的感觉[**]	四柱式
	· 将食指和拇指的指间关节进行扎根是极为重要的，目的是平衡遍布整个手掌的压力，并产生稳定平衡的基础，以及手腕之间的空间	
双脚	· 借助每只脚的"四个转角"来平衡受力	所有的站立体式
	· 将脚向下扎根于脚踝内侧，将其完全唤醒，并抬起内弓和脚踝	
	· 将脚趾外展分开，并向下压，不要在地板上贴牢	
坐骨	· 在所有的坐姿中，最主要的初期动作是向下牢牢扎根到坐骨，强调坐骨的前部更加向下扎根，作为培养骨盆中立位的一种方法	山式
	· 不要将臀部的肉远离坐骨[***]	
	· 创造将坐骨拉向彼此的微妙感觉，从而刺激腓骨横肌的轻微收缩，进而唤醒会阴收束法	加强背部伸展式
	· 试着在向前折叠和／或扭转的时候，保持坐骨和地面的连接	
双腿	· 当双腿伸直的时候，将最有力的那根能量线从股骨顶部向下拉，通过双腿、脚踝和脚后跟的中心。不管是坐着还是站立，也不管是双腿并拢（像山式中那样）还是分开（像双角式中那样），都要这样做	手杖式
	· 制造将腿部肌肉拉向腿骨的感觉，同时将内侧大腿向下或向后拉（如果在站立体式中则是内旋）	束角式
手臂	· 肩胛骨远离脊柱而螺旋上升，同时向下扎根倚靠后肋骨，使双臂和躯干合为一体	下犬式
	· 从臂骨顶端向外有力地扩展，通过手臂、肘部和手腕向内进入双手，并向外通过手指	手倒立式
	· 将手臂的肌肉组织均衡地拉向骨头，尽力将能量上拉通过手臂	
头	· 头部向下保持颈椎的自然曲率，将头顶牢牢地压向地板，不要磨到头部	头倒立式

* 拇指尽可能向外伸展，通常会使拇指和食指之间的鱼际间隙的屈肌肌腱和第一蚓状肌紧张。——作者注

** 霍利曼（1999，44）提供了有关手印的详细讨论。——作者注

*** 把臀部抬起的指令极为常见，这确实会产生一种更强烈的坐骨向下扎根的感觉，但在所有的前弯体式中，这都是以明显更大的拉伤腘绳肌的风险为代价的，腘绳肌的附着物在坐骨（坐骨结节）。正是这些附着物撕裂了腘绳肌，使其最容易被撕裂。使肌肉保持在其自然的位置可以将伸展更多地引导到腘绳肌本体中，而不会影响坐骨在地板上的扎根。——作者注

能量意识

当学员探索和发现身体-精神的动态对称时，稳定和平衡身体可以带来自然的、深层次的放松。这里，我们要鼓励学员去感知他们怎样做才能使自己完全沉浸在体式练习中，同时还要尽可能地保持放松。在每个体式呈现给学生的独特方式中，通过强烈但简单又轻柔的练习来稳定身体，就能越来越多地产生一种毫不费力的轻松感。逐步进入轻松自在的状态，鼓励学员通过整个身体调整更微妙的能量流动。根据体式，你可以提示学员把这种意识带到身体的不同部位，这些部位往往表现为保持不变或紧张，或趋向于不同的脉轮，或作为一种微妙能量本身的表达而存在的整体体验。

串联体式：进入同步

当身体、呼吸和思想的连续能量流有意识地得到同步、精炼和统一时，瑜伽体式练习就变成了一种动作冥想练习。这就是串联体式的艺术，在第二章的流瑜伽流派总结中首次进行了串联体式的介绍。我们需要注意的是，"vinyasa"一词的意思是"以特殊的方式放置"（源自"nyasa"，意为"安放、摆设"，而前缀"vi"的意思则是"以一种特殊方式"）。体式练习的这一方面可以应用于每一个流派和形式的哈他瑜伽中，例如在艾扬格瑜伽和阴

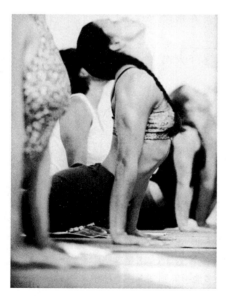

瑜伽中它可能是相对"静止"的统一体，而在阿斯汤加瑜伽和串联体式流瑜伽中则是"流"的形式。它表现在一个相对静止的体式中，也表现在从一个体式到另一个体式的流动中。

有时学员可能产生误解，单纯认为瑜伽是一种进入静止的练习。然而，在体式练习的语境中，我们总是在运动，即使是在保持体式时：呼吸在流动，心脏在跳动。事实上，人类所有的自然生理学过程都在运动，尽管有时候会放慢速度。当学员在体式练习中打开他们对这一自然流动的认知时，便可以制造一个精神、身体、情感和心灵上的空间，从而让身体-精神更加轻松地进入静止，进而强调瑜伽作为精神觉醒、统一和幸福的实践的深化体验。

在体式练习中，串联体式的本质特征是体式内部和体式之间的气-身-心的精确同步。保持呼吸的流动，有意识地随着吸气或呼气进入和离开每个体

式（每一个体式的完成都伴随着每一个呼吸周期的完成），从而创造一个不间断的体式"曼陀罗"，围绕着连续、有节奏的呼吸而流动。我们将在本章的后面了解到，这就形成了一个清晰的指导学员进行体式练习的口头提示模式，因为每个动作提示都与呼吸阶段相关联。在下一章的体式讲解中，我们还会回到呼吸－动作的提示和转换上来。

表 6-2　平衡顺位提示

反向平衡	统一口头提示	体式范例
前－后		
双脚	借助你的脚后跟和脚掌均衡扎根	所有的站立体式
小腿	将你的小腿向后拉，然后朝着脚后跟放松小腿	所有的站立体式
膝盖	让股四头肌参与进来，抬起你的膝盖骨，同时伸展膝盖的背面	山式
大腿	将大腿的顶部向后压，均匀拉伸腘绳肌	三角伸展式
骨盆	将你的耻骨向后、向上拉，同时让尾骨向后、向下 抬起你的髋部前侧，使其远离前腿，同时轻微地把下腹和骶骨拉在一起	下犬式 战士一式
脊柱	扩张你的后肋下部，同时允许你的前肋下部轻轻收进来	战士二式
肩膀	让肩胛骨于后背处向下放松，同时展开你的锁骨	山式
颈部/头部	将你的下巴轻微向前、向下、向内拉，同时伸展整个颈部后侧	下犬式
上－下		
足底气锁/会阴收束	借助双脚均衡扎根，同时抬起你的足内弓将大腿内侧后旋。同时把坐骨拉向彼此，并通过会阴收束法，将骨盆前部稳定抬升	所有站立体式 所有倒立体式 所有后弯体式
双脚/髋部	从你的股骨顶部向下，通过双脚向地面扎根，同时使用足底气锁，将你腿上的肌肉能量拉进和拉出	加强侧伸展式
骨盆/脊柱	保持骨盆中立位和会阴收束的感觉，精力充沛地挺直腰板	幻椅式
肩膀/手指	轻轻地把肩胛骨贴在后背的肋骨上，从手臂和指尖向外伸展	手臂上举式
会阴收束法/上颚	注意在会阴收束法中，你会感受到能量通过你的脊柱上升。同时也会轻微借力上抬，并伸展你的上颚	莲花式

续表

反向平衡	统一口头提示	体式范例
会阴收束法/头顶	保持会阴束法，从脊柱的根基开始借助你的头顶向外拉长	手杖式
足底气锁/头顶	和大地接触，感受双脚及内弓的唤醒，它们作为能量向上的源泉，通过身体的中间并经由你的头顶向外发散	山式
内部 – 外部		
双脚	当在后脚的外侧进行扎根的时候，通过脚掌保持着地	三角伸展式
脚踝	使内侧脚踝和外侧脚踝保持水平，并应置于脚和腿的中心	所有站立体式
膝盖	通过髋部和大腿内侧进行放松，弯曲膝盖，双脚并拢，同时通过膝盖的内侧和外侧保持均衡的压力感	束角式
双腿	培养足底气锁，将大腿内侧后旋，同时将小腿有力地拉向彼此	山式
骨盆	将大腿内侧后旋，在你的骶骨处产生一定的空间。将髋部外侧朝着身体核心内拉，感受会阴抬起的增强	山式 手杖式 上弓式
脊柱	练习会阴收束法，观察并有意识地感受将能量拉入脊柱核心的感觉，同时通过躯干的两侧由脊柱向外辐射	所有体式
双肩	将你的肩胛骨拉向后肋，从脊柱处外旋肩胛骨	下犬式
双臂	旋转前臂内侧，使其面向地板。同时借助手指和整个手掌牢牢扎根。从脊柱处外旋肩胛骨，就好像将手臂的肱三头肌向外、向下绕向地板	下犬式

　　串联体式过程应以乌加依调息法的稳定流动为中心。不管是从一个体式过渡到另一个体式，还是去探索一个体式的相对静止，都要引导学员围绕着呼吸的节奏和完整性，来调整他们的身体运动。每一次呼吸都是在呼与吸之内和之间的串联。练习的整个过程中都要进行有意识的呼吸，每一次吸气和呼气都要产生一种新的空间，以探索呼吸与身体、呼吸与精神，以及身体与精神之间的关系。以呼吸为主，鼓励学员适应和调整身体的运动，使呼吸顺畅稳定地流动，当体式围绕呼吸的完整性形成时，我们就能将呼吸与身心连接起来。

　　在整个体式练习的过程中，都要着眼于当下。串联体式也会调用之前产生的动作，就像它预测接下来会发生什么一样。因此，串联体式的练习方面其实是形成一种关系，在这一关系中体式被无缝地连接在一起，形成一组完整连贯的序列，组合成一组相互关联的体式。一个串联体式会引起另一个串联体式，然后再一个引起另一个，从而产生一个完整的练习。一个序列是由串联体式的基本原理（参见第十章）来决定，实际的排序因课程设置有所差异，将序列组合在一起也就形成一个完整的课程。

体式指导

　　瑜伽教学的关键问题和挑战在于，体式练习的本质机制是纯粹内在的，并且对瑜伽老师来说在很大程度上是不可见的。学员在进行某一体式时的感受是老师构建教学模式及完善教学的主要源泉。老师在体式中探索教学最终还是要依赖于感觉、反思、行为等内在机制，包括欲念、注意力、呼吸、身体及其弹簧运动和杠杆运动。因此，作为老师，你的角色带有一定的局限性，因为这一切都依赖于你是否有能力去清楚、明确地指导学员如何呼吸、如何顺位、如何精神抖擞地练习、如何变化和改进、如何使用辅具，以及如何应对风险并掌握技巧，以便在每个体式和转换中寻求更多的放松和稳定。由于每个学员之间的差异，你授课的有效性取决于你是否有能力既为全班提供一般性的指导，又能够针对不同学员的个人特点提出有针对性的建议。在学员进行体式练习的过程中，你应首先能够看到、听到这些——包括学员应对顺位的挑战、稳定和放松的能力、注意力等，其次根据你自己的理解能够将它们合理有效地联系起来，具备这些能力是你成功、有效地指导学员进行体式练习的关键。

　　基于这个现实，细致而系统地教授瑜伽是十分重要的。首先，你应看到自己个人能力的所长与不足，并尽全力把从以往经验里获得的知识教授给学员。进行体式指导前，你应该知道你要教什么及如何去教，这包括基本的顺位原理、动态动作，逐步给学员提供出入体式的口头提示、示范方法、体式替代形式、手动提示，以及学员安全地深入探索体式的辅具支持。将你多年的练习、深入的学习、教师培训、实习及教学实践聚集在一起，与你的个人实践相结合，转移到你的教学"调色盘"中。

　　在教授学员瑜伽体式之前，先教自己。重复进行每一种体式练习，以检测你认为自己已经掌握了的东西，并以自己的理解作为动作展示的基本原则。然后对一系列体式做同样的练习，尝试不同的体式顺序和转换方式的效果。将所有这些带到你的课堂中去，然后亲力亲为，默念口头提示，从而锻炼并提升你面向全班进行宣讲的能力。你可以依循这些步骤给你的家人朋友试讲，并不断练习，从而使你的知识技能得到提升。反复思考什么对你来说是容易的，什么是不易的，不断整合更多的知识并融入实践中。通过实践，找到并且重视最具挑战性的体式以及那些在你整个教学生涯中看起来最难解释的问题，由此不断提升你的知识技能。

位置和示范

　　前面已经讨论过如何开始你的课程，其中包括进行体式示范时在教室中的位置。示范是老师教学和学员学习过程中十分重要的环节，特别是对于那些更多以视觉为导向进行学习的学员。下面是示范的两种基本方式：

- 流动型示范：在这个示范方式中，你可以一边讲解，一边和助教一起做示范，给学员现场演示你所要求的动作，同时要求学员边听边做。理想状态下，你应与全班学员面对面，使所有学员都能看到你。然后示范动作，就好像师生在照镜子一样（也就是说，你要求学员"伸右脚"的同时，自己要伸左脚）。这项技能对于流动型课堂来说是十分重要的，适用于所有流派风格的哈他瑜伽，它能让所有学员在不中断自己练习的同时去观摩所要求的体式动作。
- 集聚型示范：在这一示范方式中，你要暂停手中的一切动作流程，召集学员围在你或助教的周围来观摩体式动作。这有助于你给学员讲述体式动作的细节性问题，同时使学员能更近距离观察你示范和讲解的各种动作问题。

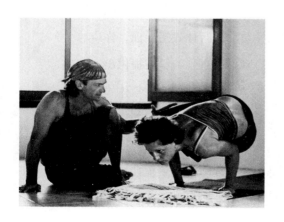

　　一般来说，流动型示范可用于在整个课程中形象化地向学员展示每个瑜伽体式的初始动作。根据班级的具体情况（主要是根据课堂进度的稳定性和学员对体式掌握的熟练程度），你可以调整在初次视觉指导上投入时间的多少。对于课程进度较慢的初级班，可以放慢体式示范速度，更多强调体式的校准和风险的降低。对于高级课程，你可以在一次呼吸的时间内进行视觉演示，然后在开始走动并观察学员的练习时，指导学员保持体式。

尽量保证你自己处在全班所有学员都能看到的位置，开始可以在瑜伽垫上，但是无论你的视线在哪，整个班级里学员的视线都是开放的（详见第五章有关空间位置的讨论）。从第一个体式开始，准确地向学员展示他们需要做的动作。例如你说："双脚于垫子前端并拢，请将双手合十置于胸前。"当你说这些话的时候，要以一种稍微戏剧化的方式来做，这样才能抓住学员的注意力，有效地传达你要他们做的事情，把语言上的暗示和你的身体动作相匹配。当课程进行到更复杂的体式，继续展示如何进入每个体式，强调呼吸如何开始并引导身体的运动。

瑜伽工坊是你最有可能进行细致的集聚型示范的地方，你可以时不时停下来聚焦单一体式或者为数不多的几种体式，这对学员的练习是十分有益的。[6] 当实施集聚型示范时，请做到以下几点：

· 将位置选定在教室中央，并聚集所有学员来观摩。

· 鼓励学员在观摩期间变换位置，这样他们能够从不同的角度观察动作示范。

· 解释每一步你将要做什么，简要示范最终的动作姿势或简短组合。举例来说，示范从支撑头倒立二式到起重机式的过渡时，要想到四肢（讨论手腕），头置于地板上（讨论头的位置要与颈和肩对齐），慢慢将脚收回（讨论支撑和脊柱的变化），舒展双腿并越过头顶，进入支撑头倒立二式（提供替代方式，包括单腿、屈膝、双腿同时），将膝盖拉到肩膀上（强调重心和腰部），抬升身体进入起重机式（突出转移重量、足底气锁及会阴收束），重置头部放于地板（头再次与脖子对齐），返回支撑头倒立二式（强调腰部和颈部）并收回四肢或返回婴儿式。

· 重复同样的示范过程，这一次主要是详细解释位置顺位、动态动作、改进、变化及辅具的使用。语言表述要尽可能清晰，留下体式中的精髓，并就每个体式给出三四个要点。

· 特别需要清楚展示的是，身体在过渡到体式、保持体式和伸展体式时的渐进和连续的动作（所有这些都将在下面继续讨论）。

· 示范结束后，提出问题。询问学员是否有不清楚或不明白的地方。还可以就一些关于体式具体方面的问题进一步提问，包括体式的转入和转出。

·当学员们分别回到自己的瑜伽垫上之后，按照相同的步骤顺序进行指导，同时在整个教室内巡回观察，提供一些个性化的支持与指导。

体式过渡

时常提示学员保持在当下、呼吸、放松，通过简要介绍每个体式的基础入门知识来开启你的体式教学。这包括进入体式前身体部位的初始对齐，重点应放在：（1）与地面联系最紧密的部位；（2）与脊柱和任何相关风险最直接相关的部位。由此开始，给学员解释其他一些体式要素，同时逐步把学员引入体式。根据哈他瑜伽的不同风格及每个班级的不同水平和练习目标，过渡的方式也大不相同。例如：在艾扬格瑜伽中，站立体式是逐渐从山式过渡而来的；而在能量流导向如串联体式中，大多数站立体式是从下犬式过渡而来，或者直接从另一个站立体式过渡而来。

给学员充足的时间，让他们清楚地理解每个体式，这将有助于确保每个学员都能理解你在思想和身体两方面的指导。你充分的耐心和清晰的言词会让学员在进行各种体式要素的学习时更加舒适。通过鼓励学员进行有意识的体式过渡，他们会更加深刻地认识到专注于当下的重要性，并付诸行动。更有意识性的过渡，对于学员的探索学习而言会更安全，同时也能改进学员的体式练习。

改进体式：个性化教学

随着每一次呼吸，体式都鲜活有力并不断发展。学员不断地调整在体式中的感受，这也有助于进行不断探索以深化自身经验——拉伸程度、用力程度、简单平衡的培养、以不同方式触及身体的不同部位、平复呼吸、有意识唤醒并运用能量、打开心灵世界更敏锐的感知力。学员在自己的个人实践中，可能会面对所有此类要素，来练习制感和专注。

作为老师，你应该根据你的观察给出具体的调整建议，以此为指导鼓励并引导学员进行自我反思，同时帮助学员改进。确实，你的指导和改进（包括调整）要在你初次指导学员进入体式时开始，口头提示部分源于你对学员动作的观察。一旦学员进入某一体式，你将会有更多新的见解，这有助于进行更具体的指导——始于敏锐、欣赏、系统性的观察。从体式基本的初始设置开始，你的口头提示将越来越多地反映你对整个班级和学员个体的观察，因为你的教授对象也正是你的观察对象。

现在，你可以将本章前面讨论过的技巧应用到实际的课堂中去了。在引导学员进入体式之后，停下来观察他们实际上在做什么。注意力、理解力、身体智能，肌肉的力量和灵活度、骨骼结构及一些其他因素会造成学员在体式练习中表现出较大的差异性。仔细观察，你看到了什么？观察一个学员要全面，从他/她的基础到脊柱、呼吸、面部和四肢，要从不同的角度观察其正面、背面、不同侧面以分辨出从哪边看的差异多，哪边少。姿态是否稳定？是否放松？呼吸如何？面部是否紧张？眼神是温柔聚光还是生硬涣散？是偶尔进行大

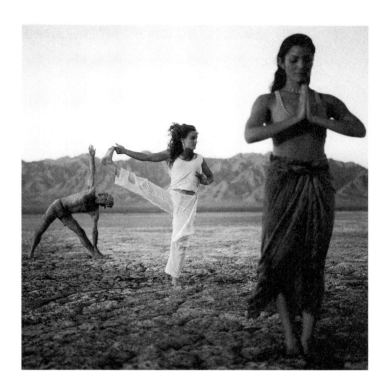

的体式调整还是进行与呼吸同步的小调整？你的总体印象如何？你首先注意到的是什么，尤其是关于体式中最危险的事？你认为哪些简单的少许改进会有助于学员在体式练习中产生稳定、放松、平衡和快乐之感？他/她是否已经遵循指示来校准顺位？是否有意识地着地和伸展？在体式练习中积极地使用了身体的哪些部位？他/她会从努力创造更多的稳定、轻松和空间中受益吗？

根据你的观察，给出更加具体的指示。要给整个班级清晰的指导，而不是对某个学员或某类学员进行特殊指导。例如在三角式中，一些学员总是喜欢过度伸展前膝，这时你可以劝诫全班："大腿发力，慢慢向下，让脚着地，唤醒腿部肌肉力量，活动四肢并去感受膝盖骨的提升。"对于过度伸展自己膝盖的学员，可以强调："如果你总是想要过度伸展膝盖，可以稍微弯曲膝盖并保持这种姿势，同时活动四肢。"如果有必要给某个学员具体指导，可以直接走到他/她的身边进行单独指导（通过观察、口头提示、身体提示、辅具支持），或者直接点出某个学员的名字来进行指导，确保指导的针对性。理想状态下，你应悄悄给予某个学员更具针对性的指导。

当体式练习进行较长一段时间时，你可以引入各种指导来提示学员进行更深入的精进。在第七章，我们将会介绍引导学员进行体式改进的具体方法，包括动作改编、辅具的使用

等，使学员适应身体极限并缓解伤痛，同时进行更具有挑战性的动作探索。是以下一些示例，以每个班级都准备好进行更深入的探索，并且每个学员的动作也已完成改进和调整为前提。

表 6-3　深化指令提示的范例

山式	保持足底气锁，感觉大腿内侧的觉醒，稍微后旋，从那里你会感觉到你的坐骨轻轻靠拢在一起。当你逐渐轻轻地抬起会阴时，将唤醒会阴的收束之感，从盆底向上有力地提起能量，穿过脊柱，伸展到心脏中心，并通过头顶向外延伸
站立前屈伸展式	双脚着地站立，感受双腿支撑地面的回弹效果，同时感受坐骨向上伸展。现在试着去创造一种使耻骨向上、向外倾斜，同时将肚脐向心脏伸展，也使心脏向下伸展的感觉
上犬式	吸气进入上犬式，感到自己在推动脊柱向胸腔靠近，上抬并伸展锁骨，同时下拉肩胛骨使其倚向髋部；呼气，提拉腹部以抬起髋部，然后由耻骨牵拉身体，再次回归下犬式，让你的耻骨起主导作用
下犬式	牢牢下压手掌和手指，充分收紧你的双腿，用力向后压紧大腿骨顶部，以尽可能伸展自身脊柱
战士一式	保持后脚的外缘牢牢扎根，尽量保持骨盆中立的感觉，同时强劲地将后腿的大腿内侧后旋。感受这个坚实的基础使你的下背部更加开放，有意识地通过脊柱逐步地呼吸。轻轻将你的下肋前部收进，以帮助保持脊柱的自然弯曲状态，同时通过你的手臂和指尖有力地向上和向后伸展
战士二式	双脚保持不动，并想象你的垫子上覆盖着温热的蜂蜜和黄油。如何保持稳定？这就要更加注意你的双脚。通过一个有活力的动作使双脚拉向彼此，但并不发生真正的移动。感受这一动作充分地激活了你腿部内侧的肌肉，此时应感觉到了一种更为自然和充分的觉醒。在呼吸的同时，通过讲能量贯穿脊柱和心脏中心来创造更多空间，与此同时，唤起能量并使其从脚趾一直贯穿至天顶处
半月式	探索身体如何弯曲成半月，请先将身体保持现状，或者注意在右髋部顶端旋转左髋，在左手向后扣左脚时尽量少做改变。尊重自己的意愿，呵护自己的腰部，探索如何将脚从髋部拉回。或者，如果你的髋部和肩膀足够灵活，也可以尝试以蛙式（青蛙姿势）：将手置于脚上，然后扳着左脚靠向左髋，看看你是否能用同一只手夹紧你的左髋。如果这些对你来说很容易，并且你也能保持稳定，那么开始尝试用双手握住那只脚，同时保持你站立的那条腿的平衡
头倒立一式	腹部放松，使其感受光线，并随着每次呼吸微微起伏，去感受稳定和空间感渗透并贯穿你的骨盆和脊柱。保持这种意识、稳定性和空间感，开始慢慢向下半蹲，同时使能量贯穿你的双腿和前脚掌。只有你情绪稳定且不紧张时，才能走得更远。在双腿向上抬起超过头顶之前，尝试保持多至五次的呼吸，然后慢慢将腿向上抬起，所有伸展由头顶开始，贯穿脊柱，延伸至双脚

速度和体式保持

哈他瑜伽没有所谓正确的速度，针对每个体式间应该保持的时长或者应该过渡的时长，也没有确切的规定。然而，速度和时长却是瑜伽练习中需要重点考虑的因素，它给予每个课程固有的特色，并赋予了它或多或少的准入标准和挑战性。虽然在瑜伽练习过程中，我们最终想要达成的是跟随内心发展一种个人实践，但对于所有的瑜伽课程来说，速度和时长仍然是最重要的两个特质。

许多年前，我曾感到过时间冲突的压力，在一个多小时的时间内快速完成了第二套阿斯汤加串联体式练习，我感到呼吸急促，一些体式的保持时间少于传统的五次呼吸。通常我会花两个小时来做同样的体式。第二天，老师点评了我的速度，并建议我可以尝试挑战另一个极端练习。于是，我花了三个多小时做同样的体式，尽可能延长自己的呼吸，并使体式保持得比平时更久。前后这两种练习之间的差异给我留下了深刻的印象，在我的练习中播下了另一颗快乐的种子，这颗种子开花结果，让我更深入地致力于瑜伽探索，用开放的思维和富有直觉的身体，而不是总是追随自己的先入之见。

"速度"是指一个课程中的时间进度及练习强度，包括体式之间的时间和活动。在如阿汤斯加瑜伽这种风格的哈他瑜伽中，速度部分取决于瑜伽练习的具体结构：每一次呼吸都与出入体式的运动有关，大多数体式需要保持五个节拍的呼吸过程，而且许多体式由一个串联体式序列相连，其中包括由基本坐姿努力上抬并由天平式和秋千式过渡到四柱式，再到上犬式和下犬式，然后回归基本坐姿，准备或直接进入下一个体式。这是一种非常剧烈的、基本上不会停歇的练习，且在体式中和体式间转换时需要结合乌加依调息法，直到进入挺尸式才能休息。而在复元类课堂上，你可以在 90 分钟内做 5~6 个体式，重点是深度放松和融合。因此在调整课堂节奏时，有几个因素需要考虑。

· 基本注意事项：从基本要素入手，保持呼吸，放松，要慢到足以保持这些要素的完整性。对于初学者和基础课程，进一步放慢脚步，给予学员更多时间进行探索和提问，并让他们感受每种体式的效果。初学阶段的学员也可以通过两次或两次以上的呼吸来完成通常通过一次呼吸完成的动作。在入门课程中，进度则更慢，课堂经常要停顿来评估理解和激励学员发问。在教授经验丰富的学员及流动课程导向的班级时，节奏可以稍微快一些，但速度要足够慢，以便在耗能更大的动作中鼓励学员专注，扩展呼吸，保持稳定性和舒适感。

· 班级定义：在时间表上，如果一个班级被描述为"一级柔和流程"，这意味着比"三级力量瑜伽"的节奏要慢。更基础的课程也可以安排成更短的时间，可能是 1 个小时，而不是 1.5~2 个小时。

· 学员能力：面对更多经验丰富的学员，要让其逐渐保持稳定的节奏，避免在体式顺序之间出现中断。然而，即使是最有经验的学员，你也可以通过提供暂停、感受、反思、更新意图和感受经验的充分融合时刻，为其深化实践创造空间。请注意，老师和学员之间常见的误解是，错误地把快节奏在某种程度上等同于更具挑战性和"进阶性"。缓慢移动并保持有意识的、顺畅且自在的呼吸，其实在身体上（还有精神和情绪上）是具有更大挑战性的，其挑战远胜于那些快节奏型的"瑜伽机器"类班级。鼓励所有学员保持自己气息的稳定，这比直接进入体式更重要；鼓励他们要随着自己的动作呼吸，而不是随着你的口令呼吸，让他们根据自己的需要尽可能多地呼吸，以便安全且舒适地过渡到下一个体式。

· 课堂主题：如果你在夏至时节正在教授一门打开心扉的强化课，这意味着你的课可以持续不断地给学员带来温暖，因为你依次给学员提供了机会以打开四肢、髋部屈肌、脊柱及肩胛带。更注重于打开心扉的冬至班则可以更加缓慢地进行动作，更多地利用深度释放，而不是依靠内部温暖，为身体的扩张后弯做准备。

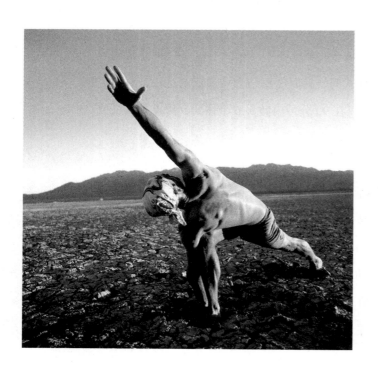

· 时间限制：许多健身房提供的课程都安排在 1 个小时之内。在这种情况下，你可以减少体式指导或增加节奏训练。这些都是提供"家庭作业"的课程，以鼓励学员在课外进行特定序列的练习。无论你是否有时间，务必确保节奏对于你和学员而言是适中的。通常，还需要腾出 5 分钟的时间练习瑜伽放松术。

"持续时间"是指体式保持的时间长度和能量强度。与速度一样，在一些哈他瑜伽中对时距有一些约定俗成的规定，包括艾扬格瑜伽，它通常会给出特定的几秒钟或几分钟来保持体式。持续时间的影响不可避免地与所持体式中的有意行为交织在一起，包括主动或被动能量参与的相对程度，以及这些能量参与在体式中有意识地指向何处。[7]尽管持续时间本身很重要，但更重要的是学员在保持体式的同时实际上做了什么、是如何做的。另一个重要因素是体式所需要的力量，因此当保持的时间更长时，就要求相应增强身体力量。

被动拉伸顾名思义：身体处于静止状态，主要受重力影响，允许肌肉中的拉伸感受器"静下来"以使肌肉伸展并延长。虽然这种方法增加了灵活性，但它不会像主动拉伸或动态拉伸那样使肌肉的黏弹性产生长期的变化。我们还发现，在静态拉伸的科学研究中，有相当多的证据表明，静态拉伸对柔韧性的影响在 30 秒内达到最大，而在持续 60 秒时对柔韧性没有进一步影响。[8]然而，没有证据表明，至少没有任何科学证据表明，持续超过 1 分钟的静态拉伸不会产生其他重要影响，例如镇定神经系统并使伸展受体进一步适应伸展位置。证据（基于我自己的体式练习和多年来对数千名学员的观察）表明，更深层的释放发生在肌肉和非收缩性组织，如结缔组织和筋膜鞘，他们长时间被动保持拉伸状态，尤其是用呼吸和意识去感觉、想象并允许这样的释放产生时。

在进行主动伸展时，一组肌肉（主动肌）稳定地或者不同程度地收缩，以带动周边肌肉的放松和舒展。这基于神经交互抑制原理，其中拮抗肌的收缩在神经学上受到了主动肌收缩的抑制。例如，在加强背部伸展式中主动收缩股四头肌有助于腘绳肌的放松，使后者的拉伸变得更加容易。这不应与传统意义上的弹力拉伸或动态伸展相混淆，通常情况下，在体育运动和体操中，姿势过渡的弹力拉伸大多数表现为优雅、流畅、波浪式的动作，尤其是在流畅的动作练习中。而在瑜伽练习中，当肌肉没有足够放松就被动地进入体式时，运动本身反而会将肢体带入更大的运动范围内。而过度运动则是瑜伽中肌肉拉伤和其他损伤的常见原因。

尽管瑜伽体式的保持需要较大强度的体力，但反过来较长的持续时间也可以帮助塑造这种体力，当然这还是需要强大体力的支撑。要引导学员遵守稳定、舒适练习体式的整体法则，你可以通过更长时间地保持某些体式来提供一个更强的力量训练序列或等级，主要是站立体式和手臂平衡体式，以及如船式之类的腹部核心体式。同时，鼓励学员保持自己的意图（在这样一个空间里，他们可以真正地感觉到，只要他们愿意，随时都可以从体式中出来）。你还可以尝试不同的持续时间，并通过观察学员反应来决定什么时候转向另一种体式。一般来说，当你观察到一些学员表现出不稳定或即将从长时间保持的体式中出来时，要重申在练习中尊重个人意愿的重要性，鼓励学员根据他们的感觉而不是与他人的比较来决定继续保持这一体式还是结束保持。这是一个对"没有痛苦就没有收获"心态进行批判的最佳时机，它蕴含在西方健身文化中，通常会带来危险，因为该主题往往导致身体受伤，而不是健康或自我转化。瑜伽文化中还有类似的有待考究的概念——当人们觉得一个人再无法保持任何瑜伽体式时，才是"真正瑜伽"的开始。当心理或情感因素可能导致我们逃避具有挑战性的事情时，自我评估是很重要的，身体、心灵和思想的反馈是非常值得倾听的，而且可能会对培养终生可持续的实践产生重大影响。

体式保持相对较长时间可以进行更深入的体式探索。根据体式及自身的身体条件及生活状况，长时间保持有意识的呼吸及细微的能量运动意识可以释放深层次的紧张感，让身体的休眠部位觉醒，并激发对个人实践和生活内在动力的洞察。当学员在长时间的体式中感受不适时，他们会有机会重新发现自己在生活中表现出来的模式和倾向，而这些模式和倾向会阻碍其开放自我意识和行事果敢的决心。让学员体验一个人在体式中所倾向、抗拒或发现的快乐、沮丧或不安，这可以成为觉醒的来源，让人更清楚地了解更深层的自我。在哈他瑜伽中，有很多环节（课程中更沉静、更整体化的环节）都是进入体式练习的绝佳时机，特别是在前弯、开髋、扭转和支撑倒立体式中，如支撑头倒立式（头倒立式）、肩倒立式（支撑肩倒立式）及倒箭式（基本倒立式）等。

尤其是面对初学者时，随着呼吸的节奏要在进出体式时提供更多动态运动。[9]动态地移动可以让学员逐步感受到体式的要求和效果，这能帮助学员意识到如何使运动与呼吸同步，也有助于他们明白如何将呼吸作为连接身体和思维的工具。德斯卡查尔大师说过（Desikachar 1995, 29）："动态的练习为我们将呼吸带到身体的特定部位并提高效果的强度提供了更大的可能性。"他表示，这对于经验丰富的修习者来说是百利而无一害的，"这些修习者往往将注意力集中在静态练习中的固定姿势上，而不是真正深入其中，去探索其他可能性。"

在一些有创意的瑜伽课程中（包括流瑜伽及以其冠名的其他瑜伽课程），瑜伽老师有机会与学员一起探索动态步调及各种持续时间的无限可能。与地面相接，随呼吸而动，身体在表达心灵的体式流动中表达自我。正如凡达·史卡拉维利（Vanda Scaravelli 1991, 24, 28）所说："在这里你可以引入'三位朋友'：重力、呼吸和波动，它们始终与我们同在。"

体式转出

体式本身的理念可以对老师和学员的意识产生负面的影响，尤其是当体式作为一种需要获得或掌握的内容而不是作为自我发现和转变过程的一部分时。其中一个影响就是，尽可能地集中注意力于一种体式的深层表达，很少会去注意体式过渡。多年相关案例的观察经验表明，更多学员会在从体式中出来时受伤，而不是过渡到体式或保持和探索体式时。正如德斯卡查尔（Desikachar 1995, 27）所说："光会爬树还不够，我们还必须能够从树上下来。"

引导学员走出体式需要运用你对过渡动作中危险因素的理解，并向学员传授可以运用到自己动作中的具体动作细节。风险程度因体式和学员而异，因此老师应因材施教。在大多数体式转换中，首先要对体式的基本概念形成认识，并重新建立一种稳定踏实的感觉。鼓励学员关注脊柱及其他相对脆弱的关节，你应该用口头提示引导他们通过有一定顺序性的放松动作来保持体式的稳定基础。在大多数体式中，这涉及在特定的能量线上投入更大的努力，当其被激活时，可以减轻脆弱关节的潜在压力。例如，由三角伸展式转入直立式时，一些学员会觉得下背部或颈部存在压力，为了减少潜在风险，你可以提示他们："完成呼气，从你的后髋顶部更牢固地向下扎根到你的后脚。保持这个强有力的能量动作，吸气，将你的躯干拉回站立姿态。"在其他站立体式中，躯干侧向伸展或向前屈曲时，你可以使用类似的口令，强调腹部的自然接触，随着呼吸的流出，肌肉会随之弹出，然后提醒学员在吸气时保持核心的轻微收缩。

许多体式转换涉及将身体的一部分移向地面而不是远离地面。在这种情况下，风险就会失去控制，要么会使稳定肌紧张而导致拉伤，要么就会摔倒到地板上。这在许多站立平衡体式、手臂平衡体式和扭转体式很常见。根据班级学员的经验水平，在引导学员进入体式之前，给出一个如何安全过渡出这些体式的视觉演示。一旦你引导学员进入体式，在要求他们呼气或呼气之前，应该给他们一些清晰的提示，以使其注意换气。当从倒立体式中退出时，嘱咐学员不要突然完全直立起来，以免出现头晕和昏厥。

在所有体式转换中，强调与呼吸相连的逐渐释放是很重要的，这可以让学员感受到在启动过渡运动时会发生什么。这样可以逐渐放松支撑体式的肌肉，同时增强释放时新激活的肌肉的意识。只要当前的转换顺利而优雅，学员就能更加适应体式微妙的能量效应，然后将这些能量更充分地传递到下一个体式中。

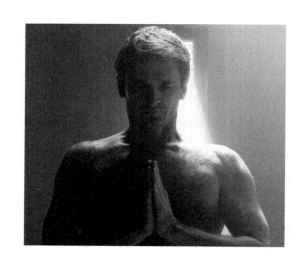

体式融合

  每一次练习都是一次进入更深层次自我转化的运动。这种运动发生在每一次呼吸、每一次体式、每一套序列之中，并延伸到一个人所做的所有练习中。在这种自我转化过程中培养出来的渐进的、简单的、稳定的、不断扩展的醒悟，围绕且不断回归到身体、气息、思想和精神的稳定感之中。这为瑜伽练习提供了治愈的特质，即字面意义上的"瑜伽疗法"，在这一过程中练习者会重新调整身体，并提炼出一个人的全部能量。[10] 这是每个课堂的基本要素，其中一个要求就是：作为老师，要创造空间、为体式排序，以帮助学员通过一种有实际意义的关于他们体内的这种转换和融合的意识来引导自身。在课堂上，用以下几种方法可以帮助促进瑜伽体式的融合，从而最大限度地发挥每种练习的益处。这些方法是建立在本节已经介绍过的内容基础之上的：

- 创造休息空间。在每节课开始时提醒学员，当他们的练习达到体能极限时，在课堂上保持稳定和放松的感觉是很重要的。应当给予明确的许可甚至是鼓励，让他们在感觉需要休息时就休息。要创造一个空间，使学员在重回练习之前，能够平息呼吸和活力。在任何特别紧张的体式练习结束时，为他们提供休息的机会。

- 为重新进行自我评估创造空间。在课程进度中留出或短或长的时间空当，使学员重新找回他们练习瑜伽的初衷。在你每次练习体式时，核查他们的感受，每当你重新开始体式练习时，让他们保持自我意愿及垂直站立的感觉。

- 应用反体式来消除身体的紧张，并在身体中建立平衡（参见第十章）。

- 尽力提供平衡序列。在规划一个课程时，要认真仔细考虑体式序列的能量弧和能量波，以达到该课程的预期能量平衡。

- 挺尸式：在挺尸式中，几分钟（至少5分钟以上）的休息时间对于练习的完全融合和完成是必不可少的。躺下来放松地呼吸，让身体、呼吸和意识完全安定下来，这是融合练习的最重要方式。

- 为冥想创造空间。理想状态下，虽然整个练习是一种沉思的体验，但是当你在课堂上创造出某种空间，以使学员获得更深层次的静止感时，可以加深学员的这种体验。

这可以在课程开始时、体式流程中，或体式练习结束时（在挺尸式之前或之后）完成。

· 离开垫子。让身体离开垫子，在意识清醒的状态开始转换到下一个瑜伽体式，鼓励学员注意他们的移动方式、呼吸、思考和感受。结课时，双手合十置于心脏和前额处，以象征和感受一种连接头部和心脏的感觉，这能让学员在一天的其余时间内继续把握自己的意念。

手动提示和调整的一般原则

在哈他瑜伽众多流派和传统里，触觉扮演着不同的角色。手动提示能使学员受益良多，并且在一些医疗手段中起着重要作用。它多用于克里希那玛查亚大师所创立的阿斯汤加流瑜伽流派中，极少出现在高温瑜伽和力量瑜伽之中。精准的触觉可以更有效地传达积极的动作；明确动作校准的口令；给学员一种支持感；将他们的意识引向身体的无意识部分；刺激内部空间，使其变得宽广和开放；帮助不断扩大运动范围；协助学员稳定或加深体式练习；帮助你从老师的角度去考虑学员的整体情况，并且创造一种更加信任和开放的师生关系。

使用手动提示的目的是帮助学员通过建立一个更稳定的基础来加深他们的练习，使他们的身体安全、舒适地顺位，鼓励更深层次的释放，同时保持将呼吸作为主要的引导来源。在指导学员进行更深入的练习时，你会给予明确的、有意义的且具体的帮助。而这种手段的有效性则取决于你的能力和学识——以一种有意义、有感情、合乎道德又具个性化的方式来观察、读懂学员并与进行体式练习的他们产生联系。

在手动提示和调整方面，身体上的亲密接触将伦理和个人的思虑置于了重要位置。[11]每个人都有不同的身体亲密体验，一个人觉得舒服的调整方式可能会被其他人认为是侵入性的。某个特定的学员也许不总是能接纳同样的事物。不要想当然地认为身体接触是受欢迎的，在接触学员之前一定要征得其同意，即使是一个你在过去为其做过无数次调整的老学员。记住，作为瑜伽老师，你的主要角色之一是给学员创造并保持一个情感上和身体上安全空间的人，在你与学员进行身体接触之前要简单地问一下："可以吗？"这是非常重要的。

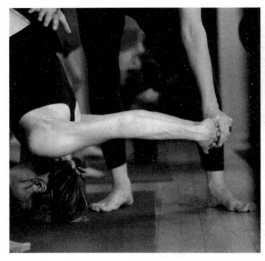
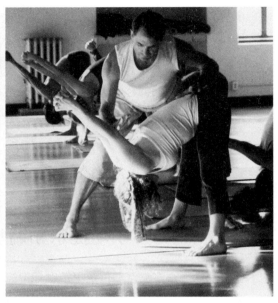

更多的近端调整（如右图所示）可使关节的潜在风险最小化

在手动提示方面，禁制是一个不错的起点，它带有不害（即零伤害）、善良及真诚的价值观念。在实际操作中尊重不害的理念，首先要对自己知道和不知道的事情及触摸的意图诚实。与一般的教学一样，从真实理解的角度进行分享和给予是很重要的。如果你不了解学员在体式上发生了什么，那么你就没法准备好去给予身体动作的提示。你在观察学员和与学员建立联系方面的知识和技能会使你在给予手动提示时的意图更加清晰，从而更有效地给予适当的提示，以帮助学员加深练习。

在进行调整时，尊重自己的安全感和舒适度同样重要。调整自己进入一种稳定而舒适的位置，然后带着一种稳定和轻松的感觉进入调整阶段，这将有助于确保你在帮助学员时不会伤害自己。所以，就需要调整好腰部、背部、手腕，以及那些易紧张或易敏感的身体部位。要随时随地考虑如何给身体找个合适的位置，以在给予学员积极帮助的同时照顾好自己，而不是在每次的调整中采取特定不变的姿态。你可能会发现以站立、跪坐、坐下或其他方式调整自己的位置，会使你在与学员保持协调的同时也能稳定和轻松地工作。

"aparigraha"在禁制中的意思是"不占有"，多用于给予帮助的意图，也在指导学员使体式自然地向他们敞开而非强迫中起到作用。有时，老师会对学生在深化体式时能做或应该做的事情抱有某种先入为主的想法，而没有对学员呈现出的体式保持观察。有时一系列语言或者手动提示，可能会导致学员过分偏离主题。同样地，学员们常常被自己如何进行或能走多远的想法所束缚，他们可能会要求做身体能承受之外的更剧烈的调整。如何对这些倾向进行引导，取决于你作为老师的更大意欲和目标，并鼓励你的学员继续把体式作为一个深化自我意识和自我转化的过程，其中反映出来的"少即是多"的思想箴言可以说家喻户晓。

带有亲密特质的触摸同样能够刺激克制行为，抛开严格意义上的说法，"yama"也可译为"正确使用能量"，而其字面意义更多偏向于"性约束"。正如艾斯特·梅尔斯（Esther Myers）所强调的那样，性感觉多在学员、老师单方或两者中自然产生，导致或加强现有的吸引力、移情和投射感。梅尔斯（Myers 2002, 3）指出："如今，虽然大多数瑜伽老师并不选择独身，但身为老师的道德准则会要求我们在处理与学员的关系时要克制自己。"[12] 当你带着这种态度时，你就能够通过自己的身体能量大大方方地接近任何学员，明确地表达对学员的关怀，不带任何杂念。如果这种想法或感情出现在你身上，那么对于你来讲，应该离开或者重新审视自己的意欲和目标；如果你认为学员产生这种感情，一些潜在的性能量将被触发，或者学员在练习中将一些其他情绪或身体的触动投射到你身上，那么请考虑与学员之间保持更多距离，并且只提供那些足够让学员清楚的调整作为专业指导，而不是作为个人兴趣或爱好的表达。

在这个许多人感到被评判的世界里，瑜伽课为学员提供了一个让他们完全接受自己身份的空间。然而，作为老师，我们有责任诚实地向学员传达我们对他们在实践中所做事情的最真诚的见解。这就不可避免地会让学员看到双方价值观的不同。例如，一名学员在侧角伸展式里膝盖朝内迈开并伸出后脚跟，你会看到并赞赏他／她将膝盖重新置于脚跟上方的做法。但不要用一种"纠正"性的语言来传达，而是尝试让其听到能够赞美他／她所做事情的语言和音调，并且以提出建议的方式给予支持，甚至可以通过手动提示使其重新调整。例如，你也许可以说："很好，保持双脚着地，看看它如何让你的脚进一步向前，将膝盖与脚跟对齐，这是一个更稳定的位置，有利于保护膝盖。"你可以做一个轻微的手动提示，鼓励学员并轻轻地将他／她的膝盖压向脚心，简要点评："做得漂亮，请保持呼吸。"

在课堂上观看学员练习的过程中，随着经验的增加，当学员进入一种体式时，你会发现自己在观察整个班级时将更容易，并能注意到哪些学员能够最先从和你的个人接触中获益。根据你所观察到的一些问题进行口头提示足以解决常见的校准顺位问题。在任何体式中，你都可以找到帮助学员进行姿势改进的方法。在筛选调整方式时，优先考虑你所观察到的最容易紧张或最容易受伤的学员。关注与感知风险时可直接与学员轻声交谈，询问他／她是否允许自己触碰，并提供与你的实际操作直接相关的口头提示。根据体式持续的时间（你可以决定体式是否需要变换），尽量与该学员共处足够久的时间，以便让其能够重新将自己的姿势与体式相融合。

当你把注意力首要集中在与最危险因素相关的顺位原则上后，就可以开始进行体式调整了，同时要把主要的精力集中在呼吸和脊柱上。许多学员会破坏呼吸和脊柱的完整性，以达到他们自认为的完整或更高级的体式形式。通过口头和手动提示（大多数情况下是身体示范），给予学员明确的、富有同理心的和直接的鼓励，来引导他们到达一个气息充盈、脊柱对齐标准且得到延伸的状态。在与学员一起探索这些改进的过程中，给予指导，帮助学员保持体式的基本锚定点，而不是违背基础原则去走捷径。"跳过"基础阶段的这种捷径往往会使学员形成一种不好的习惯性倾向，这种倾向会给学员带来长期紧张和伤痛。

在给予手动提示或调整时，要考虑以下一般原则：

· 在对班级学员进行调整之前，在一位经验丰富的导师的直接指导下练习进行调整的实际操作，这是教师培训的一部分。
· 学会感受不同学员的身体在不同的重力、阻力和站位下对你双手的回应。
· 脚踏实地，关注自己的稳定性和舒适度。
· 一定要征得允许才能进行有肢体接触的调整行为。
· 在肢体接触之前，考虑一下如何使用个性化的口头提示和／或进一步的演示来达到效果。在使用双手之前，让学员有机会回应你的提示。
· 当你开始触碰学员时，向他们解释你的具体操作。
· 与学员的呼吸、稳定和放松程度相适应。特别要注意你与学员的身体接触方式是否会干扰他／她的体式基础，尤其是在身体平衡体式中。
· 要给出明确且具体的提示或调整，而不要依附于特定的预先设想的结果。学员的身体会以不同的方式回应，在你和他们互动的过程中，要配合他们的反应去感受，去适应。
· 在你进行调整时，请再次询问："可以这样吗？"
· 观察学员的身体是如何反应的，包括身体其他部位的变化和紧张加剧的迹象。

- 尽可能近距离地对体式练习中的学员进行调整，当肢体距离比较远时，只需使用非常轻微的触觉提示。换句话说，不要进行剧烈的远端调整，如通过转动学员的手来使手臂进行外旋。
- 不要对易受伤的关节、器官或受伤部位施加压力。
- 在任何给定体式练习中，找到躯体上能够抓手的地方。
- 如果存在根本的错位、不稳定因素，或潜在压力源，请考虑让学员部分或完全离开体式。
- 与学员一起呼吸，你的手动提示要与学员的呼吸同步。
- 注意加强体式的基础。
- 使用手动提示来加重学员对能量线运行位置的感觉。
- 当推进、拉伸或旋转学员身体的一部分时，请按照主要或细化能量线的方向进行移动。
- 专注于你正在做的事情，同时关注整个班级。
- 在使用身体的其他部位之前，先通过双手调整获得丰富的经验并找到舒适和自信。当你获得更多的经验和专业知识时，试着用不同的方式工作，做出不同的调整。
- 逐渐开放身体间的接触，以确保学员稳定，特别是在站立体式和平衡体式中。

　　无论是新学员还是已有经验的学员，都应考虑给他们一定的空间，在没有受到老师特别关注的情况下去自行探索体式。新学员可能会被基本姿势的新奇感、乌加依调息法及课堂上所有简单的新鲜感所征服。对新学员来说，在避免他们做出有潜在性伤害的运动的前提下，最好的办法是让他们主要依靠自己进行探索，有机会体悟在班级和身体中的新感觉。随着学员不断获得更多的经验，以及获得了更多来自老师的针对性指导，偶尔也可以给他们几节课甚至几周的时间，让他们进行自我探索，而老师只需从远处仔细观察。当与更多经验丰富的学员一起时，要小心观察他们的身体是如何反应的，即使被要求也不应给予过于困难、强烈的调整。[13] 通过练习，你将提升自己更加精细化的触碰经验，传达不同类型的信息，包括表 6-4 中所示的触碰特质。在第七章中，我们将研究对应每个体式的具体的手动提示和调整，为大家提供用于手、手臂、脚、膝盖、髋部和胸部的各种方法的示例。

表 6-4　触碰特质

特质	示例
明确	在下犬式中触摸股四头肌，看它们是否收缩；或在上弓式中触摸臀大肌的上纤维，看看它们是否得到了放松
唤醒	在山式中轻触头顶，以鼓励能量线贯穿头部直至头顶；在仰卧手抓脚趾腿伸展式中，按压落地那条腿的脚后跟，以通过腿部和脚后跟扩大延伸并保持收缩
稳定	在半月式或树式等平衡体式中，用你的髋部轻轻抵住学员的髋部，以帮助学员保持平衡，同时用手提示其他动作
强调	利用浅显易懂的提示来鼓励学员做某个特定的动作，例如侧角伸展式中的旋转动作或伸展胸腔的动作
移动	重新定位身体的某一部分，以改变基本顺位方式。例如：在仰卧扭转类体式中轻轻抬起学员的下髋部，并把它移动至垫子的中线位置
着地	向下按压身体的某一部分以增强体式基础，例如：在加强背部伸展式中，均匀按压学员的髋部骨骼
宽慰	给学员提供支持和人性化接触。例如：将手放在学员的肩上以传达自己的怜爱之心

修正、差异性和辅具使用

每个人的基因、身体结构、力量、柔韧性、意图及其他各类特质都各不相同，这些特质都会体现在瑜伽体式的练习上。艾扬格大师对哈他瑜伽的许多宝贵贡献之一是，他认识到，这种人体差异之美需要瑜伽体式可选择的多样性，以让所有学员都能平等地享受他们所选择的体式。[14] 这些选项首先要为学员提供修改过的体式形式，否则后续他们无法完整地练习体式。在练习修改过的体式中，学员可以体验到许多（如果不是大多数）完整体式的好处，同时逐渐探索更深入、更全面的表达。在这里，我们能够再一次有效地运用瑜伽的原则，这并不是说在体式学习中能走多远，而是如何走。

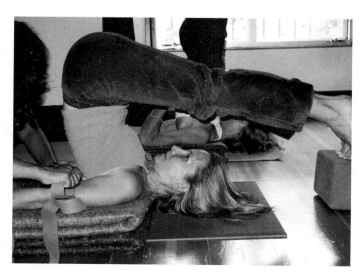

回过头来看舒适稳定的动作这一真理性原则——稳定、放松及注重当下的状态，我们可以更充分地认识到修改体式在支持学员探索、提炼和深化体式练

习方面的智慧和功效。

虽然修正可以调整体式的位置，使原本无法享受其益处的学员能够体验体式，但这种变化超出了体式的基本形式，从而为学员提供了新的方式来体验身体、呼吸和思维之间的联系。一旦学员在基本形式的体式中既稳定又放松，并且在不影响保持稳定和放松的情况下能够开始转入更具挑战性的拓展体式，他们就可以探索各种体式变式。好奇心、冒险精神、自我驱动的压力及其他因素常常导致学员试图在尚未做好准备的时候就去探索变式。作为一名老师，你的一部分任务就是给予学员何时及以何种形式探索体式变式的一些建议，让他们感受到自己在练习中的位置。

艾扬格大师（2001, 164）把辅具定义为："任何有助于拉伸、加强、放松或改善身体顺位的物体。"因此，在给学员提供支持时，老师的身体也可被用作一种辅具。可使用的辅具还包括瑜伽垫，其主要用途为：（1）防止骨头与地板相摩擦而产生痛苦；（2）防止身体的基础部分打滑。还有更多普遍的物品可用作辅具，其中包括瑜伽砖、瑜伽枕、毯子、拉力带、墙壁、椅子、沙袋和眼枕，而老师想象力的局限性会束缚可能用作辅具的物品范围。第五章对可以使用的辅具进行了介绍并做出了基本的描述，第七章将更详细地探讨每种体式中的辅具及具体用法。正如体式的修改能使学员容易习得体式一样，在实践中，学员可能越来越不依赖于辅具，逐渐放开自我，达到一个相对稳定、放松的，并且完全不需要辅具支持的境界。

各种工具相融合

瑜伽教学的艺术和科学都有着丰富的来源：瑜伽哲学和历史、精微能量和人体解剖学的理论和模型、环境和布置的真实情况、学员的需求和意图、作为瑜伽老师的价值观和意图，提供清晰有效指导的教学原则和实用方法。瑜伽教学的乐趣之一就是创造性地将这些元素混合在一起，帮助学员发现并追随内心的老师。当我们接下来转向教授体式、调息和冥想的细节时，当你作为一名瑜伽老师发展和完善你的知识和技能时，请继续将古老的智慧与洞悉同时代的发展相结合，以此指导你的教学。

第七章
体式教学

对于大多数学员来说，体式首先能吸引人的地方是，它能够治疗身体或情绪上的疼痛、减轻压力、获得力量及灵活性。体式练习应该至少可以使练习者达到这些目的。正如在第六章中了解到的，真正的体式练习包括培养稳定、放松和专注，让每个体式都成为我们心灵本质和心灵状态的不同窗口。我们可以培养一种持续的开放心态，让自己完全融入其中，使得体式练习从最初的更纯粹的身体练习，变成了一种平静心灵、平息情绪、唤醒持久精神的工具。作为老师，我们可以通过在每次练习中促进这些性质来更好地引导学员沿着体式的道路走下去，同时认识到每个学员的独特性，以及体式本身的不断演变性。随着瑜伽的发展，新的体式形式和变式会越来越频繁地出现。在这里，我们将强调所描述的各种基本体式，并依照克里希那玛查亚留传下来的主流体系介绍各种体式教学，这种体系占当今西方瑜伽体式练习的90%。[1]许多书籍都对体式进行了详尽描述，不仅如此，还反复解释它们的益处、风险、禁忌、解剖学原理上的顺位原则、动态动作、能量线、改进、变化、精微能量等其他品质。[2]在这里，我们不再重复介绍这些内容，而是通过特别关注学员的个人体式和动态动作来提出瑜伽老师的注意要点。根据前几章中介绍的基础内容，我们将讨论如何集中你的视觉注意力、提示什么、如何做出调整，以及如何针对个别学员的体式进行适当的修改和改编。

每个体式都能被归划到一个体系中：站立、核心、手臂平衡、后弯、扭转、前弯、开髋和倒立。请注意，许多体式可被合理地设置在多个体系之中。在这些情况下，要根据其主要效果或动作进行合理安排。拜日式吸取了多个体系的特质，注重混合体系中独一无二的动态动作。在研究每个体式之前，让我先介绍每个体系的共同之处。

拜日式：向太阳致敬

拜日式是开始瑜伽练习的一个非常有益的体式。经过修正和改编，几乎任何人都可以练习拜日式。在集体课堂上，拜日式可以帮助瑜伽老师统一全班的节奏，这样一来，每个人的呼吸和动作基本上就会一致。它可以作为唤醒整个身体而进行的热身过程，有利于软化肌肉、打开关节并刺激神经、激活循环系统和精微能量、打开意识，使呼吸、身体、思想和精神运动同步。拜日式经历过多次变化和改编。在詹妮塔·斯登豪斯（Janita Stenhouse）的《太阳瑜伽》（*Sun Yoga*, 2001）一书中，她描述了拜日式的 25 种不同变式。在这里，我们将重点关注拜日式的 3 种形式：埃里奇·希夫曼描述的经典拜日式、克里希那玛查亚教学体系中的拜日式 A 和拜日式 B。每种形式都经过了多次的改编和修正，使得老师能够适应不同学员的不同能力，满足其特殊需求和条件。

表 7-1A　拜日式体系中的 12 种体式

体式	体式形式
山式	经典、A、B
手臂上举式	经典、A、
站立前屈伸展式	经典、A、B
半站立前屈伸展式	经典、A、B
低弓步式	经典
斜板式	经典（A 或 B）
四柱式	A、B
蝗虫二式	经典（A 或 B）
幻椅式	B
上犬式	A、B
下犬式	经典、A、B
战士一式	B

经典拜日式

经典拜日式是开启哈他瑜伽练习的最佳方式。这个综合系列依次突出了体式练习中的几个基本的身体素质：

- 山式中的稳定、延伸、平静。

- 手臂上举式中的脊柱完整性和延展性。

- 站立前屈伸展式中，舒缓背部的伸展。

- 半站立前屈伸展式中脊柱延伸和心脏觉醒。

- 低弓步式中舒展髋部屈肌、股四头肌和肩胛带。

- 斜板式中，加强手臂、肩膀、核心和腿部的力量。

- 以蝗虫二式的改良式加强竖脊肌和髋部伸肌。

- 在下犬式中加强和伸展整个身体。

经典拜日式通过以下体式流畅地移动，每一个体式的长度仅为呼吸之间的自然停顿。

表 7-1B　经典拜日式的呼吸和运动

吸气	呼气
1. 伸出手臂向前、向上，从山式进入手臂上举式	2. 身体向前、向下进入站立前屈伸展式
3. 延展脊柱，挺胸进入半站立前屈伸展式	4. 右脚向后迈一步，膝盖放在地板上，脚趾向后
5. 伸展上身、手臂向上进入低弓步式	6. 手臂向两侧打开，将手掌放在地板上
7. 左脚向后迈，进入斜板式	8. 慢慢地依次把膝盖、胸和下颌放在地板上
9. 双手手掌通过下压地板抬起胸部，进入蝗虫二式（双脚放在地板上）	10. 双手双脚推地或者直接向上、向后进入下犬式
11. 右脚向前迈，上身抬起进入低弓步式	12. 手臂向两侧打开，手掌放在地板上
13. 延展脊柱，挺胸进入半站立前屈伸展式	14. 上半身靠近双腿进入站立前屈伸展式
15. 双臂抬起向上进入手臂上举式	16. 身体向上延展，双手回到胸前，回到山式

从山式到手臂上举式

- 首先以山式姿态站立，双手合十。

- 有关山式动作指导的详细信息，请参见后面的"站立体式"。

- 强调足底气锁，并鼓励学员在站立体式中将双脚置于地面，保持强有力的身体状态。

- 从山式过渡到手臂上举式，强调保持骨盆中立位（稍向前倾斜），同时使下肋前部轻轻收回，从而保持脊柱的中立。这将有助于学员在腰椎-骨盆和肩关节屈曲时感受和发展顺位的完整性，同时培养脊柱的稳定性和舒适性。

- 在手臂上举式中始终保持向前凝视，而不是向上凝视，以保护颈部。

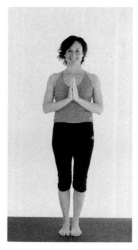
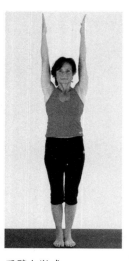

山式   手臂上举式

从手臂上举式到站立前屈伸展式

· 提供可弯曲膝盖的做法，以减轻腘绳肌和腰部的压力。

· 当学员在腘绳肌和下背部找到舒适的感觉时，鼓励他们将更多的注意力放在双脚，保持双腿稳固，上提膝盖骨；延展脊柱，下沉肩胛骨，使上半身靠近双腿，同时打开胸腔。

· 大多数学员为了保持平衡，在上半身靠近双腿时会使髋部后倾，以避免前倒。鼓励他们将脚跟牢牢抓地，把重心放在脚掌上，身体靠近双腿时慢慢伸直双腿。

· 手臂 / 肩膀动作 1："天鹅潜水"是针对下背部和腘绳肌最简单的动作，有助于保持整个心脏中心的扩张性，且有助于打开肩胛带。但对于肩膀不稳定的学员来说，要谨慎使用。

· 手臂 / 肩膀动作 2：双手合十，向前和向下折叠，手掌穿过身体中线——心印，通过手掌合十，可以培养以心脏为中心的意识。这个体式对下背部和腘绳肌来说相对容易，但胸部往往会塌陷。

· 手臂 / 肩膀动作 3：上半身向前、向下，手臂在头顶完全伸展，此动作需要腰部、腿部的核心力量。如果这些部位缺乏力量，这种前屈方法会拉伤下背部和腘绳肌。

从站立前屈伸展式到半站立前屈伸展式

· 注重拉长脊柱，将肩胛骨向后拉，并进一步打开胸腔。

· 演示膝盖弯曲、抬高指尖和 / 或举起双手置于小腿上的替代动作。

· 所有这些动作都有助于充分扩展脊柱。当学员腘绳肌和髋部的柔韧性得到加强，便提示他们脚掌踩实地面，双腿稳固，从而形成更稳定的基础，以拉长脊柱。

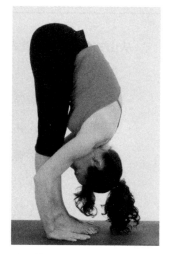

从半站立前屈伸展式到低弓步式

· 将右脚向后撤一大步，膝盖放于地板上，注意保持脊柱延展，打开胸腔。

站立前屈伸展式

- 膝盖不能承受压力的学员可以在膝盖下放置垫子来辅助
  支撑。

- 在第一个低弓步式中，考虑向学员提供以下指导，帮助他
  们分解和整合体式中的各种动作。

- 前腿略微伸直，将手放在髋部，并轻微后倾骨盆，以找到
  骨盆中立位。

- 缓慢弯曲前膝，加深弓步和髋部屈肌的伸展，同时继续保
  持骨盆中立。

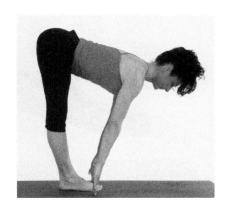

半站立前屈伸展式

- 慢慢地加深整个弓步，逐渐拉伸髋部和腹股沟的更深处。

- 一旦完全进入弓步，要求学员放松双臂，将手掌向外转动手臂，然后伸直双臂举过
  头顶。

- 手臂举过头顶，让学员向下看，在保持骨盆中立性的同时，轻轻地将他们的下肋前
  部收进，然后试着把手伸得更远，同时不要让下肋骨凸出来。

- 双臂可以保持与肩同宽，头部保持水平。鼓励能够保持肘部伸直的学员将手掌合十
  放在头顶，同时将身体两侧、胸部、背部、手臂和指尖向上抬起。如果颈部状态允
  许，可以向上凝视拇指。

- 当进行拜日式时，指导学员在吸气时进入低弓步式，然后随着呼气，以"天鹅下潜"
  的动作将手掌放于地板。

从低弓步式到斜板式

- 从低弓步式过渡到斜板式。

- 在第一次练习这个序列时，让学员在斜板式中进行
  几次呼吸，同时指导他们了解基本的顺位原则和动
  态动作。

- 许多学员在做斜板式时会将膝盖放在地板上以获得
  支撑，所以要使他们在手臂、肩膀、核心和下背部
  逐渐养成必要的力量，以完全撑起身体。

- 通过斜板式也可以了解手杖式的一些注意事项，
  这会在之后的四柱式中出现：坚挺的双腿、脚跟

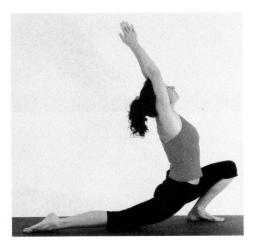

低弓步式

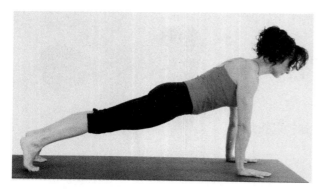

向后蹬、柔软臀部、大腿内侧稍微向上旋转、尾骨和耻骨稍向后拉，腹部轻轻用力，以支持身体中部避免下垂，肩胛骨下沉，下部尖端靠近后肋骨，胸骨向前延伸，颈部后侧延展（或者如果颈部状态允许，可稍微向前看）。

斜板式

从斜板式到蝗虫二式

· 呼气，从斜板式开始，依次把膝盖、胸部和下巴放至地板上，然后吸气，进入蝗虫二式，将髋部和脚牢牢地贴在地板上，用力向后伸展腿和脚，旋转大腿内侧向上，并把尾骨推向脚跟。

· 当学员们保持腿部用力时，引导他们将手下压，放在肩下——挺起胸膛，同时肩胛骨下沉，微微向下看，以保持颈部放松。

· 蝗虫二式的相对强度可以通过掌心用力向下得到增强，同时创造一种有力地将掌心外旋的感觉。这将进一步压低肩胛骨并打开胸腔。

· 建议用力后推手掌，轻轻地加深后弯，同时保持髋部稳定，双腿用力，尾骨向脚跟靠拢，呼吸保持活跃状态。

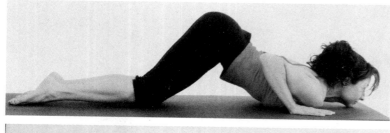

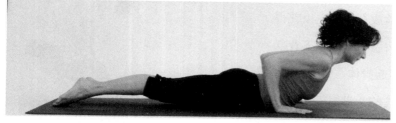

· 明确区分蝗虫二式和眼镜蛇式。眼镜蛇式是一个深度后弯体式，应该作为后弯序列的一部分进行探索，而不是归为拜日式的一部分。吸气，直接进入眼镜蛇式、呼气退出体式的方式无法使学员去注意眼镜蛇式的详细做法和安全要求。在蝗虫二式中，保持腹部在地板上是一个安全和温和的后弯前提，这可以在连续的体式中加强背部肌肉。

八体投地式（上图）；蝗虫二式（下图）

从蝗虫二式到下犬式

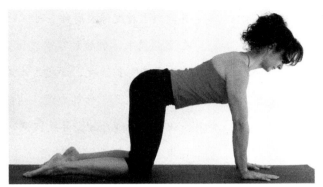

· 在从蝗虫二式转换到下犬式的过程中，
  向学员建议并演示四肢着地，来教授下
  犬式中手掌、手臂和骨盆的基本动作。
  这是从蝗虫二式转换到下犬式的最简单
  的方法：四肢着地，滚动脚趾，然后抬
  起髋部和背部，同时伸直双腿。

· 鼓励有腰背问题的学员使用这种方法。

· 身体健康的学员因手臂、肩膀和核心有
  足够的力量及稳定性，可以直接将髋部
  抬起并进入下犬式，一次用一只脚（相
  对容易一些），或者双脚同时通过脚趾
  滚动（这样更具挑战性）。

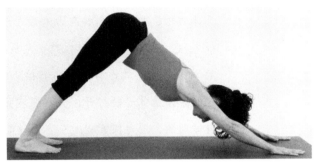

四肢跪地式（上图）；下犬式（下图）

· 许多新学员的身体比较紧绷或者力量比
  较弱，还没有为安全地练习下犬式做好准备：他们可以通过四肢着地来继续做准备，
  或者用手放在墙上来探索这个体式。

关注下犬式

　　遵循体式练习的基本原则，指导学员从地面开始，从最容易拉伤或受伤的部
位—— 手腕、肩膀和腘绳肌开始，进行完整的下犬式练习。我们将交替观察上半身
（从手向上）和下半身（从脚向上）。下犬式是学习和体验扎根和伸展原则的最佳体式。

　　鼓励学员牢牢地按压整个手掌和手指，密切注意食指关节，以平衡腕关节的压力。
这种压实地面的力量源于手臂顶端。随后，让学员通过他们的腕关节、肘关节和肩关
节感受这种压实地面的回弹效应。手指应该张开得足够宽，拇指约占 2/3，以保护拇指
和食指之间的拇指韧带间隙。一般来说，双手中指应平行，并位于肩部正下方。观察
学员的双臂是否平行；这能反映出他们的手是否与肩膀保持一致。手腕与肩膀的顺位，
使肩膀可适当外旋，从而激活和加强小圆肌和冈下肌（肩袖肌群中的两个主要肌肉）。
同时，能够稳固肩关节，将肩胛骨紧紧地贴在后肋骨上，在背部上方创造更多的空间，
也使颈部更容易放松。如果学员不能伸直手臂，可以试着让他 / 她的手稍微外翻；如

果学员倾向于过度伸展肘部，可以让手掌稍微向内用力。

在下犬式中，肩膀过紧或过弱会给颈部、背部、肘部、手腕和肩膀本身带来一定的风险。无论哪种情况，适度的体式都能发展力量和柔韧性，打开肩膀使其充分屈曲，同时发展更深、更平衡的力量。肩胛骨应和后肋紧密连接，同时将肩胛骨从脊柱向外伸展。注意，肩膀外旋会导致内侧掌心向上抬起。这可以通过前臂内旋来解决。

扎根与伸展原则同样适用于下半身。踩实脚掌有助于抬升内弓，这是足底气锁的作用之一。双脚应与髋部保持同样或更大的宽度，同时保持双脚的外缘平行。在这个体式中，收紧大腿和有力地后压股骨顶端是延长脊柱的一个关键动作（手掌压实地板）。在稳固大腿的同时，鼓励学员稍稍旋转大腿内侧以缓解骶骨压力，同时将耻骨向后和向上拉，尾骨向后和向下拉。在任何练习中头几次进行该体式会使人感觉良好，这能帮助身体轻轻打开，使腿部"双向循环"，交替地扭转和搓揉到每侧髋部，并伸展身体两侧，同时探索腘绳肌、下背部、肩膀、脚踝和脚。

柔韧性非常好的学员倾向于在下犬式中过度伸展膝盖。因此，应引导他们稍微弯曲膝盖。而髋部和腘绳肌紧张的学员将会发现伸直腿很困难、痛苦，甚至无法做到。鼓励他们把脚分开得更宽（甚至和瑜伽垫一样宽），以使骨盆的前旋和腰椎的自然弯曲更容易。让他们知道，在保持这个体式的同时也可以保持膝盖弯曲，这会逐步增强腘绳肌和髋部伸肌的柔韧性。

通过有规律的练习，颈部将变得足够强壮和柔韧，以将头部保持在上臂之间（耳朵与上臂对齐）。在力量得到发展之前，鼓励学员放松颈部和头部。随着每一次呼气，学员都会感受到腹部肌肉轻盈而自然的接触。鼓励学员在吸气的时候保持腹部轻微的收缩，不要夹或压他们的腹部。使学员的意识回到平衡的乌加依调息法并压实地板——延展身体、稳定的凝视，以及对稳定感和放松感的培养上来。

从下犬式到低弓步式

· 呼气完成后，指导学员将右脚向前迈一步，左脚放平，脚趾向后伸直，然后吸气，进入低弓步式。

· 随着接下来的呼气，指导学员以"天鹅潜水"的动作将手掌落到地板上，手掌间的距离与肩同宽。随着吸气的进行，左脚靠近右脚向前迈一步，同时将脊柱和心脏中心向前延伸进入半站立前屈伸展式，然后呼气并俯身进入站立前屈伸展式。

·吸气后，指导学员再以"天鹅潜水"的动作过渡到手臂上举式，然后通过呼气完成整个序列，将手掌合十放于胸前呈山式。鼓励学员在这个过渡体式中可以屈膝，以减轻腘绳肌和下背部的压力。

拜日式 A

拜日式 A 的开始和结束与经典拜日式中的一样，包括山式、手臂上举式、站立前屈伸展式和半站立前屈伸展式。它为拜日式引入了的四个新元素：四柱式、上犬式、"悬滑"及保持下犬式五次或五次以上的呼吸时长。总之，这些新元素使得这个序列比经典拜日式更具挑战性，也更具修行意义。

指导学员做到半站立前屈伸展式，接下来与经典拜日式的教学方式一样。在指导第一个拜日式 A 时，请全班学员从半站立前屈伸展式回到斜板式。如上文讲授经典拜日式那样，向学员解读斜板式的注意事项。同时，需强调"手杖"在过渡到四柱式过程中的意义。当指导学生从斜板式过渡到四柱式时，强调以下五个有力的动作：（1）腿部用力（大腿紧实，大腿内侧螺旋上升）；（2）脚后跟后压；（3）腹部用力（呼气使腹部内收）；（4）肩胛骨下沉；（5）胸骨趋近地平线。建议（并演示）把"膝盖–胸部–下巴"依次放到地板上作为拜日式的变式 C，以进入四柱式。如果一名学员以"膝盖–胸部–下巴"的顺序依次将这些部位放至地板，鼓励他 / 她保持蝗虫二式而不是上犬式。当肘部弯曲时，双肘应在双肩后方，且不要挤压身体两侧或者使双肘外展。在降低身体的同时，鼓励学员把手掌牢牢地按压在地板上，并保持食指的指节向下按压。手部的这些动作将有助于平衡腕部的压力，从而减轻这个易损伤关节的压力。向下凝视，颈部自然弯曲。随着不断的练习，颈部的稳定性和放松度会得到增强，视线也会自然与地面平行。

拜日式的流动性通常会导致四柱式在体式的过渡过程中不明显或完全消失。提醒学员，四柱式是一个应该在呼气和吸气之间自然停顿时的短暂体式，该体式可

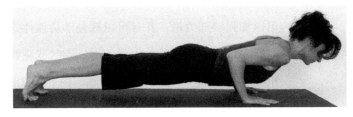
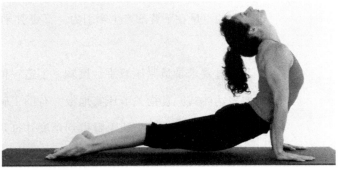

四柱式（上图）；上犬式（下图）

以启动上犬式。在引导学员进入四柱式时，强调肩膀的前方应降至与肘部平齐，同时肩胛骨继续下沉，并与后肋形成对抗，以获得更大的稳定性。如上所述，这是过渡到上犬式的必要准备。当肩膀低于肘部时，肩关节盂唇会承受过多的压力。这种体式也会导致胸部塌陷，并导致上犬式中肩膀趋于向耳朵靠拢，给颈部造成不当的压力，阻碍胸部的扩张。如果学员在降低身体进入四柱式时缺乏降低肩膀的力量，请告诉他们可以在这个过渡过程中将膝盖放于地板上。

随着学员力量的增强，可稳定且舒适地从斜板式进入四柱式，那么便可以引导他们更加流畅地从半站立前屈伸展式直接进入四柱式。许多学员已经学会跳回到斜板式，但这也会带来问题，因为它会：（1）给腰椎带来损害性撞击；（2）中断呼吸的流畅性（跳回时是在呼气）。那么如何引导学员流畅地从半站立前屈伸展式进入四柱式？首先将膝盖弯得足够深，手掌压实地板，吸气时将胸部拉过双臂间的空隙，然后引导学员弯曲肘部，同时腿向后伸直，打开胸腔直接进入四柱式（或放于地板）。鼓励学员使该过渡体式保持简洁；随着时间的推移和练习的增多，他们可能会在过渡到四柱式的过程中进入手倒立式。在介绍悬滑技术时，要求学员在半站立前屈伸展式中保持几次呼吸，同时腹部在呼气时保持自然状态，促进腹部收束法以创造更大的悬浮感。

上犬式是一种强烈而有力的唤醒式后弯体式。它是通过上面描述的四柱式的顺位特性创立的。一般来说，在下列情况下要给学员提供蝗虫二式作为替代方案：腰背痛；手臂、肩膀或腿部力量不足以将身体撑起来。在第一次学习上犬式时，先练习蝗虫二式是有帮助的，它可以加强腰部力量，并且可以教会学员该体式中腿部力量的激活方式。强调有力且对齐的双腿：双脚向后伸展并用力下压，同时双腿收紧，大腿内侧向上旋转。鼓励学员稳稳地按压脚尖，形成一种脚趾的紧绷感。由此，在脚向下压实的过程中，双腿将变得更加有力。从脚底开始，指导学员将骨盆向前，远离脚踝，将尾骨压向脚后跟，保持臀部柔软，同时通过骨盆的重量在下背部产生牵引力。不要引导学员收紧臀肌，这会导致股骨外旋并压迫骶髂关节。

通过要求学员紧压双手、挺胸，创造一种专注于心脏中心来后弯的感觉，引导他们充分地表达体式。食指关节压实地板，有助于确保手部和腕关节均匀受力，减少手腕扭伤的可能。手部用力和平衡让手臂得到延展并打开胸腔，这对于延展脊柱和加深后弯体式是非常重要的。在上犬式中，手腕应该位于肩膀正下方。如果手腕位于肩膀前方，学员会感到腰部压力过大；如果处于肩膀后方，会过度拉伸手腕。肩膀与手腕的相对位置最终取决于从四柱式过渡时脚的移动。保持脚尖勾紧并翻转双脚，这会使臀部和肩膀向前移动得更远一些；在伸直手臂的同时把脚向后蹬，会使双肩向后伸展。没有绝对正确的方法，因为每个学员独一无二的（和不断变化的）身体构造——手臂、腿、脚和躯干的长度，加上他们的后弯程度——决定了在多大程度上要强调翻转双脚而不是双脚向后蹬。演示这些替代方案，强调对下背部、手腕和整个下犬式的影响。

让学员有意识地在脊柱上形成后弯曲线，并创造一种将肩胛骨的下缘向上和向内，似乎要进入心脏的感觉。肩膀不够有力的学员往往会倾向于呈现一种强撑在肩上的姿态。这往往会导致颈部紧张，胸腔无法打开，影响呼吸，并且加大腰部压力。鼓励这类学员用力地向下按压手掌（手腕也可以），使双肩下沉，远离双耳。头部可以保持水平；随着练习、轻松和稳定，最后可以使头部自然向后下垂。在将手掌用力下压的同时，鼓励学员将手掌外旋，以在心脏周围创造更多空间，并将脊柱靠近心脏以加深后弯。

上犬式到下犬式的过渡从呼气开始。提示学员在上犬式中先深深吸气，然后在呼气时去感受腹部的状态，通过腹部力量的逐渐加强来帮助抬起和放下髋部。为了在体式中找到骨盆的中立位，引导学员找到耻骨引导髋部向上和向后的感觉。这一运动涉及双脚脚趾的同时翻转。新学员和足关节比较软的学员可以先"踩"一只脚，然后再"踩"另一只脚。手臂此时应该保持平直（但不要过度伸展），并且在这种过渡中保持稳定，肩胛骨远离脊柱向外旋转。力量较弱的初学者可以把膝盖放在地板上，抬起脚后跟，脚趾点地，然后下压上半身以进入下犬式。经验丰富的学员肩膀强壮且稳定性好，可以通过先降低到四柱式然后回到下犬式来增强体力。

通过向前移动脚或将脚"悬滑"到手的位置，再将身体从下犬式移至半站立前屈伸展式。鼓励新学员和那些有腰背或腕部问题的学员向前移动一些。悬滑技术最好的引入方法是让学员练习时尽可能抬高腿部，保持双臂和肩膀坚固、稳定，并在下犬式中脚所在的起始位置着地。重复练习几次，鼓励他们在将腿抬离地板时立即伸直双腿，目标是把肩膀举过手腕，髋部举过肩膀，成屈体姿势。通过手掌压实地板，手臂用力，学员能体会到更多的放松感和灵活感。抬起双脚之前呼气并做腹部收束法，他们会感觉更加轻松。经过几次练习之后，指导学员再次在吸气时尽可能地抬高一些，这次让他们尽可能地将脚放于地板上靠近双手的位置，同时在吸气时，躯干向前伸展，拉长脊柱。

当吸气进入拜日式 A 或拜日式 B 中的站立前屈伸展式时，鼓励学员将手背放在地板上，拉伸手腕，以缓解在四柱式-上犬式-下犬式中产生的紧张感。他们还可以将手轻微握拳，以进一步拉伸手腕背部。从这个体式回到山式，方法同经典拜日式。随着时间的推移，鼓励学员尝试连续做五个拜日式 A 的循环。

拜日式 B

拜日式 B 为拜日式体系引入了两种体式：幻椅式和战士一式。起初，先从山式过渡到幻椅式。在指导学员第一次做幻椅式时，要求学员将手放在腹股沟处，将股骨头推向脚后跟，骨盆前后移动几次以找到脊柱从骨盆中自然延伸的感觉。保持骨盆的中立，指导他们将双臂放于身体两侧，手掌向外张开，随着肩胛骨下沉并与后肋形成对抗，感觉胸腔在打开。然后提醒学员张开手臂，吸气，向上举过头顶，同时保持肩胛骨下沉。双臂之间与肩同宽，视线稍微向下或朝向地平线，颈部放松。如果学员能够保持双臂平直，引导他们并拢手掌，眼睛看向拇指的方向。从幻椅式再回到山式，重复几次，强调呼吸与运动的联系、足底气锁与会阴收束法的联系，以及通过脊柱和手臂伸展身体与踩实地板之间的联系。在拜日式 B 的常规练习中，从幻椅式到站立前屈伸展式，需要伸直双腿，上半身向前、向下移动。从站立前屈伸展式开始，顺序与从拜日式 A 到下犬式的顺序相同。

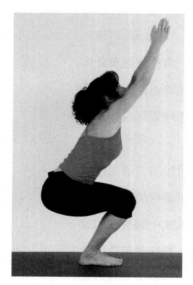

幻椅式

从下犬式转换到战士一式时，有两种基本技巧。在传统的阿斯汤加瑜伽中，左脚跟向内旋 45 度，然后右脚向前迈。在很多流瑜伽课程中，右腿首先在吸气的时候向后、向上伸展，然后呼气，右脚向前放在右手旁。无论使用哪一种方法，首先都应考虑以新月式而不是战士一式作为低弓步式的引入体式，这样可以为激活髋部屈肌和腹股沟提供空间，同时确保学员理解膝盖-脚后跟顺位的重要原则。在为第一个新月式或战士一式做进一步的准备时，让学员伸直指尖，肩胛骨下沉，胸骨向前伸展，以使脊柱进一步伸长，在颈部周围创造更多空间。

无论在新月式还是在战士一式中，引导学员始终伸直前腿，使躯干垂直于地面，双手放在髋部，骨盆处于中立位，同时后腿保持伸直并用力。如果是从新月式开始的，接下来应提示学员将脚后跟踩实地面，为战士一式打好基础：启动足底气锁，后髋前旋，后腿的大腿内侧后旋并与髋部平齐。双手仍然放在髋部，要求学生尽可能保持骨盆中立——尽可能保持髋部和大腿前部之间的距离，同时缓慢弯曲前腿并有意识地将膝盖拉向小趾的方向。确保该腿膝盖不会超出脚后跟——膝盖过于向前会给前交叉韧带带来过大的压力。当弯曲前膝进入战士一式时，如果学员后膝或下背部受压过大，指导他/她退出弓步或者尝试减少膝盖弯曲的深度。在新月式的位置保持脚后跟直立抬起，可以减少或消除后膝和下背部的压力。在任何一个体式中，一旦学员做好弓步，便可以让他们将双臂放于身体两侧，手掌外旋，感觉手臂在肩关节处的外旋，然后伸出双臂向上举过头顶，同时保持肩胛骨下沉并与后肋形成对抗。提示学员向下看，将身体前侧的下肋内收，然后尝试保持这个姿势，同时双眼向前注视，手臂向后伸展。随着双肩的旋转，这将有助于学员的脊柱自然伸展，对于手倒立式等体式的练习极为有益。

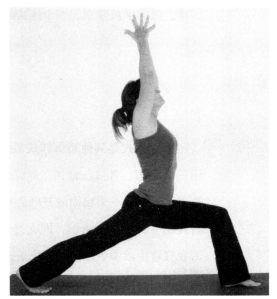

鼓励能够保持双臂平直、手掌在头顶相对的学员，如果他们的颈部状态允许的话，可以再注视拇指的指尖。

为了加深战士一式的体验，应强调脚部的稳定着地、后腿的内旋，同时用力后压小腿，以促进脚后跟进一步着地、双脚足底气锁和会阴收束，并使能量稳定贯穿于脊柱、心脏中心和指尖。建议提起肋骨下缘，同时使其远离髋部上缘，以创造更多的空间并放松下背部。呼吸要平稳均匀，眼睛要柔和，心胸要开阔。战士一式是培养学员感受多条能量线、扎根和伸展间关系和稳定舒适的平衡感的极佳方式。从战士一式向四柱式过渡时，提示学员保持动作简单、流畅，并与呼吸相连接。你会看到很多学员，尤其是年长的初学

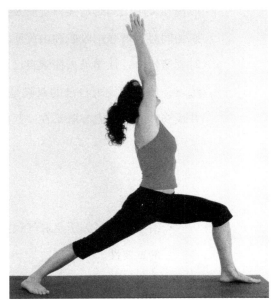

新月式（上图）；战士一式（下图）

者，在进入甚至是完成四柱式的过程中会一直保持一只脚离开地面。这会破坏四柱式稳定的基础——四柱式的完整性在不对称的三肢变化中消失了，这使得学员因代偿平衡而不得不进入上犬式。频繁这样做更是会破坏骶髂关节的稳定，导致潜在的慢性下背部问题。在换边重复战士一式后，从下犬式过渡到半站立前屈伸展式，然后回到站立前屈伸展式，以完成整个序列。在接下来的序列中，通过一系列的体式引导学员与呼吸一起连续流动。慢

慢地，鼓励学员建立起 5 个连续的拜日式 B 的循环。

站立体式

　　站立体式是其他瑜伽体式最强有力的基础。学员双脚着地站立，并开始体验如何借助他们的双脚、骨盆、脊柱、双臂及头部去创造一个稳固的根基。他们还会发现，从激活足底气锁开始，一个稳固的基础会变得具有弹性。[3] 同时，在加深这种宁静感的过程中，学员发展出一种具体的意识，即无意识的存在是如何依赖于扎根向下的，从而让他们在瑜伽练习和日常生活中更轻松、更快乐地活动。

　　站立体式分为两类：股骨外旋和股骨内旋。一般来讲，股骨外旋的站立体式会拉伸腹股沟和大腿，同时增强外旋肌及外展肌。而股骨内旋的站立体式通常在拉伸外旋肌和外展肌的同时，增强内收肌和内旋肌。站立平衡体式能够增强整个站立腿及骨盆带的力量，同时制造机会，让学员去探索自己对跌倒的本能的恐惧。综上所述，这些站立体式是综合性练习，使我们发现自己的双脚是如何与双腿、骨盆、脊柱、心脏、头部和双臂产生联系，并最终和呼吸、内心联系在一起的。在教授站立体式时，要从山式开始。从头开始，做如下引导：

脚和脚踝

· 给学员提供关于足底气锁的指导，并让他们理解把重心均匀分布在双脚前后、内外的重要性。

腿和骨盆

· 随着足底气锁逐渐起作用，引导学员通过轻微的股骨内旋进行股四头肌的收缩，同时后压股骨；向学员强调，内旋是如何使骨盆保持中立及如何拓宽坐骨之间的距离的。

· 大部分学员都有骨盆前倾的趋势，这样会压迫下背部，而且还会导致椎间盘方面的问题。增强髋部屈肌、髋部伸肌和腹部核心肌肉的练习能够帮助学员进入稳固的骨盆中立状态。

· 引导学员去感受足底气锁和会阴收束法之间的联系，并鼓励学员把会阴收束法贯穿
  于体式练习中。

脊柱和躯干

· 随着骨盆中立，大部分学员的脊柱会进入自然弯曲状态（即中立伸展）；而自身肌肉
  失衡或者有脊柱侧弯和驼背这类问题的学员则不然。

· 引导学员在完整的呼气过程中进行自然而然的轻微的腹部练习。向学员强调这一练
  习是如何有助于稳固和拉伸腰椎的。在进行腹部练习的时候，腹部应该是柔软和稳
  定的。

· 提示学员抬起肋骨的下缘来远离骨盆的上缘，同时允许肋骨自然且柔软地收进身体
  内部。通过这种方法能够提示学员做进一步的脊柱延伸练习。

双肩和心脏

· 提示学员从身体内部抬起并扩展胸骨，同时允许肩胛骨稍微下沉并与后肋形成对抗。
  进一步强化胸腔扩张，同时稳固双肩，放松颈部。

· 首先，引导学员朝着双耳向上提起双肩，然后双肩下沉，此时脊柱的下胸和中胸区
  域要保持在一条直线上，再做锁骨扩展运动。

颈部和头部

· 通过引导学员去感受自己的双肩和双耳在一个平面上，来改善颈部和头部的位置。
  然后下巴轻微地向前、向下，通过提升喉咙的位置来拉长颈部后侧。

· 最后，提示学员向天空释放头顶能量。

站立体式——股骨外旋

树式

主要风险

弯曲腿的膝盖屈曲；站立腿的膝盖伸展过度或承受的压力过大。

引导学员进入体式

以山式作为开始；用墙作为支撑；弯曲腿的脚后跟如果不能放到膝盖上，那么放在膝盖下面的小腿上亦可；双手置于髋部或胸前；稍微提示学员，骨盆和髋部都要保持中立位，并向外展开抬起的那条腿。

需要注意和强调的事项

站立腿的平稳性；弯曲腿的脚后跟要放在膝盖上面；髋部、骨盆、脊柱的中立；平稳的凝视；平稳的呼吸；慢慢地放松身体。

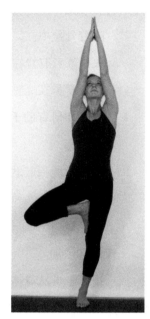

树式

手抓大脚趾站立伸展二式

主要风险

站立腿的稳定性；抬起的那条腿的腘绳肌；下背部。

引导学员进入体式

以墙壁作为支撑。从手抓大脚趾站立伸展一式开始（参见第171页），然后和树式一样，鼓励学员把注意力放在保持站立腿的稳定、髋部平齐和骨盆中立上，而不是尽力让抬起的那条腿朝外、向上伸展。也可以选择用一条拉力带缠绕抬起的那只脚，或者是在外展股骨的时候，抱紧抬起腿的膝盖，使它保持弯曲。

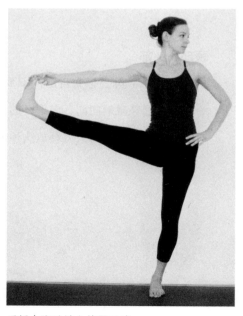

手抓大脚趾站立伸展二式

需要注意和强调的事项

借助站立腿去向下着地，通过站立腿的髋部、脊柱以及头顶的外部去感知更广阔的空间；当外展抬起的那条腿时，打开胸腔，同时眼睛看向与外展腿相反的方向。保持呼吸平稳、双目凝视。

战士二式

主要风险

前膝没有和身体在同一平面内；后膝过度伸展；肩峰撞击现象；骨盆未中立时的下背部。

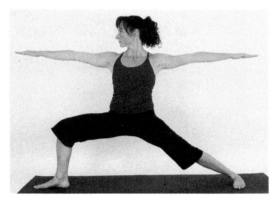

战士二式

引导学员进入体式

从双腿分开的站姿开始，右脚朝外，左脚稍微向内。缓慢弯曲右膝，同时引导右膝朝向右脚小趾一侧；如果膝盖超过了脚后跟，便将脚趾向前移动，以使双脚保持较大的距离。假如以战士一式开始，那就要强调在将髋部后旋的时候，前膝要与其保持在同一条直线上。

需要注意和强调的事项

前膝与脚后跟要保持在一条直线上（前膝会趋向于内收）；坐骨前部下沉；髋部保持水平；骨盆中立；稳固后腿，抬升弓步；肩胛骨下沉；体内能量贯穿脊柱，通过心脏由指尖释放出来。通过下压双脚释放压力。

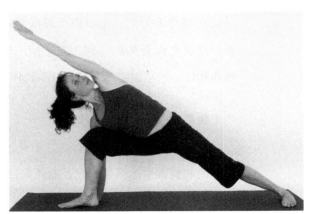

侧角伸展式

侧角伸展式

主要风险

同战士二式；抬头向上看时的颈部；受到挤压或身体不稳定时的上肩。

引导学员进入体式

从战士二式开始，首先将右肘贴于右膝处，保持右脚踩地并从右手旁外伸；肩胛骨下沉，旋转打开躯干，左臂下伸接触后腿，接着左手手掌向上转动去感知手臂的外旋，然后将手臂伸过头顶。稍停片刻，将接触地面的指尖或手指放到瑜伽砖或者前脚内侧的地板上，一段时间后再放到脚的外侧。

需要注意和强调的事项

在旋转打开躯干时，要让脊柱侧面的弯曲达到最小化；着地的后脚要与同侧伸展的手指在一条直线上；将肘部或肩部压至膝盖处是为了使膝盖的中心同脚后跟的中心在一条直线上，而且还能平衡躯干的转动；双眼凝视上方的指尖或放松颈部，同时环视室内或看向地板。

三角伸展式

主要风险

颈部；过度伸展的膝盖；下背部。

引导学员进入体式

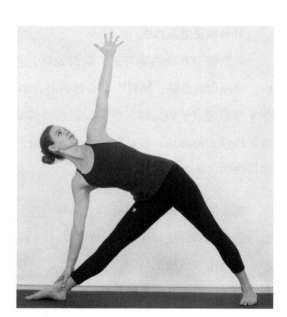

三角伸展式

开始时将双脚分开大概一腿长的宽度，右脚向右外转90度，左脚稍微内扣。向左侧扭转髋部，将右侧的坐骨向左侧压。同时，身体通过脊柱和手臂的向右延展，达到向外扩展的最大化。

接着，将右手放到小腿或脚踝处。为了让颈部更为舒适，也可以选择眼睛向下看。建议在最开始的时候，左手向上伸得越高越好，这样做能够缓解脊柱的拉伸和轻微的转动。

需要注意和强调的事项

在伸直和固定双腿的时候，不要过度地拉伸膝盖；抬起前腿的膝盖骨并朝向正前方；脊柱的侧面弯曲达到最小化；躯体向侧面转动并与双腿成一条直线；伸长颈部；通过双臂和指尖从心脏向外延展。

半月式

主要风险

身体不稳定或过度拉伸时，站立腿的膝盖；上髋部向前转动时，站立腿的髋部；颈部。

引导学员进入体式

借助墙壁保持身体平衡；由弯曲前膝开始，从三角伸展式逐步过渡，手指放在离前脚大概一脚掌远的地方（可以放在地板上，也可以放在瑜伽砖上），然后将后脚滑向天空，直到重心落在前脚和手上。接着伸直前脚，同时旋转并彻底打开后髋。

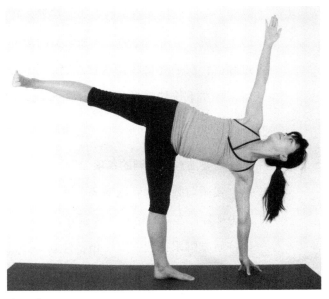

半月式

需要注意和强调的事项

在过渡的过程中，保持髋部外旋；避免站立脚内旋；从髋部起向后伸直抬起的那条腿；通过双腿和脊柱由腹部向外发散能量，并且还可以通过指尖由心脏向外发散能量。

站立体式——股骨内旋

接下来的股骨内旋站立体式请参照拜日式部分：山式、幻椅式、低弓步式、新月式、战士一式。

侧角扭转式

主要风险

后腿的膝盖和脚踝；前膝；下背部；颈部。

引导学员进入体式

开始时，像半月式或者更具挑战性的战士一式中的那样，右脚朝前。将左手放在左髋以稳定髋部。在这一姿势中要强调前腿膝盖的中心和脚后跟的中心在一条直线上。将

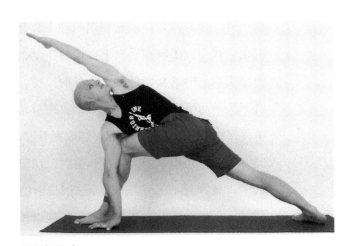

侧角扭转式

右臂上伸，以拉伸躯干的右边。接着，在向前方拉伸的同时，身体向左扭转。左肘放在右膝上形成"祈祷"姿势。假如学员的髋部打开程度及旋转柔韧度足够好，也可以让肩膀越过膝盖，双手直接放在左脚外侧的地板上。最后，将左手拉伸越过头顶，手臂外旋，同时向左旋转躯干。

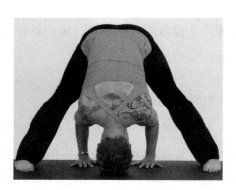

需要注意和强调的事项

强调前膝和脚后跟对齐，而且要像战士一式中那样，左髋直落在前膝后方。在新月式中，保持后方脚跟抬起，以让预备体式最接近侧角扭转式的预备动作。后腿保持用力。在该体式的整个过程中，如果学员后脚脚跟能够落地，就引导其将后脚外缘踩实地板，以帮助该侧髋部前旋。

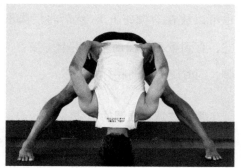

双角一、二、三、四式
主要风险
腘绳肌和下背部；双角三式中的双肩。

引导学员进入体式

双脚分开，距离同腿长，双脚外缘保持平行。可以弯曲膝盖以放松腘绳肌和下背部。在双角一式中，手腕在手肘下方向后滑动，然后再感受双手向前移动过程中脊柱的拉伸。肩胛骨下沉并与下肋形成对抗性力量；在双角二式中，保持双手放在髋部，尽可能收紧骨盆前部。同时，双肘互相靠近，以打开胸腔；在双角三式中，肩胛骨下沉并与下肋形成对抗性力量。同时，双臂交叉于头部上方进行拉伸以扩展胸部（假如双肩比较紧绷的话，可以用一条瑜伽

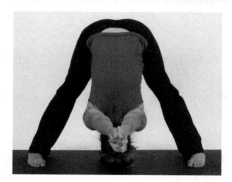

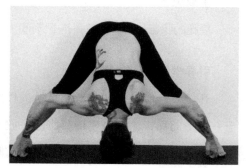

双角一、二、三、四式

带绑住双手）；在双角四式中，双手抓紧并上拉大拇趾，同时重新启动足底气锁。拉伸双肘，增大双肘之间的距离，同时使肩胛骨向后耸动。

需要注意和强调的事项

伸直且有力的双腿；稍微内旋股骨，以放松向前收紧的骨盆，向后、向上拉动耻骨，同时将肚脐和胸骨朝地板方向拉伸；尝试着将重心前移至跖骨（前脚掌），同时使脚后跟的前部着地。髋部恰好在脚后跟正上方；放松颈部。

加强侧伸展式

主要风险

腘绳肌和下背部；手掌在背后合十时的手腕和肘部。

引导学员进入体式

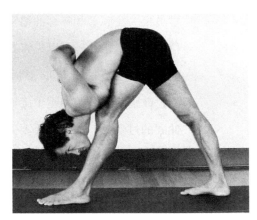

加强侧伸展式

从双腿打开的姿势开始，首先将双脚分开，宽同腿长。接着，再将双脚向彼此靠近几厘米。双手置于髋部，将右脚外旋 90 度。然后抬起左脚并重新放在地板上，使其与右脚大致平行。左脚要与髋部方向保持一致，朝向垫子的前方，同时仍然能感受到左腹股沟的拉伸；双臂向外伸展，然后拉至背后做祈祷式，也可以在背后紧扣双手。双腿和双脚踩实地板，通过脊柱去抬起身体，贯通心脏打开全身。然后慢慢地向前收紧骨盆，从而使胸骨向前并最终朝脚趾方向扩展。双手也可以选择向前扶墙，或者是向下触摸椅子或瑜伽砖。

需要注意和强调的事项

在做反祈祷式时，双手要于背后合十（也可以使双手彼此握紧手腕或手肘）；双腿保持伸直、有力；通过下压右腿和右脚，保持髋部的水平状态。向后伸展右髋，并使后脚脚后跟踩实地板，内旋后腿大腿；上半身于骨盆处前屈，耻骨向后下方拉伸，同时将肚脐和胸骨朝地板方向拉伸。

三角扭转式

主要风险

腘绳肌；下背部；颈部。

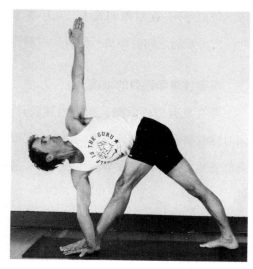

三角扭转式

引导学员进入体式

大多数学员为了尝试让双手接触地板或者
躯干深深地向左转动，会移动他们的髋部，但
这样做会趋向于扭转下背部而不是胸椎；引导
学员更关注髋部和腿部的稳定，而不是双手的
位置和躯干扭转。可以先将右手指尖放在木块
上（或墙上或椅子上），然后将左手放在髋部
上，鼓励髋部后拉和躯干旋转。在将左臂向上
伸展的过程中，提醒学员要避免手臂超出双肩所在的平面。如果颈部感到紧张的话，那么
也可以向下低头。

需要注意和强调的事项

双腿和髋部的起始位置与加强侧伸展式相同。右脚朝前，将右手置于右髋，保持髋部
稳定。向上拉伸左臂，并向前收紧骨盆。右手置于地板（或者瑜伽砖和椅子）上，并且要
放在左脚内侧（过段时间再置于外侧）。躯干向左打开，同时保持双腿和髋部的姿势不变。
肩胛骨下沉，能量从心脏处经由双臂和指尖向外伸展。

战士三式

主要风险

站立腿的腘绳肌和膝盖；下背
部；双肩及颈部。

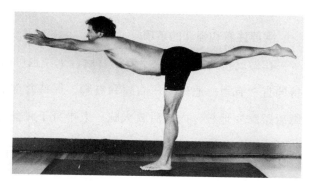

战士三式

引导学员进入体式

双手扶墙能够让该体式变得更
加简单易学。试着从新月式过渡到该

体式，身体微微向前，重心移至前腿和前脚，然后再回到新月式，最后重心移至前脚，平稳

地伸直前腿，同时抬起后腿使其与髋部持平；也可以选择将双臂朝后放置在身体两侧，这样的话能够放松下背部。双臂也可以像飞机的双翼那样外展，这样有利于身体更轻松地保持平衡。切记不要锁定站立腿的膝盖。

需要注意和强调的事项

保持站立腿的牢固，脚踝保持稳定，并且膝盖骨要朝向正前方；髋部保持水平，抬起的那条腿的股骨要保持内旋；通过躯干和胸部的一侧拉长身体；在整个体式中，手臂向前伸展，最终将手掌合在一起，双眼凝视拇指。

扭转半月式

主要风险

站立腿的腘绳肌；下背部；双肩及颈部。

引导学员进入体式

正如三角扭转式中，为了感受深入的扭转或者使外表看起来是在深入扭转，许多学员趋向于放弃腿部和髋部的稳定。因此，应提示学员保持髋部的水平状态，抬起并激活后腿，然后从此处进行扭转。与三角扭转式一样，在伸展右臂向上时，提醒学员不要让手臂超出身体所在的平面。如果颈部感到紧张，可以稍稍低头来缓解。

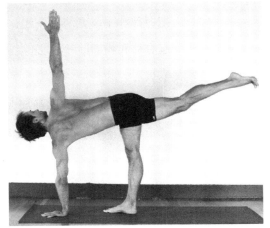

扭转半月式

需要注意和强调的事项

髋部和腿部的位置与它们在战士三式中的位置是一样的。右腿成站立姿势，将左手（首先是手指）放在位于左肩正下方的瑜伽砖或者地板上。而且也可以考虑选择像三角扭转式中那样将右手放于右髋部；躯干向右旋转，最后将右臂向上伸展。

鹰式 / 鸟王式

主要风险

韧带紧绷时的膝盖；肩峰撞击时的双肩。

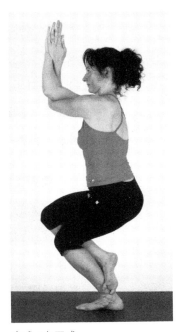

鹰式 / 鸟王式

引导学员进入体式

以墙壁作为支撑。指导步骤如下：微微屈膝，双臂向上伸展，肘部向下弯曲，并扩展胸部；右脚脚踝抬起并缠绕左膝，弯曲右脚以稳定右膝。或者可以的话，也可以让右膝完全绕住左膝，并用左脚脚踝或小腿的后面勾住右脚。双臂向上伸展，然后用左肘环绕右肘。上拉前臂并且将手掌相对（或者去尝试握紧拇指），保持呼吸平稳，双眼凝视前方。

需要注意和强调的事项

尝试抬起肘部，使其与双肩持平，同时在背后下拉肩胛骨，并使双手远离面部；通过把肘部和手掌紧绕在一起，来进一步拉伸肩胛骨之间的部位。膝盖尽力向下弯曲，同时抬起脊柱和胸部。

手抓大脚趾站立前屈伸展式和手碰脚前屈伸展式
主要风险

腘绳肌和下背部。

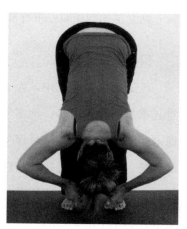

引导学员进入体式

对于手抓大脚趾站立前屈伸展式而言，双脚都要进行足底气锁。像站立前屈伸展式一样，身体向前折叠。接着，握紧并上拉拇趾，同时和站立前屈伸展式一样向上扩展胸部。然后身体向下折叠，双肘分开向外拉伸，下耸肩胛骨。对于手碰脚前屈伸展式而言，除了将手掌放置于脚底下方、脚趾接触手腕、指尖接触脚后跟这些不同的指令外，其他指令与手抓大脚趾站立前屈伸展式相同。

需要注意和强调的事项

开始的方式与站立前屈伸展式相同。通过双腿向下伸展，使双脚站稳，并激活双腿；股骨内转，耻骨向后、向上倾斜，并将胸骨朝地板方向拉伸。努力使重心前移，同时脚后跟着地。借助腿部的力量拉长脊柱。

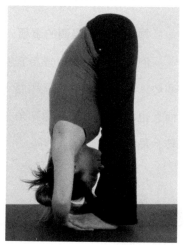

手抓大脚趾站立前屈伸展式（上图）
手碰脚前屈伸展式（下图）

手抓大脚趾站立伸展一式

主要风险

站立腿膝盖的稳定性；抬起的那条腿的腘绳肌肌群；下背部。

引导学员进入体式

以墙壁作为支撑，开始手抓大脚趾站立伸展一式，接下来的动作和树式相同。引导学员更多地去关注保持站立腿的稳定、髋部水平、骨盆中立，而不是去关注抬起的脚是否歪掉；也可以选择在抬起腿的脚上绑一根带子，或者抱住膝盖，并在抬起大腿时保持膝盖弯曲。

需要注意和强调的事项

借助站立腿踩实地板，通过站立腿的髋部、脊柱和头顶感受更多的空间；扩展胸部，尝试看向抬起腿反侧的肩膀，同时外展抬起的那条腿。保持平稳的呼吸和凝视。

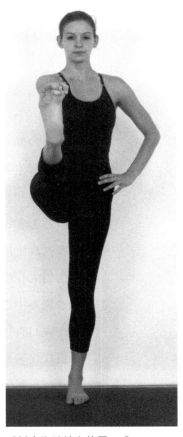

手抓大脚趾站立伸展一式

半莲花加强前屈伸展式

主要风险

弯曲腿的膝盖；站立腿膝盖的稳定性；腘绳肌肌群；下背部。

引导学员进入体式

从山式开始，抬起右膝，轻轻抱起小腿，并将右脚脚跟拉向左髋（髂前上棘，指的是髂骨边缘），接着通过放松右腹股沟的内部，使右膝向下放松成半莲花姿势。拉住右手环绕于背后以握紧莲花脚。伸直左臂向上，然后向前俯身，同站立前屈伸展式。吸气，像半站立前屈伸展式中那样挺胸抬起身体，呼气，再向下俯身，保持 5~8 次呼吸。吸气，抬起至半站立体式，在呼气中去感受腹部向脊柱方向的拉伸。然后，吸气，回到站立体式。

需要注意和强调的事项

保持站立腿的力量和稳固，通过屈膝来放松腘绳肌肌群和下背部。对弯曲腿的膝盖要格外敏感，尤其是在向前俯身的时候，因为

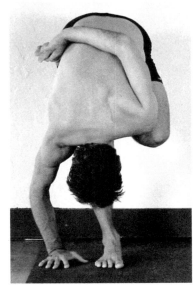

半莲花加强前屈伸展式

这样会增加膝盖扭转的可能。

核心改进

·····················

在流行的健身文化中，拥有"六块腹肌"往往是标志性的理想状态，这也是在第四章中讨论的腹部主要肌肉的表面呈现状态。然而，当肌肉过度发达和紧张的时候，腹直肌会导致腹肌紧张和脊柱问题，从而损害腹部的优雅和放松状态，不利于呈现平衡和美观，也会影响舒适感和稳定性。正如安娜·福雷斯特一直以来强调的那样，我们可以通过瑜伽减轻情感和生理上的限制，但不应该压抑自我，而是要把内心深处的焦虑释放出来。提醒学员，瑜伽很大程度上在于创造空间，我们要引导学员培养强大而又有活力的核心，教会他们当把意识集于身体的核心时，能量如何向外延展、辐射。随着核心训练的加强、开放和完善，我们的身心将更加平衡、稳定、放松和灵活。

从更广泛的视角来看，核心训练为学员提供了从足内弓延伸到骨盆底部，再沿着脊柱向上，穿过头部而直达头顶的一种内在感受。在整个体式练习中，我们应鼓励学员积极地收紧核心，同时向外扩展能量以创造空间。可以将足底气锁和会阴收束法作为唤醒这一能量意识的关键动态动作。这两种收束法本身有助于加强和完善处于身体中心的核心肌群，使更具体的核心体式练习更容易和简单。

接下来，我们将重点关注体式，以加强身体前侧的肌肉，这些肌肉支撑着与骨盆和脊柱相关联的下躯干（后弯时收缩和一系列进出体式的动态动作都会增强从身体后侧提供支撑的肌群）。处于妊娠期的学员禁止进行这类体式的练习，有下背部问题的学员练习时也需要格外注意。

腹部扭转式

主要风险

下背部；颈部。

引导学员进入体式

这种体式的基本形式可以通过其他扭转（卧手抓脚趾腿伸展式）完成，也可以通过腹部核心力量的运动完成。将手臂水平展开，并把手掌朝下按压，交替着前后左右移动双腿（也可以屈膝），同时凝视双腿的相反方向，注意膝盖和腿不要接触地板。吸气，伸展双腿；呼气，再把双腿收回。

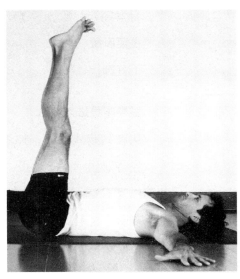

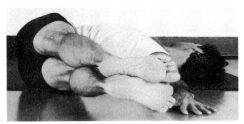

需要注意和强调的事项

在移动双腿时，使肩膀和手掌压实地面，旋转过程中注意下背部是否感到不适。

腹部扭转式

瑜伽自行车式

主要风险

下背部。

引导学员进入体式

从膝到胸式开始，十指交叉且双手抱头。呼气的同时将躯干向上抬起，使肘部向膝盖靠拢，同时将右腿伸直，使其离地约 30 厘米，再将右臂伸直，跨过右腿。完成呼气的同时将右臂置于左膝处，并将两者靠在一起。吸气，放松，膝盖靠

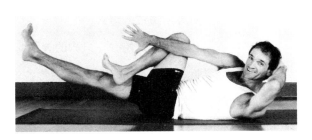

瑜伽自行车式

近胸腔，头部和肘部靠近地面。在另一侧重复同样的动作，持续 1~3 分钟。

需要注意和强调的事项

注意缓慢地移动，尽可能将全身伸展开来。让学员多关注动作的平稳，而不是一定时间内能持续做多少次。要注意跟随呼吸而移动。

骨盆翘起

主要风险

下背部；颈部。

引导学员进入体式

从膝到胸式开始，伸展双腿向上，十指相扣抱
头。保持双腿垂直于地板，呼气时将肘部拉近膝盖，
腿部位置不变。抬起上背部和肩膀，随着缓慢平和的
呼气逐渐上卷尾骨，然后随着呼气逐渐伸展放松。以
上动作重复 5~25 次。

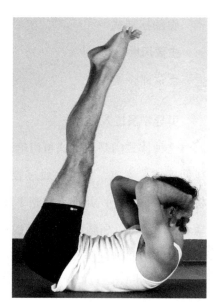

骨盆翘起

需要注意和强调的事项

学员往往更关注抬起尾骨的动作。提醒他们也要
更多注意缓慢平稳的移动而不是大幅度地使骨盆向上翘起。强调使双腿保持垂直状态，而
不是将其拉向肘部。

完全船式和半船式

主要风险

下背部；腹股沟。

引导学员进入体式

从手杖式开始，一只脚的脚跟向同侧髋
部靠近，抱住同侧膝盖以平衡骨盆的前倾，
然后拉近另一侧脚跟，双手在双膝后交握，

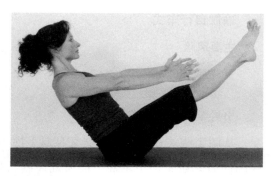

完全船式

同时上半身稍微向后倾斜。保持身体重心在坐骨前侧，慢慢地让双脚离开地板，最终伸直
双腿，使脚趾与眼睛平齐，注意不要弯曲脊柱。逐渐减少双手的发力，最后将整个手臂向
前伸展。

需要注意和强调的事项

强调骨盆中立与脊柱和胸腔打开的关系。如果能够伸直双腿，可以通过大脚趾球处外
压双脚，以此伸展脚趾和大腿内侧。对于半船式，应放松下背部，使其贴紧地板，双手合

十放于胸前，要么膝盖向内（更容易），要么伸直双腿，使其离地面约 30 厘米远。再通过圣光调息法调整呼吸。

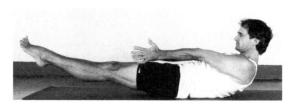

半船式

天平式

主要风险

膝盖；手腕。

引导学员进入体式

从莲花式或简易坐式开始，把双手放在髋部两旁的地板上。凝视前方，随着呼气逐渐用手撑在地板上，将自身抬离开地板（或尽量尝试这样做），并在呼吸时保持该姿势。

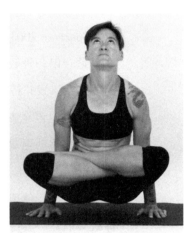

天平式

需要注意和强调的事项

将注意力集中于从地板支撑起身体的动作。通过圣光调息法调整呼吸，以增加训练强度。

秋千式

主要风险

手腕。

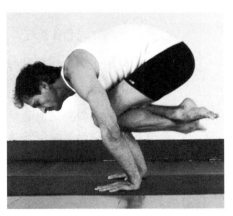

引导学员进入体式

从金刚坐开始，交叉脚踝并把手放在大腿旁的地板上。向上凝视，同时缓慢呼气，逐渐把手下压，将脊柱向上拱起并把膝盖拉向胸部，最后脚后跟朝向尾骨方向。

秋千式

需要注意和强调的事项

在练习中，最终目的应是可以流畅地从手杖式变换到天平式，接着从秋千式转换到四柱式，最后再回到手杖式。更有经验的学员可以从秋千式过渡到下犬式。

手臂平衡体式

用双手平衡整个身体需要绝对的专注，让学员在体式练习中更深入地体会专注感。手臂平衡体式还能让学员更加接近一种对于跌倒的根植于内心的、合理的恐惧，这种恐惧往往与自我和可控的欲望密不可分。这使得手臂平衡体式成了培养自信与谦逊的完美体式系列（Sparrowe 2003）。大多数学员发现一些手臂平衡体式非常具有挑战性，所以这些体式也非常适合以一种轻松和玩乐的态度探索练习。与其他任何体式一样，耐心和练习使你能够达成这些体式并持续进步，而急躁几乎总是会导致挫败感或受伤。

学员应该至少练习斜板式、四柱式和下犬式一年，以增强手腕、手臂和肩膀的力量，为将重心移动至双手做好准备。所有手臂平衡体式中，手腕的风险最大。有急性腕部问题（包括腕管综合征）的学员不应该做完整的手臂支撑体式，建议手腕比较紧张的学员尽量减少腕部压力，使用楔形手部辅具直至手腕再无痛感。无论是把手臂平衡体式作为一个单独体式穿插在一套练习中，还是将它们作为一组体式进行教学，都应为学员提供第十一章中描述的腕部治疗练习。学员应该有足够的手腕伸展能力——将他们的手掌平放在地板上，并且在将前臂垂直于地面时，不会产生紧张或疼痛。建议肩部受伤或稳定性差的学员采用第十一章中提到的健康肩膀的训练计划，直到肩膀有足够的稳定性和柔韧性。如果可以保持下犬式两分钟且无痛感，就可以尝试更多收紧肩膀的手臂平衡体式了。肩关节屈曲受限也是手倒立式和孔雀起舞式中脊柱弯成香蕉状的主要原因。

除了手腕、手臂和肩膀的力量和稳定性外，手臂平衡体式还需要唤醒腹部核心肌群。正如第十章中所讨论的那样，在手臂平衡体式之前进行腹部练习可以帮助学员创造一种提升和从核心向外辐射能量的感觉。然而，手臂平衡体式也需要核心的柔韧性，而不是紧绷或收缩。在腹部用力和从核心向外延伸扩展之间找到平衡是用双手平衡整个身体的关键要素之一。这在手倒立式中最为明显，其中强壮的核心肌肉稳定了身体的中心，但是紧密的核心肌肉——尤其是腰肌和腹直肌，也限制了髋部和脊柱相对于骨盆的完全伸展，加剧了学员脊柱的香蕉状弯曲。

在介绍手臂平衡体式时，要从简单的准备练习开始。课堂上老师应为学员提供 2~3 次练习手臂平衡体式的机会。让他们密切关注每一次尝试中发生的情况：他们觉得自己的重心在哪里？目光在哪里？呼吸如何流动？怎么退出体式的？他们在思考着什么？他们的感觉怎样？鼓励学员不断回顾每次的课程，逐渐完善自己，以使体式变得更简单、更稳定、更有趣。

起重机式 / 鹤禅式

主要风险

手腕；肩膀。

引导学员进入体式

让学员蹲下，脚后跟抬起，膝盖大大分开。将手臂尽可能伸向前方，通过脊柱、肩膀和手臂尽可能拉长上半身，然后将手滑回肩膀下方，同时将肘部外侧抵在小腿上，从而将膝盖尽可能放在手臂或肩膀上。将膝盖压入手臂或肩膀，双手和双脚压实地板，再从腹部尽可能地抬高髋部。身体前倾，

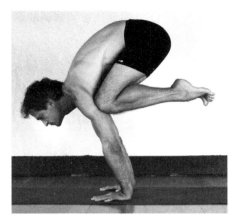

起重机式 / 鹤禅式

将重心放在双手，然后开始探索将左右脚交替离开地面，最后将双脚一起抬离地面并伸直手臂。可以在学员面部下方放一叠瑜伽毯以减少对于跌倒的恐惧。

需要注意和强调的事项

手掌牢牢压实地板或垫面，每次呼气时都会重新将腹部靠近脊柱，同时将耻骨上拉。保持目光稳稳地落在下方的某一个点上。如果稳定，直接进入四柱式：创造一种胸骨伸向地平线的感觉，通过双手压实地板，并伴随着呼气，直接向后伸展双脚，同时弯曲肘部到进入四柱式。

侧起重机式

主要风险

手腕；肩膀；腰部；颈部。

引导学员进入体式

以起重机式（也称为鹤禅式）的蹲姿开始，指尖高抬，双腿半直，躯干扭转，双膝向左翻转，再下蹲；然后将左臂向上伸展，将膝盖向后拉，左臂跨过右膝（将腹部上拉，手臂跨过大腿），然

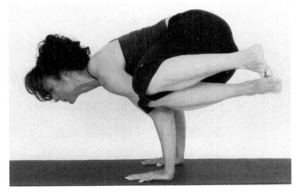

侧起重机式

后将左手放在地板上，双手按照四柱式的方式摆放。抬起胸骨，同时通过双手牢牢压实垫面，轻轻地向前踮起脚尖，将重心完全放在双手上，弯曲肘部，胸骨向前，脚踝从地面抬起时保持并拢。

需要注意和强调的事项

手掌牢牢压实地板，肘部与肩膀保持在同一条直线上；膝盖稳定，呼吸和凝视也要平稳。稳定时，转入单腿或双腿八字扭转式。

双腿圣哲康迪亚式

主要风险

手腕；肩膀；腰部；颈部。

引导学员进入体式

以侧起重机式开始，向一侧伸直双腿，保持膝盖和脚踝紧贴在一起。

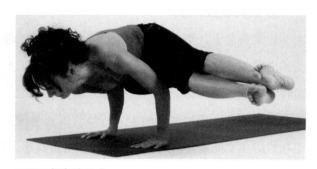

双腿圣哲康迪亚式

需要注意和强调的事项

手掌牢牢压实垫面，肘部与肩膀保持在同一平面上，膝盖平稳，呼吸和凝视也要平稳。前脚掌向外压，使脚趾充分张开。稳定后，转入单腿圣哲康迪亚式。

脚交叉双臂支撑式

主要风险

手腕；肩膀；腰部。

引导学员进入体式

从下犬式开始，双脚跳到双手附近；尽可能向后滑动双手，同时保持手腕和手掌根部固定，使膝盖靠在肩膀上。将膝盖牢牢地夹在上臂或肩部，髋部放松并轻轻靠向地板，从而更容易将脚从地板上抬起，然后尝试交叉双脚脚踝。

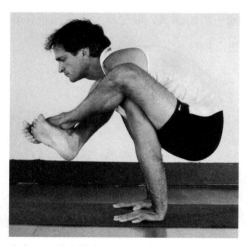

脚交叉双臂支撑式

需要注意和强调的事项

一旦膝盖置于肩膀上，试着将脚后跟拉向臀部，头顶朝地面下压，保持这个体式至少5次呼吸的时长。

萤火虫式

主要风险

手腕；肩膀；过度伸展的手肘；下背部；腘绳肌。

引导学员进入体式

以脚交叉双臂支撑式的完成动作开始，慢慢地伸直双腿，脚趾张开，通过大脚趾球向外辐射能量。

需要注意和强调的事项

要对手腕非常敏感，食指关节要紧贴地板或垫面。中级学员可以尝试过渡到起重机式，抬起髋部，同时脚后跟向外打开，向后、向上牵引双腿。

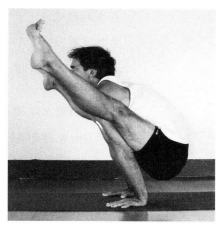

萤火虫式

手倒立式

主要风险

手腕；肩膀。

引导学员进入体式

倚靠墙壁，接下来分 3 个阶段进入体式：（1）身体成 L 形（如下犬式），双手放在墙上，双脚置于地板上，向上抬起一条腿，同时上肢保持下犬式的姿势特征；（2）身体成 L 形，双手放于地板上 —— 位于肩膀正下方，双脚放于双手刚才所在墙上的位置，单腿交替向上伸直；（3）双手指尖放在离墙约 13 厘米处，身体仍成下犬式。向后、向上伸展一条腿，使该腿保持有力伸直；这时另一条腿从墙上蹬跳过来，也需用力伸直，置于刚才那条腿旁边。

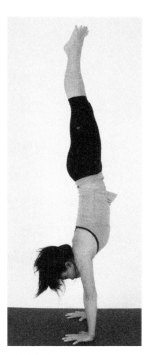

手倒立式

需要注意和强调的事项

如下犬式一样，双手牢牢压实地板。首先屈曲双脚，通过双腿和脚踝向上伸展，然后从大脚趾球处外压脚掌。通过核心部位拉长身体：腹部稍稍用力支撑躯干和骨盆，尾骨、耻骨上提，让肋骨收进，激活会阴，股骨内旋，保持呼吸。

孔雀起舞式

主要风险

手腕；肩膀；下背部；颈部。

引导学员进入体式

除了是将前臂而不是手放置在墙壁或地板上外，其他步骤与手倒立式的引导步骤相同。如果学员的前臂张开，可在食指间放一块瑜伽砖，或在肘部缠绕弹力带。在第三步中，尽可能让肩膀远离手腕。当踢腿至头顶上方时，保持这种姿势。

需要注意和强调的事项

一旦进入孔雀起舞式，就要通过手掌和肘部牢牢下压，使双肩远离手腕，尾骨上提，股骨内旋。

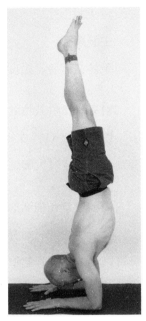

孔雀起舞式

八字扭转式

主要风险

手腕；肩膀；下背部；颈部。

引导学员进入体式

以手杖式为起点，右脚向身体滑动，手抱住膝盖以平衡骨盆前倾和脊

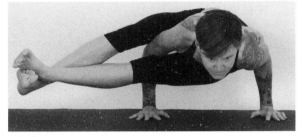

八字扭转式

柱的延展。然后：（1）握住右脚在胸前画"8"字；（2）双手抱住右小腿使其处于双肘之间，右脚屈曲，左右晃动右腿，作"摇摇篮"状；（3）右膝放于右肩上，伸直右臂向前，把右手掌放于右髋部，左手掌放于左髋旁；（4）将左腿抬离地面，然后呼气，通过双手用力下压以将髋部抬离地面；（5）右脚踝交叉放于左脚踝上，向左伸直双腿；（6）弯曲肘部，直到肩膀与肘部齐平。

需要注意和强调的事项

双手压实地板，抬起髋部，通过前脚掌向外蹬，使双膝彼此挤压；胸骨向前，挺胸，眼睛向下看（颈部会比较放松），或者眼睛朝前看向地平线的方向。探索向单腿圣哲康迪亚式过渡的方法：（1）伸直手臂；（2）抬起髋部；（3）双脚解开；（4）将左脚和腿穿回双臂之间；（5）将腿放下，然后进入四柱式。

单腿圣哲康迪亚式

主要风险

手腕；肩膀；腘绳肌；下背部；腹股沟。

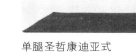

引导学员进入体式

从侧起重机式开始，双腿成

单腿圣哲康迪亚式

剪刀式分开，下方腿向后伸展，双臂撑地，胸部向前，以保持身体平衡。

需要注意和强调的事项

双腿用力并外压大脚趾球。眼睛向前看，随着呼气稍微使用腹部收束法，进入四柱式。

格拉威亚式

主要风险

手腕；肩膀；弯曲腿的膝盖和髋部；下背部。

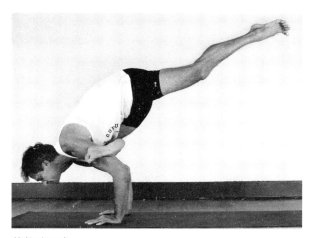

引导学员进入体式

教学步骤：（1）从山式开始，屈膝，将右脚踝抬起放到左膝上，用力使右脚屈曲；（2）双手于胸前合十；（3）将手掌放在双肩下的地板上，右脚勾住左肩，同时将左膝搭在左肩上；（4）双手用力压实地板，身体重心前移；（5）向后、向上伸展左腿。

格拉威亚式

需要注意和强调的事项

双手压实地板，胸骨向前，左腿向后伸展。直接悬浮进入四柱式或转换到支撑头倒立二式，为直接转换到体式的另一侧做准备。

飞蜥蜴式

主要风险

手腕；下方腿一侧的髋部；肩膀；下背部。

引导学员进入体式

引导学员进入单腿格拉威亚式准备的第二
步，然后：（1）用左手把右脚踝稳定左膝上；
（2）向上伸展右臂以拉长右侧；（3）扭转身体，
把右肘拉至左足弓，双手合十以平衡身体的扭

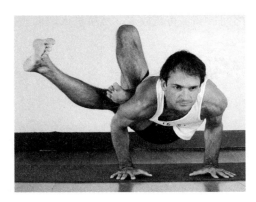

飞蜥蜴式

转；（4）将右肩靠近足弓，并将右手放在左脚踝外侧的地板上；（5）将左手放于地板上，双
手与肩同宽；（6）在弯曲肘部的同时使重心向左倾斜，将左腿向左伸展并离开地板，挺胸。

需要注意和强调的事项

指导学员试着让自己的肩膀保持水平。通过伸直腿向外辐射能量。悬浮进入四柱式。

侧板式

主要风险

撑地手臂的肩膀和手腕；抬起的那条腿的
腘绳肌；颈部。

引导学员进入体式

从斜板式开始，左脚外缘支撑在地板上，
同时右手放于右髋。将右脚踝放在左脚踝上
方，双脚屈曲，髋部向上抬。通过左手使整个
左臂用力压实地板，接下来有两种方式：（1）

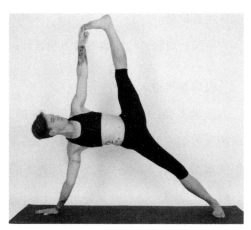

侧板式

将右脚向上滑动至左侧大腿内侧（就像树式一样）；（2）紧握右脚蹈趾，并将右腿向上
伸直。

需要注意和强调的事项

保持左手和左脚的外缘牢固地扎根于地板上。在抬升右膝或腿时，尽量避免使右髋向
前或向后移动。眼睛向上看向拇趾、墙或者地板的方向。

上公鸡式

主要风险

手腕；肩膀；膝盖；下背部；颈部。

引导学员进入体式

有两种练习方法：（1）以莲花式为起点，双手用力下压地板以将膝盖抬起，随着呼气，膝盖向上滑至手臂；（2）从支撑头倒立二式开始，双腿折叠成莲花式，将膝盖放低至肩膀，然后按压双手，伸直手臂。

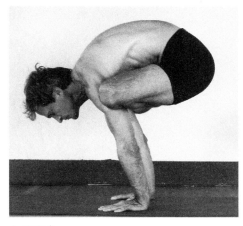

上公鸡式

需要注意和强调的事项

保持足底气锁、会阴收束法，以及轻微的腹部收束法；向下直视；过渡到四柱式或支撑头倒立二式（而后通过侧起重机式中的扭转体式来探索侧公鸡式）。

后弯体式

通过深度拉伸整个身体前部——尤其是心脏中心、腹部、腹股沟，后弯体式激发了学员们强烈的反应。这种强烈的反应让学员产生了两种趋向，要么是无限的努力，要么是因害怕而产生的逃避心理。不过，这其实也给学员们提供了一个契机，让他们在极端的情感中找到平静。后弯的主要目的，从身体方面来说，不在于后弯本身要做得多么完美，而是要充分打开完整的呼吸和充分运用身体前侧的力量。通过强调这次练习的重点在于尽可能地打开心胸，来引导学员在他们的后弯练习中找到能够坚持下去的力量：如果感觉到自己已经接近极限，不妨就放松一些，找到自己与生俱来的内在和谐感，从而提醒自己不要过于执着，用心感受呼吸的疗愈功能，从而投入其中；注重评估而不是执着于对和错。要意识到心中纯洁的爱可以像胶水一样把一切都团结在一起，哪怕这一切一直都在变化着。同时，应鼓励学员把后弯看成寻求心灵平静的一种练习，而不是非要实现的某种成就；也可以鼓励学员把后弯看成一种净化，以更好地感受自由，而不是追求完美。在这个练习中，要注意激励学员专注于敞开心扉。接下来关于后弯的几个技术方面的讲解将有助于确保学员安全地练习：

· 大腿内旋。当练习山式或桥式肩倒立时，在大腿间夹一块瑜伽砖，这可以使学员更有效地感受内旋；在山式中用力使瑜伽砖向后，在桥式肩倒立中使瑜伽砖向下。可以用足底气锁加强这个动作。

· 不要挤压髋部。相反，要使臀大肌上部的肌肉纤维更柔软（水平）。如果挤压这个部位，就会使大腿外旋并外展，从而会给位于脊柱底部的骶髂关节施加过多压力。

· 骨盆后倾。这一动作将拉长腰椎，减少对下椎间盘的压力，并分担脊柱后弯带来的压力。进一步提示，让学员将髂前上棘（骨刺）拉向前肋的下端。

· 通过拉伸实现更大程度的脊柱伸展。沿着脊柱放松后，在实现扩展前，尽可能地拉长脊柱。

· 将后弯集中于胸椎。肋骨与脊柱的连接方式以及胸椎的结构，共同限制了脊柱的伸展，并导致了腰椎和颈椎关节的过度弯曲。

· 最后增加颈椎伸展。允许颈椎保持中立，或者只有在通过胸椎的后弯达到最大活动限度后才允许颈椎伸展。

· 让肩胛骨的下尖端向内、向上靠近心脏。这能加深胸椎中心的后弯，并进一步打开胸腔。

· 上提胸骨。这增加了心脏中心的扩张性。

· 保持呼吸平稳、轻柔。呼吸时要使气流穿越心脏到达身体的紧张部位。

以下这些技术适用于后弯中的收缩、牵引和平衡，每一种都有明显的特征：

· 收缩后弯：背部肌肉（主要是竖脊肌和多裂肌）克服重力来收缩（例如蝗虫一式中上身的抬起）。

· 牵引后弯：身体前部的肌肉离心收缩，以克服重力（例如，背部向下进入骆驼式）。

· 平衡后弯（利用手或腿来加深后弯）：手臂或腿按压住一个不可移动的物体（地板、墙壁或身体的一部分）来拉伸身体的前部（如上弓式）。

在各个类别的后弯体式中，肱骨可以扩展（如蝗虫一式、骆驼式或桥式肩倒立）或弯曲（蝗虫三式、鸽子式或双腿内收直棍式），这些体式需要身体不同部位的参与，并且通过肩胛带来放松（见第十章有关后弯的序列）：

· 肩关节伸展后弯：手臂的伸展需要肩胛骨稳定，而这又需要依靠菱形肌、斜方肌下
束和前锯肌，同时胸大肌和胸小肌必须发力。

· 肩关节屈曲后弯：屈曲需要菱形肌、背阔肌、胸大肌和肱三头肌来发力。

蝗虫一、二、三式

主要风险

下背部；颈部；蝗虫三式中的肩膀。

引导学员进入体式

参考拜日式以关注蝗虫二式及构成这三
种瑜伽体式的基本元素。

需要注意和强调的事项

在做蝗虫一式时，保持手背稳稳地压在
地板上，从而推动胸腔的抬高，并感受将胸
椎向心脏中心推进的感觉。在做蝗虫三式时，
要注意保持肩胛骨下沉并与后肋形成对抗，
同时就像下犬式中那样，要将肩胛骨外旋。

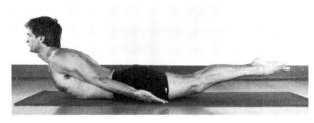
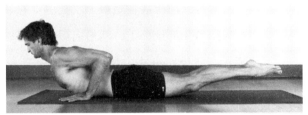
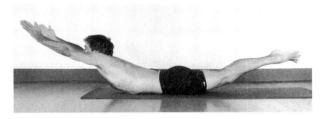

蝗虫一、二、三式

人面狮身式

主要风险

下背部；颈部。

引导学员进入体式

引导学员俯卧，用前臂撑起身体，将手
肘和肩膀对齐。前臂和双手向前，保持平行。

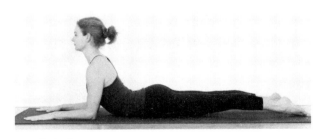

人面狮身式

就像做蝗虫式的准备动作那样活动好腿部，髋部和双脚贴地，股骨内旋，把骶骨压向脚踝
方向。当用力向后和向内拉动前臂时，撑开胸部，同时压紧肩胛骨，将脊柱拉向心脏方向。
慢慢地抬起头，凝视前方。

需要注意和强调的事项

这是一个看似很深入的后弯体式，会压迫下背部和颈部。加强双腿的主动配合和骨盆的后倾，以保证下背部的空间。鼓励学员向下看，从而放松颈部。

眼镜蛇式

主要风险

下背部；颈部过度拉伸。

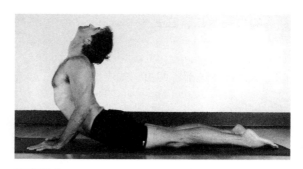

眼镜蛇式

引导学员进入体式

俯卧，前额放在地板上，把手掌放在肩膀两侧的地面上，然后向后耸动肩胛骨。就像蝗虫式中那样，激活腿部。大腿内旋，将尾骨拉向脚踝方向。在不靠手部力量的情况下，把胸部尽量抬高，然后将手往下压，每次吸气时都把胸部再抬高一点，呼气时保持位置不动，把脊柱朝上拉向心脏的方向。继续这样做，在保证身体舒适的前提下，匀速呼吸，一点点后弯，直到极限。

需要注意和强调的事项

在下压手掌的时候，用力外旋双手（不要移动手掌），从这个动作中感受肘部是怎么略微内收的，胸部是怎么扩张的，以及肩胛骨的下尖端是怎么向心脏的方向靠近的。

上犬式

请参阅拜日式部分的详细说明。

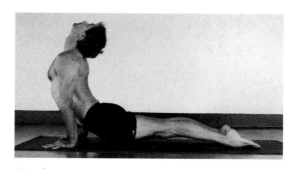

上犬式

蛙式

主要风险

膝盖；下背部；肩膀；颈部。

引导学员进入体式

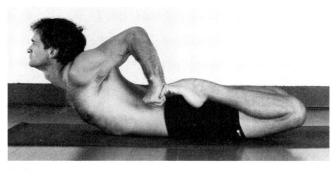

蛙式

准备体式与蝗虫式的准备体式相同。先将前臂放在地板上，然后将肘部放在肩膀正下方（人面狮身式）。一次先做好一边动作：首先用右手抓住右脚，然后把右脚跟拉向右髋部侧面。在这一过程中，试着将手肘向上转动，并将手放在脚上，使得手指与脚趾的指向相同。试着将右肩前旋，使其朝向垫子前面。如果身体足够灵活，可以双手和双脚一起进行。

需要注意和强调的事项

髋部下压，尾骨下压，将脚往地板方向压，同时挺胸（膝盖和下背部对这个动作非常敏感）。试着后拉肩胛骨，使肩胛骨的下尖端靠向心脏的方向。向下看会使颈部更轻松，或者也可以向前看。

弓式

主要风险

下背部；膝盖；过度伸展的颈部；肩膀。

引导学员进入体式

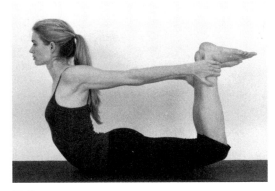

弓式

俯卧，屈膝并后仰上半身，用手抓住脚踝。勾住脚尖来激活足底气锁并稳定膝盖。通过髋部向下扎根，拉起脚踝，从而将胸和腿同时从地板上拉起。尾骨后推，同时脊柱拉向心脏方向，并延伸至锁骨。

需要注意和强调的事项

试着让上半身朝着大腿再后弯一些，以使胸部抬得更高，然后双脚向后、向上抬起。注意在胸椎中间部位的后弯。如果颈部稳定，就把头向后朝着双脚的方向释放。

骆驼式

主要风险

下背部；颈部。

引导学员进入体式

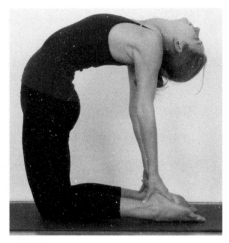

骆驼式

双膝跪立，脚趾蜷曲（或者为了加深后弯，将双脚向后伸直）；双膝分开，与髋同宽，把双手放在髋部下压尾骨，向前推拉髋部；利用胸骨抬升创造一种将脊柱向心脏靠拢的感觉。通过双腿和脚稳定身体，将髋部向前推，尾骨向下拉，同时双手抓住脚跟或脚踝。

需要注意和强调的事项

髋部拉向膝盖，肩膀到双手，再到脚部，利用这些支撑点使胸椎实现更深的后弯，同时将尾骨向下、向后压，并把胸骨向上抬起。

小雷电式

主要风险

下背部；腹股沟；膝盖；颈部。

引导学员进入体式

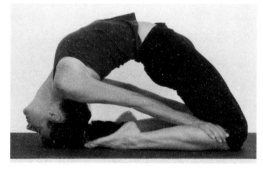

小雷电式

保持骆驼式中所有的要点，让双手前伸或者伸向膝盖。吸气，后弯，将头尽可能地贴近地板；呼气，舒服地将后背向上拉到骆驼式，重复 5 次，在最后一次头放在地板上时保持 5~8 次呼吸。

需要注意和强调的事项

保持双脚和膝盖的稳定，同时拉长脊柱，注意下背部和颈部的空间和舒适度。保持胸骨向上，呼吸稳定。眼睛看向第三只眼（眉心）。

鸽子式

主要风险

下背部；颈部；肩膀。

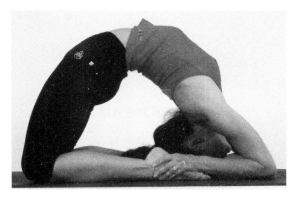

鸽子式

引导学员进入体式

双膝跪立，双手于胸前合十。像骆驼式一样稳定身体并伸展，像小雷电式时一样慢慢地放松背部，把头顶放在地板上。最后，把手肘放在地板上，握住双脚（最后是膝盖）。在进行 5~8 次呼吸之后，将手掌放在手肘所在的位置，伸直手臂，在保持 5~8 次呼吸后，吸气起身。

需要注意和强调的事项

试着保持肘部、双脚和膝盖的稳固支撑，拉伸身体前侧，同时保持下背部的空间和舒适状态。

卧英雄式

主要风险

下背部；膝盖；过度拉伸的颈部。

卧英雄式

引导学员进入体式

从英雄式开始，探索步骤：（1）将手放在髋部后面几英寸的位置，轻轻抬起髋部，下卷尾骨，然后向后仰，同时将胸部抬起；（2）肘部后倾，重复第一步中的动作；（3）背部后倾并重复第一步中的动作。

需要注意和强调的事项

将膝盖压在地板上，大腿内旋，下卷尾骨。为了加大强度，把膝盖拉向同侧的肩膀。试着将双臂举过头顶，并紧扣手肘。

桥式肩倒立

主要风险

下背部；颈部；膝盖。

引导学员进入体式

仰卧，移动双脚，使其靠近臀部，双腿与髋同宽并保持平行。呼气，下背

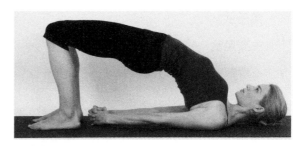

桥式肩倒立

部压向地板并上卷尾骨。吸气时，双脚下压（有力的足底气锁），使髋部向上抬起，大腿内侧下旋，通过尾骨的发力给下背部留有空间。手指交扣于背部下方，然后稍微往下耸一耸肩，以减少颈部的压力。

需要注意和强调的事项

保持足底气锁和股骨内旋，通过双脚更稳定的发力来抬起髋部。通过肩膀、手肘和手腕往下压，将肩胛骨的下尖端压向心脏方向，同时将胸骨朝下巴方向提起，并以此扩展上背部和锁骨。解开体式时，抬起脚后跟，将手臂伸过头顶，然后，把脊柱一节一节地放在地板上。

上弓式

主要风险

下背部；手腕；肩膀；颈部；腹股沟。如果学员在这个体式中不能伸直手臂，那么强行做这个体式会使手腕和肩膀紧张，同时还会使本该放松的肌肉紧张。

引导学员进入体式

像桥式肩倒立体式一样开始这个体式，双脚靠近髋部。将手掌放在地板上——在

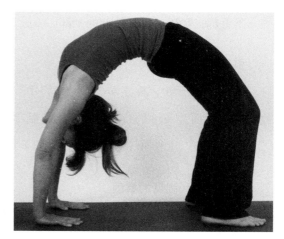

上弓式

肩膀旁边或与肩膀成一条直线。通过肩部外旋，伸直肘部；如果无法做到这一点，可以将手稍微分开一些，并将指尖稍微向外打开以使外旋更容易，从而产生一种手掌向后滑动的感觉，也使肩胛骨与后肋相互对抗。吸气时，将髋部抬起离开地板，头顶放在地板上，并再次确认手肘和肩膀的位置。呼气，伸直手臂。

需要注意和强调的事项

保持足底气锁，收紧双腿，股骨内旋，骨盆前倾。双手均匀地按压地板，主动外旋手臂，以使上背部和胸部扩展。随着练习，不断通过将双手向脚的方向移动来加深体式。如果手腕绷得很紧或者肘部轻微弯曲，就把双手成 45 度放在靠墙的瑜伽砖上。

倒手杖式

主要风险

下背部；肩膀；颈部。

引导学员进入体式

与上弓式的准备动作相同，将头抵在地板上，同时把肘部放在地板上，双肘之间与肩同宽，双手十指交扣放在头部，就像支撑头倒立式

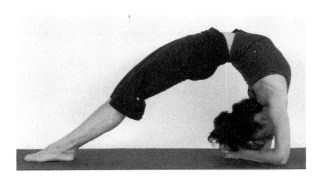

倒手杖式

的第一步那样。用前臂用力下压地板，将头抬离地面，双腿伸直，双脚并拢，通过双腿和双脚使全身充满力量。

需要注意和强调的事项

通过前臂和脚稳固身体，有力地内旋大腿，将尾骨压向脚跟，并使胸部扩展。

单脚内收直棍式

主要风险

下背部；肩膀；颈部。

引导学员进入体式

和倒手杖式一样，把更多的力量集中在左脚，缓缓抬起右腿，使右腿垂直向上。

需要注意和强调的事项

保持站立脚的稳定和内旋，这样就可以保持身体的稳定性。

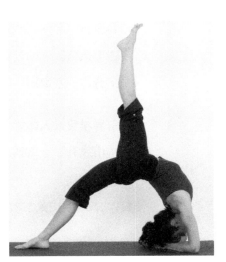

单脚内收直棍式

单腿鸽王式

主要风险

膝盖前侧；下背部。

引导学员进入体式

从手倒立式开始，将右膝放在右手的
外侧，同时将左髋和左腿放在地板上。尽
可能高地撑起右侧坐骨，确保：（1）坐骨
有稳定的支撑；（2）髋部受力均匀；（3）
右膝内侧不受力。将其视作开髋体式进行

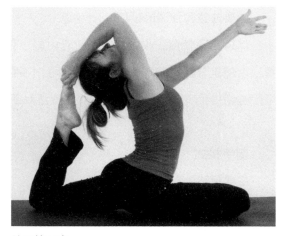

单腿鸽王式

探索，身体向前折叠。对于后弯，保持坐骨触地，髋部不动，用左手抓住左脚，可以把脚
后跟拉到髋部，把脚绕在手肘上，然后把右臂举过头顶使双手交握；或者把双臂举过头顶，
用双手去抓抬起腿的脚，头部自然向后倾斜，放于足弓处。

需要注意和强调的事项

在这个体式中保持髋部平衡和贴紧垫面是非常重要的，这样可以保护下背部和膝盖前
侧。在后弯中，使右腿的髋部前旋，左腿内旋，以减轻骶骨的压力。提起胸腔时，将尾骨
下压，肘部相互靠拢，形成一种肩胛骨的下尖端向心脏靠拢的感觉，同时挺胸，打开胸腔。

舞王式

主要风险

下背部；腘绳肌；站立腿的膝盖；双肩。

引导学员进入体式

从山式开始，弯曲右膝，让右脚向右髋靠近。用右手握住
右脚，右肘向上、向内，同时将右腿从髋部向后、向上伸展。
抬起左臂举过头顶，弯曲左肘，抱住右脚。

需要注意和强调的事项

保持站立腿的足底气锁以稳定同侧脚和踝关节。在有意
识地锁住膝盖的同时，保持站立腿伸直、有力。使骨盆保持水

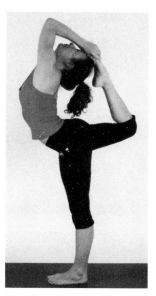

舞王式

平，为脊柱的完全伸展打好基础。尾骨向后、向下，扩展胸腔，肩胛骨下尖端向前、向上，以打开心脏中心。如果感到稳定和舒适，头顶自然向后靠近足弓，双肘靠近。注意深呼吸。

反台式

主要风险

手腕；下背部；颈部。

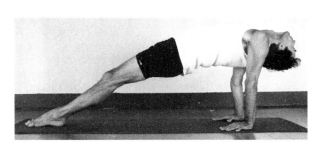
反台式

引导学员进入体式

从手杖式开始，双手放在臀部后方 1 英尺*的地板上，指尖朝向髋部。吸气，双手和双脚按压地板并尽可能使髋部抬高。另一种选择是，双脚靠近髋部以撑起身体。

需要注意和强调的事项

大脚趾球用力按压地面，大腿内旋，将尾骨压向脚跟，然后将肩胛骨的下尖端压入胸部，以打开胸腔。挺直颈部，头向后仰。

鱼式

主要风险

膝盖和颈部。

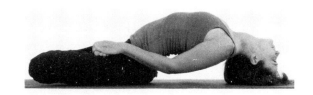
鱼式

引导学员进入体式

从上胎儿式开始，慢慢地将脊柱释放到地板上，双手握住并拉动双脚，从而使胸部抬高，顺势把头顶放在地板上。

需要注意和强调的事项

双膝尽力压向地板，同时拉起双脚来加深脊柱的后弯，由此直接过渡到拱背伸腿式。

---

*　1 英寸 ≈ 30.5 厘米。——编者注

拱背伸腿式

主要风险

颈部；下背部。

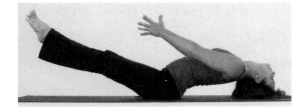

拱背伸腿式

引导学员进入体式

仰卧，用指尖在臀部下方支撑肘部，

通过肘部下压来使胸部向上。头向后仰时应关注颈部状态。接下来，双腿离地大约 1 英尺，保持双腿伸直且有力，把头顶放在地板上，手掌相对，手臂向前伸直与双腿保持平行。

需要注意和强调的事项

大腿内旋，将尾骨拉向脚后跟方向，肩胛骨的下尖端向上拉入胸腔，通过手臂和指尖给身体以活力，眼睛看向鼻尖的方向。

桥式 / 卓别林式

主要风险

颈部；下背部。

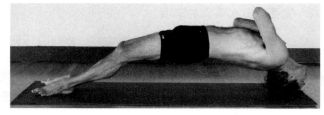

桥式 / 卓别林式

引导学员进入体式

仰卧，双脚向髋部滑动大约

1/3 的距离，脚后跟并拢，向卓别林扮演的喜剧角色一样双脚向两边打开，手肘压实地板，脊柱弯曲，扩展胸腔。随着吸气，双脚用力踩实地板使髋部离开垫面，头顶放在地板上。如果颈部感觉稳定且舒适的话，可以把双臂交叉并放于胸前。

需要注意和强调的事项

颈部应该是无痛感的，注意不要过于用力。引导学员在这个体式中感受到颈部的适度用力，保持稳定且舒适。通过把手肘放回到地板上来退出体式。

坐立体式和仰卧扭转体式

舒适、自在的扭转体式会锻炼到身体的核心部位，刺激和滋养身体内部的器官（尤其是肾脏和肝脏）。与此同时，它还可以使脊柱变得柔软、舒适自在，并打开胸腔、肩部、颈部及髋部。有效的仰卧扭转体式（如腹部扭转式）能够增强腹部肌肉，它们是许多涉及扭转动作的体式中（如侧祈祷式和八字扭转式）最为重要的部分。经常做扭转体式有助于保持脊柱软组织的正常长度和弹性，有助于保持椎间盘和椎间关节的健康，并且有助于恢复脊柱的自然活动范围。[4] 我们发现，自己把身体扭转得越像一个蝴蝶脆饼（一个美好且充满诗意的比喻），就越容易释放积存在体内的身心方面的紧张。正如第十章所说的那样，扭转体式对经过深度后弯和前弯的脊柱有着极佳的调和作用。在指导学员做扭转体式时，可参考下述一般原则：

- 深呼吸、向下扎根和向上伸展是实现更深层次扭转的关键。

- 当做扭转体式的时候，椎骨会自然而然地靠拢在一起，从而压迫胸腔和肺部。这就使得大口吸气和缓慢呼气变得更加困难。因此，当我们强调扎根和伸展的时候，更应该着重强调深吸气和慢呼气。

- 同其他体式一样，延展的关键是扎根，尤其是在坐立扭转体式中。引导学员在所有的坐立扭转体式中，通过他们的坐骨和骨盆来稳固地扎根，以此来保持下背部的长度和稳固性。

- 如果一只脚像在半鱼王式中那样站在地板上，那么就要提示学员去向下紧压这只脚，仿佛站在这只脚上一样，以此来强调扎根和伸展之间的关系。

- 无论是坐立体式还是仰卧扭转体式，都要引导学员通过每一次吸气拉长脊柱，再随着每一次呼气为更深的扭转创造更多的空间。

- 鼓励学员充满活力地探索这一过程，提示学员每一次吸气都要稍微向后扭转。从而在接下来的呼气中可以更轻松地去伸展，或者进行更进一步的扭转，持续这样做直到退出扭转体式。

- 在非对称性的坐立扭转体式当中，要求学员尝试保持坐骨水平及骨盆中立。坐骨和骨盆扭转方向的一侧有向后移动的趋势，这就会造成一种扭转更深入的错觉，同时倾向于腰椎扭转，导致骨盆后倾。

- 在仰卧扭转体式中，提示学员保持双肩紧贴地板，而不是让膝盖贴在地板上。这样将有助于胸椎的扭转而不是下背部的扭转。

- 如果身体感觉舒服的话，那么还可以使颈部保持平坦，或者是让颈部也参与扭转体式当中。肩胛骨下沉，锁骨伸展，这样学员能够增加肩部的空间和舒适度。

- 在所有的扭转体式当中，引导学员从胸椎的中部开始活动，然后从这里牵动脊柱的上下扭转。

- 对于众多杠杆扭转体式，建议学员一定要小心，并保证身体的舒适感（例如，在圣哲玛里琪三式中，要将肘部或肩部紧压在膝盖上面）。

- 身体两侧要均衡地扭转。如果让一名学员坐在高出地面的瑜伽辅具上面，那么就要调整辅具从而使两侧坐骨下的高度一样，坐骨偏高的地方要调低。

半鱼王式

主要风险

下背部；膝盖；颈部。

引导学员进入体式

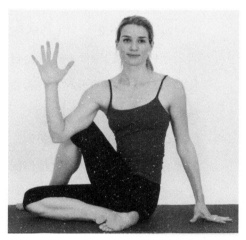

半鱼王式

从手杖式开始，双脚向中间滑动，而后将右脚跟向后拉，放在左髋外侧。然后将左脚置于右膝外侧的地板上。双手紧扣右膝来平衡骨盆的向前转动和脊柱的延长，同时坐骨和左脚向下压。然后通过脊柱和肩膀，向上伸展右臂进行伸展。而后躯干中部向左转动，或者抓紧左膝。接着，将右肘或右肩拉至左膝以平衡扭转，或者将右手伸到左小腿的外侧并紧握左脚脚心。

需要注意和强调的事项

保持坐骨向下，并下压右脚，就好像试图站在右脚上面一样。随着每次吸气，背部稍微向外扭转，可以更容易地拉长脊柱，随着每次呼气再进一步扭转。保持肩胛骨下沉，胸腔打开，呼吸平稳。眼睛凝视左侧。参加高级课程的学员，可以从单腿圣哲康迪亚二式过渡到四柱式。

圣哲玛里琪三式

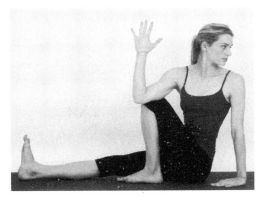

主要风险

下背部；颈部；弯曲腿的膝盖。

引导学员进入体式

从手杖式开始，将左脚脚后跟放在左髋旁，向上抬
起左膝。接着将左手放在左髋旁的地板上。通过脊柱、
右肩和右臂向上延展，然后向左转动躯干，同时将右肘
和右肩拉向左膝，使右臂和左膝形成对抗的力量来平衡扭

圣哲玛里琪三式

转。身体更加灵活的话，可以用右臂环抱左大腿和左小腿，或伸展右手去握住背后的左手腕。

需要注意和强调的事项

坐骨压实地板，并通过强有力的左腿伸展身体。随着每次吸气，背部稍微向外扭转，
可以更容易地拉长脊柱，随着每次呼气进一步加深扭转。保持肩胛骨下沉，心脏中心扩展，
呼吸平稳。眼睛看向左方。参加高级课程的学员可以从单腿起重机式过渡到四柱式。

巴拉瓦伽式

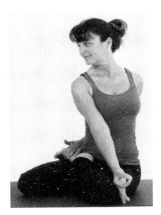

主要风险

膝盖；下背部；颈部。

引导学员进入体式

方法一：从手杖式开始，身体向左倾斜，双腿屈膝并将双脚脚后跟拉
向右后方，保持左脚脚踝放在右大腿之上；方法二：除了以英雄式拉动右脚
跟靠近右髋，以及拉动左脚成半莲花式，开始的方式同方法一。接着，身体
向左扭转，将左手伸到背后并抓住衣角、右大腿内侧或莲花脚。与此同时，

巴拉瓦伽式

右手紧握左膝。在方法二中，试着将左手掌放在左膝下的地板上，并指向左脚脚后跟。

需要注意和强调的事项

坐骨压实地板，通过每次的吸气去拉长脊柱，随着每次呼气用双手紧握来平衡扭转。
创造一种脊柱拉向心脏、肩胛骨下沉、锁骨伸展的感觉。当躯干向左扭转时，头部向右转，
下巴微微指向右肩的方向。

卧扭转放松式

主要风险

下背部；颈部。

引导学员进入体式

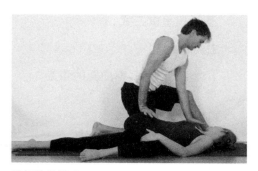

卧扭转放松式

这一体式的基本形式可以是有控制的扭转动作，也可以是腹部扭转式的增强腹部核心力量的运动。在有控制的扭转中，仰卧在地板上，膝盖要像膝到胸式（祛风式）那样向胸部靠近，双臂向外伸展，掌心朝下。眼睛看向右手，将膝盖转向左侧放松。将左腿伸直放在地板上，使右膝靠近胸部。如想要增强腹部核心力量，要在将膝盖落于左侧或者右侧时使眼睛看向相反的方向，膝盖或腿不要接触地面。

需要注意和强调的事项

屈膝这一姿势对于下背部来说比较容易。在有控制的扭转中，鼓励学员把肩膀放在地板上，而不是把膝盖放在地板上，从而扭转胸椎而不是下背部。在核心增进练习中，要将肩膀和手掌向下紧压。与此同时，移动双腿时要吸气，呼气时双腿回到中间。

头碰膝扭转前屈伸展坐式

主要风险

弯曲腿的膝盖；下背部；伸直腿的腘绳肌；颈部；肩膀。

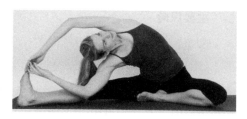

头碰膝扭转前屈伸展坐式

引导学员进入体式

从手杖式开始，像坐角式那样将右腿向外伸出，并且像束角式那样将左脚脚后跟向内拉。坐骨着地，坐直挺胸，躯体向左扭转，并向右倾斜上身，按以下步骤进行活动：

（1）左肘放在左膝上，右臂向外转动，然后向上举过头顶。

（2）左肘或左肩着地，接着继续转动以打开躯干。同时，将右臂越过头顶去抓右脚。

需要注意和强调的事项

如果颈部上仰有困难的话，那么可以向下低头，也可以把头靠在右臂上。在侧弯时，集中注意力于伸展脊柱。这一动作是向侧面伸展，而不是前屈。如果双手能够轻松地抓住右脚，那么可以用右臂下压左大腿，以加深伸展这一动作的拉伸。

前弯体式和开髋体式

我们现在要讨论的是非站立的前弯体式和开髋体式，它们很少被放在一起讨论。但是，所有的前弯体式都会拉伸骨盆内部或周围的肌肉，而且大多数开髋体式都包含脊柱的弯曲（如牛面式和束角式）。因此，在分析前弯体式和开髋体式各自的要素时，把它们放在一起讨论也是很有必要的。因为部分体式只是单纯的前弯体式或开髋体式，所以在探究它们的共性之前，我们会先简略地对它们各自的特点进行归纳（一些开髋体式要求脊柱中立或延展，例如巴拉瓦伽式和卧英雄式）。

前弯体式能让人镇定下来，接着带我们进入身体中动态的、神秘的内部世界。加强背部伸展式是经典的前弯体式，它是从梵文翻译过来的，意思是"西方伸展体式"，它预示着传统拜日式练习的结束。其他的前弯体式，如婴儿式，具有培育内涵，我们就是以这个姿势在妈妈的子宫中居住了九个月，而且当我们保护自己时也会呈现出这种胎儿的姿势。前弯体式细微的促进作用集中在较低的脉轮上——骨盆和腹部器官，常常能展现被深深压抑着的基本情绪。持续保持前弯体式几分钟，同时改善气息的流动，可以帮助学员更好地探索自己的感受。

在向前折叠身体的过程中，我们伸展和暴露了身体较为脆弱的背面，其中大部分是我们平时无法直接观察到的。此外，正因为对如小雷电式这样的后弯体式的恐惧，在做前弯体式时，我们倾向于紧缩背部肌肉。为了完全放松以进入前弯体式的状态，我们必须舒张一系列肌肉，从足底筋膜到跟腱、腓肠肌，还有比目鱼肌、腘绳肌、大腿的内收肌、臀大肌、梨状肌和骨盆后侧，以及下背部的腰方肌，之后是整个背部的肌肉，最主要的还有竖脊肌和多裂肌（Aldous 2004, 65）。在这个背部逐渐放松的过程中，让前弯体式慢慢发挥作用，这个过程需要耐心，如果急于求成，容易引起腘绳肌和下背部受伤。椎间盘受伤的学员在做前弯体式时要格外小心，选择可以拉伸腘绳肌和髋部的体式，避开拉伸下背部的体式（如手杖式和卧手抓脚趾伸展式）。

- 在做前弯体式之前，感受呼吸及贯穿于整个脊柱的气流，着重于放松和拉伸脊柱。
- 在所有的坐立前弯体式中，坐骨的着地是最基础的动作。这一点在手杖式中尤为突出；通过坐骨向下，自然地唤醒能量线，再通过脊柱向上延伸，通过双腿向外延伸，为深度前弯提供安全的基础保障。

- 完成手杖式的坐立后再对学员的姿势进行评估；如果他们不能保持骨盆中立（骶骨稍微前倾），就需要坐在稳固的辅具上，从而帮助骨盆进入中立状态，并伸展脊柱。
- 在尽可能地伸展脊柱并使其中立时，通过骨盆的前旋完成前屈动作。这对于很多学员来说，在学习大多数坐立前弯体式时，意味着要保持直立姿势。
- 仰卧前弯体式对于下背部和腘绳肌的拉伸最小，比如膝到胸式和卧手抓脚趾伸展式。
- 在单腿或双腿伸直的坐立前弯体式（如手杖式或加强背部伸展式）中，大腿内旋的同时下压，这样可以减缓骨盆的前旋，从而为下背部留出一定的空间。

大多数站立体式和前弯体式会拉伸骨盆内部及其周围的肌肉，而单纯的开髋体式更多的是坐立、仰卧或俯卧形式。髋部稳定打开是我们行走移动的关键。然而，长时间坐在椅子上、参与激烈的体育运动，加上生物学本身决定了髋部是我们身体上最紧张的部位，这都导致它的活动范围受限，而且容易造成下背部扭伤。在安全地练习深度后弯体式、前弯体式和冥想时，开髋是关键。我们可以通过做一些能够练习到每一块相关肌肉的平衡训练来锻炼并保持髋部的健康活动度；除此之外，站立体式、后弯体式和前弯体式等还有很多其他的益处。

- 髋部屈肌：当主要的髋部屈肌——髂腰肌和股直肌紧绷时，骨盆就会前旋，而且容易造成脊柱前凸，过紧的髋部屈肌还会影响后弯。站立体式、低弓步式和战士一式能够有效拉伸这些肌肉，一些经典的开髋体式，如卧英雄式和单腿鸽王式也同样有效。
- 髋部伸肌：髋部伸肌过紧，便趋向膝盖后侧拉伸坐骨，可能会使下背部趋平并在胸椎处导致驼背。过紧的伸肌——尤其是腘绳肌和臀大肌下部纤维——会限制前弯动作；它们主要在站立前屈中被拉伸。
- 髋部展肌：过紧的外展肌——尤其是臀中肌——是站立弓步体式中前膝内收的首要原因（以及外展肌无力），这是学员在鹰式和牛面式中试图交叉双膝的后果，也是骶髂关节压力的来源之一。再次强调，在一些体式中髋部展肌的收缩主要会限制活动范围，但是这些体式也同时舒展了髋部展肌，尤其是在牛面式中。
- 髋部收肌：过紧的髋部收肌（以及内收肌无力）造成前膝在站立弓步体式中内缩，

而且使双腿在各种站立体式、手臂平衡体式和坐立体式中很难分开（相对较短的股骨头和／或髂股韧带也会限制活动范围，通常认为这是内收肌紧绷导致的）。坐角式和束角式是打开内收肌的经典体式。

· 髋内旋肌：内旋肌紧张会在山式站立中使得膝盖相向伸展，而且限制其在莲花式和战士二式等姿势中的张开度。与内收肌紧密相连的坐角式和束角式对舒张内旋肌有促进作用。

· 髋外旋肌：作为身体中最有力的肌肉，臀大肌是髋外旋肌的重要组成部分。当紧缩或被过度使用时——很多舞者就有这种情况——膝盖和双脚容易外翻，还造成它们在很多站立体式中无法对齐的情况，而且会给骶髂关节带来压力。牛面式和腹部扭转式能够有效舒展外旋肌。

膝到胸式

主要风险

下背部；腹股沟。

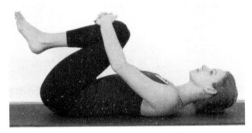

膝到胸式

引导学员进入体式

仰卧，轻轻地将膝盖拉向胸部。吸气，使其稍微离开胸部并放松；呼气，抱住双腿。

需要注意和强调的事项

尽管很简单，但仍然建议学员放松下背部。左右摇摆膝盖或者用膝盖画圈，以释放下背部的紧张感。

婴儿式

主要风险

下背部；膝盖。

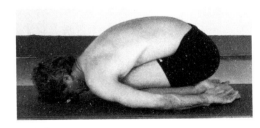

婴儿式

引导学员进入体式

从四柱式开始，臀部向后靠近脚后跟，把手臂放在腿两侧的地板上。将膝盖稍稍打开，以便更容易放松，同时缓解下背部的压力。在膝盖后方放上一块毯子可以减少它的压力。

需要注意和强调的事项

如果髋部高于脚后跟几英寸，就在膝盖后方放置毯子。在放松型体式中，婴儿式是一个可以用来休息且让内心平静的体式。鼓励学员完全放松，保持呼吸。

卧手抓脚趾腿伸展式

主要风险

腘绳肌。

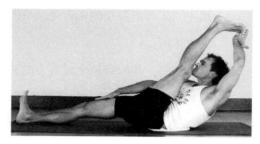

卧手抓脚趾腿伸展式

引导学员进入体式

仰卧在地板上，脚尖向内，像桥式肩倒立那样，握住右脚并伸直右腿（如果需要，可使用瑜伽拉力带）。将左腿伸直放于地板上，脚后跟向外蹬，同时大腿内旋，使膝盖和脚趾向上。呼气，将下巴靠近右小腿，同时保持双腿伸直有力。

需要注意和强调的事项

尝试将胸骨上提，远离腹部的同时向前、向下旋转耻骨。通过使背部放松，头向左转并将左腿缓慢伸向左侧，进入卧手抓脚趾伸展二式。尽可能保持左侧髋部在地板上，而不是努力把右腿伸得更远。

快乐婴儿式

主要风险

下背部；腹股沟。

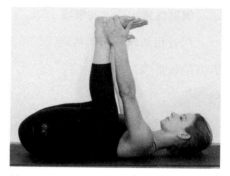

快乐婴儿式

引导学员进入体式

从膝到胸式开始，双手抓住双脚，并将双膝拉向身体，同时保持骶骨在地板上，脚后跟在膝盖正上方。

需要注意和强调的事项

一些身体僵硬的学员如果不抬起上背部和骨盆的话，就不能抓住双脚。因此，应鼓励他们保持膝盖弯曲。

手杖式

主要风险

腘绳肌；下背部。

引导学员进入体式

这是所有坐立前弯体式的基础体式。而所有坐立前弯体式的基本动作是将坐骨牢牢扎根。不要将肌肉从坐骨上移开，因为这会暴露腘绳肌最脆弱的地方。坐直，双腿向前伸展，使骨盆保持中立位。如果骶骨后倾，请坐在瑜伽枕上以达到骨盆和脊柱的中立。

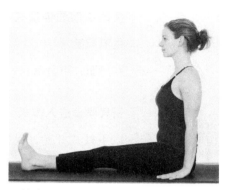

手杖式

需要注意和强调的事项

坐骨向下扎根，双脚屈曲，使大腿稳定但不要过度伸展膝盖；大腿内旋，耻骨向下，骶骨稍微内收，延长脊柱，肩胛骨下沉，手掌向下扎根，胸腔打开，头部朝上延伸向天空。

加强背部伸展式 / 西方伸展式

主要风险

腘绳肌；下背部。

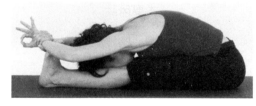

加强背部伸展式 / 西方伸展式

引导学员进入体式

以手杖式开始，保持上身挺直，脊柱不要弯曲，尽可能用双手去够双脚。双手握住双脚（或用瑜伽带环绕双脚）以激活双腿，使脊柱延伸，骨盆前旋。通过向前转动骨盆，躯干应向前落于双腿上方。双肘外拉，远离彼此，肩胛骨下沉。

需要注意和强调的事项

重新确认坐骨是否牢牢扎根于地板。吸气，延长脊柱；呼气，躯干向前、向下。尽力让心脏中心向前、向上而不是让脸触碰双腿。保持双腿收紧，耐心地让身体后部逐渐放松。

头碰膝前屈伸展式

主要风险

腘绳肌；下背部；弯曲的膝盖。

引导学员进入体式

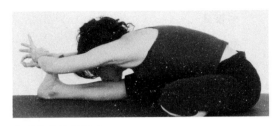

头碰膝前屈伸展式

以手杖式开始，保持上半身直立，左脚跟拉至靠近骨盆的右大腿内侧，膝盖置于地板或瑜伽砖上。保持坐骨均匀地坐实地板，稍稍转动躯干以将胸骨朝向右脚的方向。向前俯身时，像加强背部伸展式中那样，同时抬起腹部并将其稍微拉向右大腿。

需要注意和强调的事项

重新确认坐骨是否牢牢扎根于地板，使左腿股四头肌保持稳定。吸气，胸腔稍稍上提，充分地伸展脊柱。呼气，更深入地进入体式。

圣哲玛里琪一式

主要风险

腘绳肌；下背部；膝盖弯曲处。

引导学员进入体式

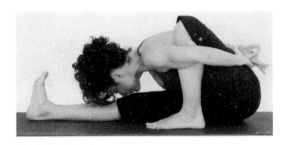

圣哲玛里琪一式

以手杖式开始，保持上半身直立，右脚跟向内靠近右侧坐骨，左手放在左髋旁的地板上，身体稍稍左倾，同时伸展右臂向上。右臂环绕住右小腿，同时左手从背后抓住右手腕。吸气，上提脊柱和胸腔；呼气，向前俯身。

需要注意和强调的事项

重新确认坐骨是否牢牢地扎根地板，使左腿股四头肌保持稳定。右脚用力踩实地板，好像要站起来一样。吸气，胸腔稍稍上提，充分地伸展脊柱；呼气，更深入地进入体式。

坐角式

主要风险

腘绳肌；下背部。

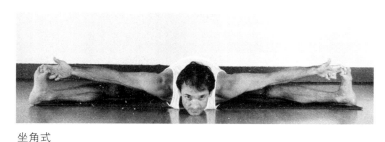

坐角式

引导学员进入体式

从手杖式开始，双腿大大地向外
分开。为使骨盆保持中立，可适当使用辅具。脚趾和膝盖骨朝上，同时稳定大腿，延长脊
柱，打开胸腔。将双手置于髋部后压实地板以使骨盆向前转动。如果能够不依靠双手来保
持上半身直立的话，就可以前伸双臂，使双手放于地板上，帮助上半身向前、向下。

需要注意和强调的事项

保持坐骨扎根于地板，双腿收紧，膝盖骨朝上，骨盆向前转动，躯干随呼吸向前折叠，
最终把胸部放在地板上，双手握住双脚。把更多注意力放在延展脊柱和打开胸腔上，而不
是尽可能向下靠近地板。眼睛向下看或看向地平线的方向。

龟式

主要风险

腘绳肌；下背部；肩膀。

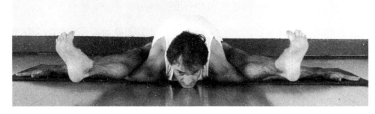

龟式

引导学员进入体式

从坐角式的完成式开始，双腿稍
稍内收，抬起膝盖让双臂伸展打开，然后放于双膝下方。双腿尽可能靠近彼此，最终紧贴
双肩。坐骨着地，双腿伸直，脚趾张开，眼睛看向地平线。

需要注意和强调的事项

坐骨紧贴地板，通过脊柱和双腿伸展身体。最终双腿在背后交叉，进入双腿饶头式。
然后再通过萤火虫式、起重机式及四柱式进行体式转出。

神猴哈奴曼式

主要风险

腘绳肌；腹股沟；下背部。

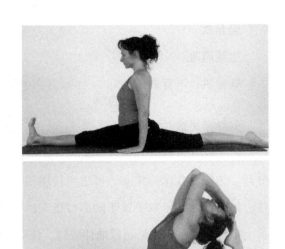

引导学员进入体式

由低弓步式开始，将双手放在地板上，并将髋部移回后腿上方，同时伸直前腿。在这个体式保持 1~2 分钟。保持髋部与垫子的前部平齐，在伸展后腿的同时，慢慢向前滑动前腿的脚后跟。由于大多数学员无法完全做到这个体式，可以把瑜伽砖放置于前腿坐骨下和／或髋部两侧以支撑双手。重要的是保持髋部与垫子的前部平齐，同时使前腿的

神猴哈奴曼式

坐骨牢固着地，从而能够为脊柱伸展创造对称基础，同时降低下背部拉伤的风险。

需要注意和强调的事项

一旦脊柱保持稳定，慢慢回勾前脚脚尖，股四头肌用力，腘绳肌放松。如果髋部与垫子的前部平齐，后腿将更容易向后伸直。后腿要保持内旋，尤其是在探索该体式的变式中。

束角式

主要风险

膝盖；下背部。

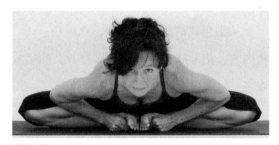

引导学员进入体式

从坐角式的准备体式开始，弯曲膝盖，并使双脚靠拢。在膝盖下方放置一块瑜伽

束角式

砖，以减轻膝盖的紧绷感。双手放于髋部后方的地板上，使骨盆向前转动。如果能不用双手保持上半身坐直的话，那么可以使双手像打开书一样握住并打开双脚，使脚后跟并拢，同时将膝盖外侧靠近地板。骨盆向前旋转，以将心脏中心靠近地平线。这里还有一种变式：请学员充分向前展开手臂，手掌下压，用这种替代方法来调整心脏的中心位置，延展脊柱，使髋部更充分地前旋。

需要注意和强调的事项

保持坐骨扎根，脚后跟相对，肩胛骨下沉，胸腔打开，随着呼吸从髋部向前俯身，同时要延展脊柱。肘部向后推压大腿，膝盖向外打开，胸部向前。创造一种将肚脐牵引至脚趾，将胸骨牵引至地平线的感觉。这个动作可以鼓励学员尽量减少背部的扭转，也减少下背部和颈部的潜在拉伤。如果学员表示膝盖内侧或腹股沟疼痛，可以建议他们在膝盖下放置一块瑜伽砖。

英雄式

主要风险

膝盖；脚踝；下背部。

引导学员进入体式

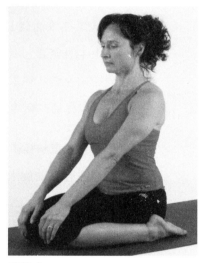

双膝跪立于地板上，双脚后伸，延展后脚跟，将拇指按在膝盖后面的小腿肌肉中间。将拇指向下滑动至肌肉中间，把肌肉从中间向外拨，同时将坐骨拉至双脚脚跟之间的地板上（或放在瑜伽砖或瑜伽枕上）。双手扣住膝盖，坐骨向下扎根，股骨内旋，骨盆前旋，使其处于中立，同时使脊柱向上延展，肩胛骨下沉，胸腔打开。

英雄式

需要注意和强调的事项

保持坐骨牢固扎根，伴随每次呼气，都使会阴稍微上提，以此培养会阴收束法，同时通过脊柱的延展来增加身体活力。让头部在脊柱上保持自由、放松，保持呼吸稳定且深长。这是一个对所有调息法都颇为有益的体式。

半英雄面碰膝加强背部伸展式

主要风险

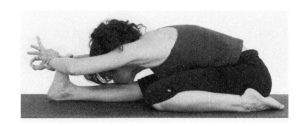

下背部；弯曲腿的膝盖；伸直腿的腘绳肌。

引导学员进入体式

从手杖式开始，折叠右腿进入英雄式。坐骨向

半英雄面碰膝加强背部伸展式

下均匀扎根，像头碰膝前屈伸展式一样 俯身前屈。

需要注意和强调的事项

尝试更加稳定、牢靠地使右侧坐骨扎根，右大腿内旋，同时前旋骨盆，以此向前俯身。

苍鹭式

主要风险

弯曲腿的膝盖；伸直腿的腘绳肌；下背部。

引导学员进入体式

从半英雄面碰膝加强背部伸展式的准备体式开始，上半身坐直，双手握住左脚，伸展左腿向上，将胸骨拉向左脚。如果必要的话，可用瑜伽带辅助环绕左脚，以保证左腿伸直。

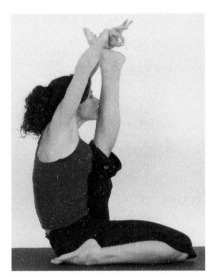

苍鹭式

需要注意和强调的事项

通过骨盆前旋来延展脊柱，上提胸腔，防止体式塌陷。从耻骨到下巴延展身体，双肩要远离双耳。

牛面式

主要风险

膝盖；肩膀；下背部。

引导学员进入体式

预备姿势为半鱼王式，上方腿的膝盖跨过下方腿的膝盖并放于其上，双脚脚后跟靠近髋部。

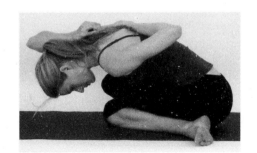

牛面式

如果无法完全交叠膝盖，那就用双手协助去把膝盖重叠在一起。在坐骨触地之前，提前在坐骨下方放置一块瑜伽砖。确保右膝在上方，伸直左手臂举过头顶，弯曲手肘以将手向后延伸，同时将右臂向后伸直以扣住左手指（如果需要，可使用瑜伽带辅助完成）。坐骨扎根，吸气，抬起脊柱和胸部；呼气，向前俯身。

需要注意和强调的事项

和所有坐立前弯体式一样，保持坐骨着地，同时应延展脊柱并向前俯身。关注膝盖、下背部和肩膀。保持从心脏中心打开胸腔，呼吸稳定。通过简单的重新交叠双腿，旋转360度来换另一侧练习，或者在支撑头倒立二式中双手下压，重新在头顶交叠双腿。

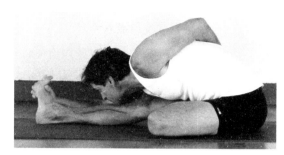

半莲花加强背部伸展式

主要风险

弯曲腿的膝盖；下背部；伸直腿的腘绳肌。

引导学员进入体式

从手杖式开始，将一条腿牵引至半莲花式。同侧手臂从背后扣住莲花脚。坐骨扎根，并保持伸直腿的收紧和内旋，吸气，挺起脊柱，从心脏中心打开胸腔；呼气，向前俯身。

半莲花加强背部伸展式

需要注意和强调的事项

如果弯曲腿的膝盖贴不到地板上，那么可以鼓励学员坐直身体，直到髋部打开。在体式不对称的情况下提示学员寻找对称感。

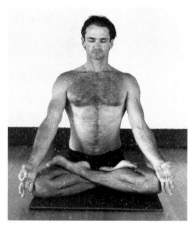

莲花式

主要风险

膝盖；髋部；腹股沟。

引导学员进入体式

通过放松髋部来探索莲花式，不要紧绷膝盖。坐骨牢固着地，上半身保持直立。由简单的盘腿开始，握住右脚跟并将其拉向左髋部。放松右髋部、大腿内侧和腹股沟，股骨外旋，右膝放于地面。另一条腿以相同的方式盘起。

莲花式

需要注意和强调的事项

通过坐骨着地，培养骨盆中立、脊柱的不断延展以及心脏中心的不断拓宽。切勿压迫膝盖。双手放在双膝上，眼睛注视着鼻尖或地板上的某一点。

锁莲式

主要风险

膝盖；肩膀；下背部。

引导学员进入体式

从莲花式起，双臂伸到背后分别扣住双脚。如果够不到脚，可以先抓住对侧的手肘或前臂。吸气，延展脊柱；呼气，向前俯身。

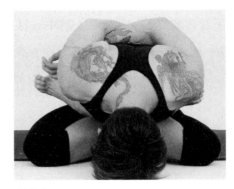

锁莲式

需要注意和强调的事项

尝试保持 10 次缓慢呼吸，使用这个体式来改善呼吸，进入一个更深入和更安静的空间。

拉弓式

主要风险

下背部。

引导学员进入体式

以圣哲玛里琪一式做准备，一只脚靠近坐骨，双手抓住双脚的拇趾，坐骨扎根，脊柱上提。缓缓抬起弯曲腿的脚，并将其拉向耳朵。

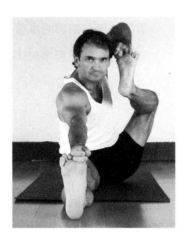

拉弓式

需要注意和强调的事项

强调手杖式中的元素：使伸直腿保持收紧，骨盆前旋，延长脊柱，从心脏中心打开胸腔，始终保持平稳的呼吸。

单腿绕头式到鹤鹑式的串联

主要风险

弯曲腿的膝盖；下背部；颈部；身体前屈时的腘绳肌。

引导学员进入体式

在手杖式中，将右脚向内推，扣住右膝以控制骨盆的前旋和脊柱的延伸。把右小腿放于右肩后并横跨背部，然

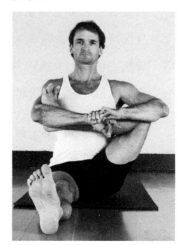

准备一式

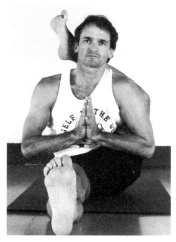
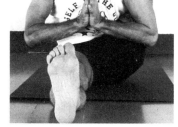
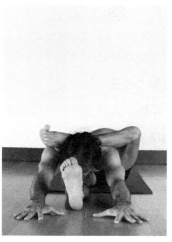

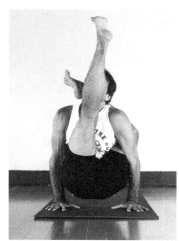

准备二式　　　　　　　　单腿绕头式　　　　　　　鹌鹑式

后做八字扭转式中前三个准备步骤。上身坐直，双手合十成祈祷手印，如头碰膝扭转前屈伸展坐式中描述的，身体俯下向前。将躯干向后拉起，双手压实地板，伸直手臂将髋部从地板上抬起，伸展左腿并将其拉至下巴，进入鹌鹑式。

需要注意和强调的事项

强迫自己去做这个体式会拉伤右膝、颈部和下背部。保持右脚勾脚尖以稳定膝盖。通过抬起躯干、伸展脊柱以及扩张锁骨来打开髋部。身体上提进入鹌鹑式并过渡到四柱式。

单盘前屈伸展式
主要风险

膝盖；下背部。

引导学员进入体式

从简单的盘腿动作开始，将双手放在髋部后面的地板上，并使身体后倾，同时向前滑动脚后跟以使小腿平行。逐渐向前转动骨盆以使身体直立。一旦能够不用双手保持身体坐直，就可以像堆木柴一样堆叠小腿，使脚踝和膝盖位置相对。身体前屈。

需要注意和强调的事项

当膝盖周围的肌肉和韧带用力时，双脚应用力上抬脚尖，这有助于保护膝盖并加强髋部的伸展。

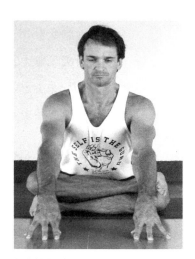
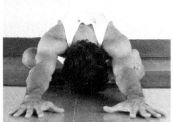

单盘前屈伸展式

倒立体式

当我们倒立的时候，世界似乎是颠倒的。在这时，即使最简单的运动也会让人感到困难，因为我们经历着不熟悉的反重力体验。这种意识的转换和神经肌肉的觉醒使得身体能够在颠倒重力的同时更好地感受世界。大脑充盈着滋养的血液，头脑清醒，神经平静下来，一切似乎变得更加明晰，也更能够领悟到冥想的法门。在不断实践中，即使最具挑战性的一种体式——支撑头倒立式，也变得跟简单的山式一样轻松，可以让学员一次保持这个体式几分钟。无论是在支撑头倒立式中还是肩倒立式中，学员会更加细致地锻炼肌肉协调能力，有助于增加自身的稳定性，从而更轻松地完成包括手倒立式在内的其他各种体式。

倒立体式和月经

关于女性在月经期间是否应该练习倒立体式的问题，目前仍存在一些争议。一些流派认为这会逆转月经来潮，从而导致经血倒流，继而导致子宫内膜异位。然而，医学证据并未表明倒立会导致经血倒流或破坏血液的自然流动。如果的确存在这样的证据，那么在经期的时候则是不适合做手倒立式的。人们甚至质疑仰卧带来的影响：因为仰卧时，子宫和阴道处于反重力状态下。美国国家航空航天局医学研究中心进一步研究了重力与月经之间关系，研究人员发现，零重力环境中的女性月经流量并没有变化，并指出正常情况下，月经产生是与阴道内肌肉收缩而不是与重力有关。至于这个问题，资深的瑜伽老师芭芭拉·贝纳格（Barbara Benagh 2003）建议学员："既然没有任何研究持有令人信服的论点来禁止在月经期间练习倒立体式，并且由于月经循环周期不同，对每个女性造成影响也不同，我认为每个女人都应为她自己的决定而负责。"[5]

倒立体式对身体最大的风险是颈部损伤（除倒箭式）。给学员以明确的、有条理的指导，在倒立体式练习中将风险降到最低，这是非常重要的。建议有颈椎问题的学员不要练习会加重扭伤颈部风险的体式。在这里讨论其他倒立体式之前，我们将先讨论两个最常见的倒立体式，即支撑头倒立一式和肩倒立式。对于支撑头倒立一式需注意：

· 如果学员初次接触这个体式，让他们靠在墙上辅助练习。
· 两个基础要领：前臂和头顶，从双肘与肩保持同宽的姿势开始。

- 开始时膝盖和前臂着地。在交扣手指时，指导学员将手掌张开，手指完全放松，从手腕的尺骨端到肘部之间的部位都牢牢扎根于地面。

- 头顶着地，拇指轻轻支撑后脑勺。

- 让学员慢慢地伸直双腿，同时提示他们将前臂用力下压，将肩胛骨向后肋收拢，同时将肩膀远离手腕。

- 保持这个姿势，引导学员将双脚向双肘靠近，直到他们的髋部尽可能高过肩膀。鼓励学员在姿势转变中保持脊柱的拉长。鼓励使用胜利式调息法和凝视法。

- 牢牢固定肘部，让学员试着将髋部后推，膝盖靠近胸部，脚后跟靠近髋部，然后旋转骨盆，慢慢地将腿向上伸直。

- 一旦倒立，把注意力放在前臂的扎根动作，让学员体会把手肘彼此靠拢而身体实际上并没有移动的感觉；这能够展开双肩，锻炼背阔肌并增加其稳定性。

- 注意另一个支撑点：按压头顶使其稳定，将竖脊肌和多裂肌向脊柱收拢，从而产生支撑和伸展的效果。这能够缓解颈部的压力，伸展整个脊柱，并产生一种轻松感。

- 最后，指导学员把双脚脚踝紧靠在一起，回勾脚尖（脚趾朝小腿的方向），脚后跟尽量向外伸展，保持双腿蹬直，脚趾像莲花花瓣一样张开。

- 在退出头倒立式的过程中，最简单的方法是弯曲膝盖，并将其向胸部靠近，慢慢地进入婴儿式。

在开始练习肩倒立式时，大多数学员的颈部会压在地板上。而随着上背部、肩部、手臂和胸部展开和施加的力量，他们的颈部将不会压到地板上。在练习之前，指导学员用折叠的瑜伽毯搭建一个高低差，然后在肩膀离毯子边缘大约 3 英寸的地方躺下。双腿伸直，肩膀仍然留在毯子上，颈部放松，头放在地板上。然后，按照如下指导：

- 双臂向下并置于身体两侧，呼气，手掌向下，慢慢地将双腿伸至头顶进入犁式。

- 如果双脚不能离开地面，在肩倒立式的一半过程中可以用手和手肘支撑髋部，或者借助椅子或墙壁来辅助双脚练习。

- 双脚伸向空中，手指在背后交叉，轻轻耸肩，使身体的重心更多的落在肩膀和颈部。

- 将双脚压在地板上活动双腿，按压股骨顶部，帮助骨盆向前旋转，从而伸展腰椎。如果可以的话，做这个动作的同时勾起脚尖；必要的话，将勾起的脚放在瑜伽砖、椅子或墙壁上来完成动作。

· 双手尽可能靠近地板以支撑后背，双腿缓慢向上伸直（最简单的方法是，膝盖弯曲，先伸直一条腿，然后渐渐伸直双腿）。

无法完成支撑头倒立一式或肩倒立式的学员可以先练习倒箭式，同样能获得倒立式的大部分益处。正如下文所描述的，倒箭式也许是所有倒立体式中最平和、最有助于恢复健康的体式。尤其是在激烈的练习和紧张的日子里，或者精力不充沛的时候，对于所有的学员来说，倒箭式都是一个绝佳的选择。

倒箭式

主要风险

腘绳肌；下背部。

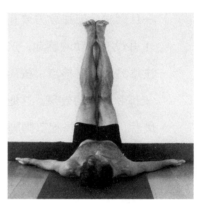

引导学员进入体式

斜靠坐在墙壁旁边，仰卧同时将髋部慢慢转向墙壁，将双腿抬起并靠在墙上。如果大腿紧绷而不能伸展，慢慢转动髋部离开墙壁，再将折叠的毯子放在腰下，放松背部和骶骨。放松身体。

倒箭式

需要注意和强调的事项

手掌可以放在腹部和心脏处，或者把手臂轻放在地板上，手掌朝上。将双腿用瑜伽带绑在一起，在双脚上方放置一个沙袋来保持稳定。双腿姿势与束角式或坐角式一样。

犁式

主要风险

颈部；下背部；腘绳肌。

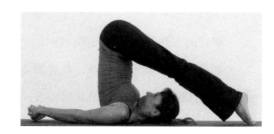

引导学员进入体式

仰卧，掌心向下。呼气时，双脚放在头

犁式

上方的地板上（或垫子、椅子或墙壁上）。双

手手指在背后交叉，轻轻耸肩，把重心放在肩膀上。如果颈部或上脊柱有压力，可以用折

叠的毯子作为辅助。用力按压双脚（如果可能的话，回勾脚尖），将大腿向上拉伸，将耻骨远离腹部，同时伸展脊柱。

需要注意和强调的事项

保持手臂和双脚着地。在打开胸腔的同时将锁骨下拉，将脊柱拉向心脏。保持坐骨上提，通过脊柱拉长身体。

支撑肩倒立式

主要风险

颈部；下背部；肩部。

引导学员进入体式

详见 P212-214。

需要注意和强调的事项

详见 P212-214。放松时进入犁式或膝碰耳犁式，或者将双腿折叠成莲花式，在上莲花式中用伸直的手臂保持身体平衡，然后再进入上胎儿式。

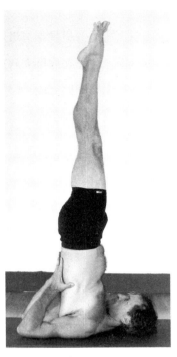

支撑肩倒立式

膝碰耳犁式

主要风险

颈部；下背部。

引导学员进入体式

从犁式开始，将膝盖放松并使其靠近耳朵，同时将双臂压到地板上。

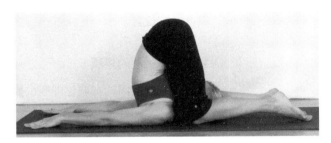

膝碰耳犁式

需要注意和强调的事项

将双膝向双耳按压，深呼吸，感受身体的节奏。

上莲花式

主要风险

膝盖；颈部；下背部

引导学员进入体式

在肩倒立式中，将双腿拉至莲花式，必要时可用一只手来辅助完成。竖直向上伸展膝盖，然后伸直手臂，膝盖分别靠近双手两侧。

需要注意和强调的事项

重点关注扎根于地板的双肩，胸腔打开，脊柱延展，保持平稳和规律的呼吸。使用会阴收束法，眼睛看向鼻子或腹部。

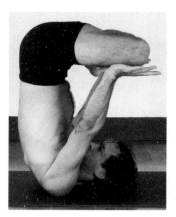

上莲花式

上胎儿式

主要风险

膝盖；颈部；下背部。

引导学员进入体式

从上莲花式开始，把莲花腿拉向靠近心脏的位置，双臂再抱腿靠近心脏位置。

需要注意和强调的事项

与膝碰耳犁式相同，在调整呼吸的同时应探索内心的平静。

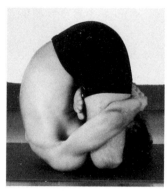

上胎儿式

支撑头倒立一式

主要风险

颈部；下背部；双肩。

引导学员进入体式

详情见 P212-214。

需要注意和强调的事项

详情见 P212-214。

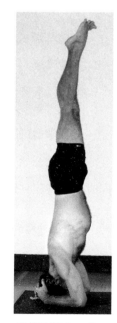

支撑头倒立一式

支撑头倒立二式

主要风险

颈部；手腕；下背部。

引导学员进入体式

头顶和手掌完全贴近地面，使手腕和头部构成一个三角形。手腕在下方，并与肩膀同宽，同时肩胛骨与后肋相抵。弯曲脚趾，伸直双腿，慢慢地将双脚向双肘靠拢，同时抬高髋部于双肩上。用力下压头部和双手，于头顶上方伸直双腿。

需要注意和强调的事项

就像在支撑头倒立一式中，保持头顶扎根，延展脊柱。肩胛骨向后肋靠拢，同时张开肘部。如支撑头倒立一式中一样激活双腿，注意稳定和放松，练习并使用该体式作为进入或退出起重机式及其他手臂平衡体式的过渡。

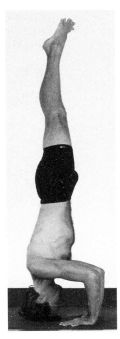

支撑头倒立二式

挺尸式

挺尸式是在练习其他体式和调息法之后来调整自身的体式。让学员仰卧在地板上，在舒适的状态下尽可能地伸展手臂，手臂搭在地板上，掌心朝上。如果觉得腰部有任何不适，建议在膝盖下放一个卷着的瑜伽毯。胸部稍微抬高，让肩胛骨稍微放松，心脏的中心继续放松。最后深深吸气，然后呼气，放松心情，让呼吸自然。引导学员放松身体，缓解压力。过程中没有需要肌肉用力的地方，鼓励学员观察自己的感受变化。提示让所有的肌肉和骨头都放松，感受一种贯穿全身的松快感。相似地，让思绪自由流动，身心宁静而不被外界打扰，使呼吸规律自然。

至少保持挺尸式 5 分钟。如果学员必须提前离开课堂，建议其在离开前进行挺尸式来放松休息。用柔和的声音轻轻地唤醒进行挺尸式的学员，慢慢把意识带

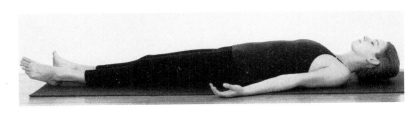

挺尸式

回到呼吸上。提示他们感受胸部和腹部简单的起伏，让学员逐渐有意识地深呼吸，慢慢用呼吸唤醒身体的意识——小幅度地动动手指、手、脚趾和双脚。深呼吸的同时在头顶伸展手臂，然后身体向右转，蜷曲，先做几次深呼吸，再慢慢地坐起来。接下来就是练习冥想的理想时间了。

第八章
调息法教学

吸入体验，呼出诗意

——穆里尔·鲁凯泽（Muriel Rukeyser）

有意识的呼吸是哈他瑜伽最重要的组成部分之一，但对于大多数学员而言，它也常常是最难理解的一个部分。呼吸滋养并引导着瑜伽练习，它是唤醒能量并使其遍布全身的源泉。通过有意识的呼吸，我们可以在瑜伽体式中打开身体，去更多地了解自己，培养身体-精神-心灵的整体意识。然而，在体式练习的过程中，我们经常会因其他事物的存在而使呼吸变得失去意识。没有意识的话，呼吸通常就会变得黯然失色。于是，学员会经常出神，他们的注意力也会变得漂浮不定或者跳出此处和当下的状态。[1] 随着呼吸意识的衰减，学员会丧失让能量在全身流动的精微意识、体内产生感觉的精微意识、身心统一的意识，以及在实践中精益求精的态度。对于新学员来说，在陌生的地方和环境中，保持对呼吸的注意力是特别困难的，因为他们要把自己的身体摆到新的位置，而且往往是尴尬的姿势。尽管学员会在进行体式练习的过程中不断取得进步，但是其呼吸练习却往往明显滞后。当体式变得更具挑战性时，有限的调息技巧限制了通过充分有意识的呼吸获得稳定和放松的深层来源。因此，对于老师而言，引导学员进行基础的瑜伽呼吸控制——乌加依调息法是至关重要的，同时应向学员介绍如何在调息法的宏大艺术中探索精炼的呼吸技巧。

调息是瑜伽最令人感到困惑的内容之一。不同的瑜伽流派甚至对最基础的构成部分——乌加依调息法，都会以不同甚至矛盾的方式进行描述。大多数人是不是会把"调-息"翻译为"呼吸控制"或"生命力的控制"？或者认为"调-息"表达的几乎是字面含义对立面："自由呼吸"抑或"生命力的扩大"？[2] 甚至在由一些瑜伽教义和瑜伽上师进行阐述的时候，包括权威著作《哈他瑜伽之光》和大师艾扬格，都会强调要让学员注意"在瑜伽体式达到完美之前，不要去尝试调息"。[3]

这一章节旨在阐明调息法的出现、发展、练习及教学。我们将会简单地介绍一下古代瑜伽教学中，不同调息练习的原始目的和技巧。为了进一步了解呼吸的解剖学和生理学意义，我们也会去认识现代科学中的呼吸作用。在这一背景下，我们将继续探索调息法教学的艺术，从帮助学员重新发现他们的自然呼吸开始。在强调哈他瑜伽的前提下，以探索如何将基础的调息法教学作为当代瑜伽教学的一部分。同时，本章还将探索如何教授一些更加精炼的调息技巧，以进一步平衡身心能量，并带来更深层次的融合感和整体幸福感。

调息法的探索和发展

在回顾古代瑜伽士对调息的发现过程时，多纳·霍利曼（Dona Holleman 1999, 266-268）推断，调息法最初是由古代瑜伽士通过仔细观察体内呼吸的自然循环而发展起来的。当对呼吸进行简单观察时，我们会首先注意到，身体可以随着呼吸循环进行有节奏的运动。而当我们进行更仔细的观察时会发现，缓慢的呼吸更加让人放松，而加快呼吸则能提神。霍利曼认为这种结果帮助发展了圣光调息法（头盖骨清洁），在这一调息法中，节奏强烈的呼吸可以使身体精力充沛，从而引起另一个发现：可以将不断增加的能量，从"盘绕在它们周围长且弯曲并能提升能量的肠道"向上通过脊柱，直至脑部的"弯曲管道"。在脑内，化学物质的变化能够转变一个人的感知力和存在感。当更近距离地探索自然呼吸时，我们就会注意到呼吸之间的自然停顿，当呼吸扩大时——尤其是当肺部排空时——会让人感觉呼吸能量沿着脊柱上升。有意识地进行这一自然停顿，就是屏息练习（kumbhaka）或呼吸停滞练习。然而，能量有时会被堵塞，而不是一直沿着脊柱向上。古代瑜伽士把能量的堵塞称作脉轮，或者能量轮。净化经脉调息（又称鼻孔呼吸）可以平衡生命能量通过左脉和右脉（能量通道）的向上流动。能量沿着脊柱向上并在每一个主要脉轮处穿过脊柱。有意识地进行这一动作便可以使能量向上流动。

虽然呼吸是培养生命能量的主要途径，但是调息并不意味着一系列的呼吸练习：它是一个工具，可以"通过延长、引导和调节呼吸的运动来扩展我们通常较小的生命能量储藏库，然后限制或抑制身体和大脑中增加的生命能量"（Rosen 2002, 19）。

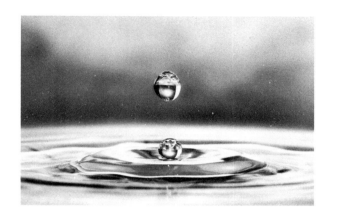

利用呼吸作为培养生命能量的工具的这种练习——以及它的自我意识和自我转化——最早是在《吠陀经》中发现的，尤指四千多年前的《梨俱吠陀》。第一次详细的讨论是在《疑问奥义书》（*Prasna Upanishad*）中提到的，这本书中解释了呼吸遍布全身和维持生命的特性，就像是阳光一样（更多关于生命能量的讨论请参见第三章）。在《瑜伽经》里，我们首先发现了在体式练习中强调呼吸的观点。帕坦伽利在将体式定义为"体式法是稳定而愉悦的"的时候，就使用了"prayatna"这一单词，它通常被翻译为"努力"。当呼吸变得更加自由和完整时，我们自己便也可以感受到自由和完整。尽管瑜伽体式在当代的哈他瑜伽中发生了许多次演变，变得比帕坦伽利时代的体式更为复杂，但重点仍是要借助呼吸的稳定和放松来探索瑜伽体式，不断地将呼吸和身体及精神连接在一起。

《瑜伽经》告诉我们，体式的掌握要先于对呼吸的控制，因为后者需要静止的身体和平和的心态。许多顶流瑜伽老师都遵守这一建议。"在介绍呼吸技巧之前，要先在体式中获得平衡和静止，"艾扬格（Iyengar 1985, 10）提到，"当调息法和体式一起做的时候，要确认完美的瑜伽体式没有被扰乱。直到姿势达到完美之前，不要尝试调息法。"在这个传统的观点中，体式练习被看作是为安全和充分体验调息的好处而发展的身体和心理基础。正如瑜伽体式不能为人们所强迫和施加那样，调息法也最好是在体式练习已经移除了"个性障碍中出现的症状"之后再进行——痛苦、沮丧、躁动及无规律的呼吸都会妨碍生命能量的流动。据说，只有这样，调息才能调节生命能量于全身的流动。

针对调息，有时运用的方法可能和传统的方式相悖。只要学员练习的体式是稳定而愉悦的，那么在探索调息法（表8-1列出了重要的例外情况）的过程中便不会有危险。调息法可以增强呼吸功能，改善血液循环系统，从而提高消化和排泄功能。当呼吸系统更好地发挥其功能时，有机体的自然净化系统也会起到有效作用。与体式练习相结合后，调息法使得学员可以更轻松地将能量移动至全身，肺部、肌肉及呼吸神经也会得到精炼。学习如何进行有意识且有效的呼吸，学员便能够进行更深层次的放松，放开他们对身体和感知器官不必要的紧张控制。随着更深层次的放松和更清晰的意识，他们将会找到一条更容易集中注意力、平静和宁静的道路。通过这种方式，调息法能够帮助学员即刻拥有更健康的生活，同时给他们提供额外的工具来深化并完善体式练习和冥想练习。

现代呼吸科学

尽管古印度瑜伽士是将调息法作为肉体和精神练习的先决条件，早在公元前 7 世纪，希腊人就在探寻关于呼吸的知识，而古埃及和古巴比伦的科学家则在发展关于人类整体生理的实用知识（Taylor 1949）。米利都的自然哲学家阿那克西美尼（大约出生于公元前 570年）认为，万物的本质是气或元气（字面意思是"呼吸"），这一观点与印度和中国古代哲学家的观点相近。他说："我们的灵魂以空气形态支撑着我们，元气和空气正遍布整个世界。"（Singer 1957）[4] 然而，对呼吸给予神圣崇敬的炼金术和精神传统常常使古代科学家们在发现呼吸本质的门槛处止步不前。直到 18 世纪晚期，现代化学之父安托万·拉瓦锡（Antoine Lavoisier）才提出了氧化的概念，而氧化是呼吸科学的核心。伴随这个发现，拉瓦锡和其他人为详细研究氧气和二氧化碳的自然呼吸交换原理奠定了基础——氧气和二氧化碳对生命至关重要。

呼吸的流动和一个基本的生理现象有关：我们的细胞和组织需要氧气。一旦被氧化，它们就需要排出由此产生的二氧化碳。在呼吸作用的过程中，借助来自肺部和心脏的动脉血液，氧气被输送到细胞。同时，二氧化碳随着去氧静脉血液重回心脏和肺部。肺内部被称为肺泡的毛细血管膜，可以用来进行气体交换。我们在呼吸时所经历的这种交换，每分钟发生 12~15 次，每天 2 万次左右，变化的速率取决于人体系统的健康状况、活动和情感水平以及其他因素。长期以来，这种交换机制被误解为心脏和肺部的泵血活动的结果。尽管心脏和肺部在呼吸过程中至关重要，但是它们只是向呼吸提供生理性服务，并不是呼吸的产生来源。公元 170 年左右，盖伦第一次正确地解释了呼吸作用的机制。直到 16 世纪时，列奥纳多·达·芬奇才给出了更详细的解释，他了解到，当胸腔的扩张使肺部空间变得更大时，大气的重力会迫使空气通过气管进入并填充这一扩充后的空间（French 2003; Keele 1952）。接下来，我们将看到，这一发现与指导学生进行调息练习直接相关。现代科学承认了由古代瑜伽士所强调的呼吸阶段：吸气、呼气和呼吸停止（也被称为呼吸暂停，在每次吸气和呼气后自然发生）。呼吸过程中，体积、速率、声音、强度、相关的身体运动或支撑区域，以及主动性和被动性的程度也各不相同；这些特性独一无二地结合在一起，便使我们体会到呼吸。这些特性中的每一项都可以被自主调整，为调息练习打下基础。

我们可以感知和培养整个身体呼吸的感觉（或者根据你自己的观点，被动呼吸），但仍要考虑生理学过程——呼吸的主要功能器官是两个肺叶。在肺部，血液和空气恰好混合在一起，以支持身体的整体生理功能。每一个肺大概有1500英里（1英里≈1.6千米）的气道及3亿个肺泡，用于交换氧气和二氧化碳的细胞结构也产生于此。肺泡富含弹性蛋白纤维，使肺具有弹性，这是促使呼气的主要因素。双肺由双层胸膜包围着，胸膜黏附在肋骨和膈膜上面，它可以移动并支撑肺部来使其处于合适的位置。从鼻子或嘴巴开始，空气通过一个呼吸道系统进出肺部。鼻子是一个更加精敏的器官，它不仅可以过滤空气，还可以对空气进行调温、净化和加湿。鼻子中的嗅觉器官和其他神经使得呼吸气流具有敏感度，而且要比口腔中呼吸气流的敏感度高得多。虽然大部分的调息练习是通过鼻子完成的，但是口腔提供了一个通向肺部的更短且更直接的通道，由此可以使有机体在吸入和呼出大量空气时变得更加轻松（我们将在探索风箱调息法和清凉调息法时有所体悟）。通过口腔进行的完整呼气还能够使膈膜伸展幅度更大。

两种基本的呼吸类型涉及肺部运动的不同方式，分别是由肋骨（又叫"胸式呼吸"）和横膈膜（又叫"腹式呼吸"）主导的。在肋骨呼吸中，胸腔随着吸气打开，然后随着呼气收回。在横膈膜呼吸中，腹部随着吸气扩展，然后随着呼气收缩。尽管没有一种类型是"正确"的，但是它们适用于不同的情况，并能够结合在一起去产生变化，这些变化能够或多或少地支持某些活动、运动或积极的意图。横膈膜呼吸约占我们日常呼吸的75%。

呼吸的充分程度和深度取决于我们的呼吸方式，这通常是惯性的，而不是有意识的。在"正常"一次呼吸中，呼吸量相对较少，大约为500毫升（取决于体质、体能和健康状况），而我们的呼吸能力是它的4~7倍。使呼吸变得更深入、稳定和平静的能力——以及更加有意识地将能量运往全身的能力——可以通过练习得到发展，从而也能使呼吸所需要的骨骼和肌肉更强壮、更灵活。尽管生活方式、年龄和遗传基因会降低这些品质，但呼吸运动本身可以使肋骨、肋软骨及支撑和活动脊柱的肌肉保持柔韧性和弹性。胸腔扩展的趋势要么是从前往后，要么是横向扩展，而不是朝两个方向移动肋骨来提高呼吸能力。体式练习是发展胸腔能动性并保证平衡呼吸的有效工具。

胸腔的运动通常会与骨盆、腿及肩膀的位置和运动相关联。骨盆和胸腔通过腰椎连接在一起，一些与呼吸有关的肌肉附着于此。因此，骨盆的运动影响着胸腔的运动（以及骨盆和胸腔内器官的运动）——反之亦然。腿部的伸展运动使髂腰肌从股骨头小转子的附着处向上穿过骨盆，到达腰椎和第十二胸椎。此处也是横膈膜附着在中央肌腱的同一位置。肩胛带由胸骨、锁骨和肩胛骨组成，借助肋部关节和肌肉附着物与呼吸相关联。至于手臂和肩膀是增强还是限制呼气和吸气，取决于它们所处的位置。

作用于胸腔的横膈膜和肌肉，在呼吸中扮演着主要的角色。横膈膜负责大约 75% 的吸气过程。它是一个双穹顶状的肌肉和纤维壁，位于胸腔中部，在肺和心脏下方，像降落伞一样覆盖在胃和肝脏上（Netter 1997, plates 180–181）。横膈膜的根基位于背部，由附着在第三腰椎上的不对称的椎骨纤维构成。它有一根中央纤维肌腱，从肌腱上长出的肌肉纤维向上附着在整个胸腔、胸骨及下面八根肋骨的最深层。横膈膜收缩时会变平且向下拉，其形状变化取决于肋骨、肺及腹部的肌肉和器官所施加的压力。像心脏一样，它始终不停地工作。当横膈膜收缩变低时，会填满腹部的柔软部分，肺部体积变大，减少肺部气体的压力，将体外的空气吸入体内；当横膈膜放松时，它会随着肺部的自然弹性不断上升，从而将气体排出体外，完成一个呼吸周期。

作用于胸腔的肌肉，尤其是位于肋骨间的肋间肌，能辅助横膈膜以完成呼吸；胸小肌将肋骨向前提起，打开胸腔上部的空间，让空气更容易地充满上肺；胸锁乳突肌和斜角肌也可以提升上胸腔，有助于气息进入到上肺部；胸大肌伸展下肋骨，抬起胸骨，在肺的下部形成一个更大的吸气空间。位于侧肋和后肋的几块肌肉及其附着肌肉也扮演着额外的角色：下后锯肌有助于维持胸腔的姿势（并协助呼气）；横突棘肌可以扩展脊柱，从而有助于抬升胸腔；后锯肌可以伸展后肋骨，并将气息输送到后肺部。肋间肌也通过把肋骨拉得更紧和压缩肺部来帮助完成呼气。通过收缩腹肌，肺体积进一步缩小：腹横肌围绕在腰部，起到束缚作用；腹斜肌使肋骨变低并压缩腹部；腹直肌通过将耻骨和胸骨拉向彼此，进一步收紧前腹。盆底肌为有机体提供了一个可适应的基础，它可以忍受来自骨盆以上的压力，同时借助完整的呼气，积极地抬升腹部核心的肌肉（Calais-Germain 2005, 101），这些肌肉运动和会阴收束法及腹部收束法息息相关。

基础的呼吸意识教学

呼吸是自然而然的、不自觉且无意识的行为。"自然呼吸"的多样性在很大程度上取决于一个人的身体、情感、精神及心灵状况。此外，它会受到抑郁、焦虑、呼吸肌肉紧张或无力、注意力分散、嗜睡和情绪不稳的影响。[5]在这种情况下，呼吸通常是较浅的、低效的，且过度依赖次要呼吸肌而不是横膈膜。与其假设学员有一个标准的基本呼吸质量，不如从每个学员的自然条件出发，在最初的基础上对其指导调息练习。这要以带领学员发展基础的呼吸意识为起点。"学习良好的呼吸并不是一个附加的过程，而是要学习特定的技巧来改善你已有的呼吸，"多娜·法喜（Donna Farhi 1996, 72–73）说道，"这是一个解构的过程，在这个过程中，你要学会识别你正在做的限制呼吸自然呈现的事情。"这一观察过程预见并发展了有关调息法的各种可能的洞察，以及更深层次的身体意识，帮助学员有意识地将呼吸、身体和精神连接在一起。

你可以通过让学员平躺，闭上眼睛，调整呼吸的自然流动来引导这种呼吸意识的最初觉醒。在这一练习当中，"我们什么都不要做，"理查德·罗森建议（Richard Rosen，2002），"只是观察它是什么。"引导学员的意识，借助呼吸循环的每一个阶段，强调对呼吸的感知：

- 吸气。询问：吸气时感觉如何？你感觉是什么引发了吸气？你体内首先发生了什么变化？当它流入时，呼吸的感觉是如何变化的？你在身体的哪个位置可以感受到自己的呼吸？呼吸时身体的哪些部位是运动的？这种运动的连续性又是怎样的呢？气息的速度是变慢还是加快，或似乎在运动的过程受阻了呢？气息进入体内的时候它的声音又是怎样的呢？你的吸气是否彻底？吸气时，你的心脏、面部、太阳穴之间的感觉发生了什么变化？你能够感受到自己意识中发生了什么波动？

- 气息充满身体。询问：到每次吸气的极限时，你的感受是怎样的？自然屏息的时间有多长？你体内的感受是怎样的呢？你在意识上感觉到了什么样的波动？

- 呼气。询问：在身体的哪个部位你能够首先感到呼气运动？呼气是否倾向于急促？随着呼气的持续，呼气的速度如何变化？当气体排出体外后，你能感受到体内及全部的意识发生了什么变化？你的呼气有多彻底？你感觉意识有什么波动吗？

- 完全呼出空气。询问：当完全呼出空气后你的感受是什么样的？多久可以将气体完全排出？你能感受得到握紧或抓紧的感觉吗？当空气排空后，你的意识怎么样？你感受意识上出现了什么样的波动？

使学员保持直立坐姿，重复这个过程。引导学生通过同样的问题，意识到在与重力的新关系中的感觉差异。一旦经过了初期的意识练习，学员就能够获得较深的洞察力。把这些观察结果运用到不同的姿势中，尤其是在体式练习时气息流动的整个过程中。

改善气息的流动

有了这个基本的呼吸意识，你可以教授学员如何更微妙地探索他们呼吸的发展和细化，帮助他们去发现如何更加轻松地培养稳定而愉悦的体式，同时通过不同的方式进行呼吸。首先引导学生感受呼吸肌肉的收缩和放松，以及两种吸气和呼气模式下身体的相关运动。[6]

吸　气

Puraka 是单独吸气，指的是"为了个体的成长和进步而吸入的宇宙能量"（B. K. S. Iyengar 1985）。取决于个体正在做的其他动作——某个体式、调息或者是盘坐冥想，呼吸能够以支持这些动作的方式得到观照。以下练习旨在帮助学生发展和完善他们的能量意识和实践。在指导这些练习时，鼓励学生接受呼吸而不是抓住它。练习中，气息的接受是微妙而彻底的，是稳定而容易的，要尽可能少地对身体和精神产生干扰。

横膈膜吸气

· 仰卧，弯曲髋部和膝盖，就好像是在为桥式肩倒立做准备一样，把一个手掌放在腹部，另一个手掌置于心脏部位。感受完整的呼气是如何引起腹部肌肉收缩的。
· 随着接下来的吸气，感受腹部是如何向外扩展的。继续集中注意力于由横膈膜的收缩和下降产生的这一动作。
· 尝试不同程度的呼气，感受它是如何影响腹部运动的。试着让脊柱和肋骨保持放松，只随着横膈膜引起的呼吸而运动。

- 探索开始、停止和变换每一次呼吸时的速度和气体体积，集中精力在横膈膜上，同时感受对体内其他部位产生的影响。手掌向下深入腹部，继续这一探索。
- 在不同的身体姿势中，直接在不同的部位探索横膈膜吸气的不同容量（左右两边、前后、上下）：仰卧并使双手越过头顶、身体向一侧蜷曲、腹部着地。
- 最后，探索横膈膜吸气，同时防止腹部鼓起，双手放在肋骨上去感受肋骨的逐渐展开和抬起。试着让这个动作从胸腔深处开始，而不是肋骨的表面。在不同的姿势中探索这一运动。

肋骨吸气

- 在金刚坐姿中抬高身体并舒适地坐着（雷电姿势，必要的话，需要调整身体以使骨盆处于中立位及脊柱伸展中立），把双手手掌放在高出侧面肋骨的地方。
- 彻底地呼气，感受侧面和后面的肋骨向下拉在一起。
- 吸气时，将肋骨推向手掌。前锯肌收缩时，让肋骨彼此分开，抬起并拉出肋骨。试着只在肋骨处产生运动，保持双肩及腹部的放松，同时感受胸腔和肺部的完全扩展。
- 接下来，借助胸大肌激活吸气：将肩胛骨稍微下拉以使其抵住后背肋骨，将一只手的手指放在肩膀前面，其他手指放在肋骨前面并和剑突处在一条线上（恰好位于胸线的下方）。
- 吸气和呼气，试着去感受胸大肌的收缩，抬升胸骨同时将下面和中间的肋骨分开。
- 将注意力集中在胸部和肺部的较高部位，将手指放在锁骨稍微靠下的位置，并试着去感受肋骨。
- 保持肩胛骨向下放松，靠在后肋骨上，试着将注意力集中于吸气，就好像是气息进入了锁骨，激活胸小肌进而将心脏完全打开。
- 试着用胸小肌和胸大肌交替吸气，感受它们的不同运动是如何打开胸腔的不同区域的。
- 现在，利用胸锁乳突肌和斜角肌去探索最高级别的呼吸。
- 将手指轻轻地放在锁骨之间凹处靠上的地方，头部稍微后倾，去感受胸锁乳突肌的唤醒。创造快速的"鼻吸"去感受胸锁乳突肌的收缩。在吸气后探索这一动作，并实施一个完整、彻底的吸气，抬起胸骨，并留意该动作是如何让你吸入更多气息的。
- 将指尖轻轻放在颈部两侧，触摸上颈椎横突向下延伸至前两根肋骨的斜角肌的纹理。

这些肌肉有助于进行高级别的呼吸运动。

呼　气

Rechaka 指的是呼气，艾扬格定义道（B. K. S. Iyengar 1985），是"身体能量逐渐与精神能量结合的过程"。

横膈膜呼气

· 保持金刚坐姿，缓慢且彻底地将气息呼出，同时保持下肋骨的中立位，感受肋骨下方的上腹自然收缩。注意脊柱的走向应是向前呈圆形的弯曲。

· 将手掌置于腹部，重复这一练习，同时扩展脊柱。

· 现在将会阴收束法加入体式当中，稍微收缩并抬起会阴横肌和盆底深层肌群。

· 探索将会阴收束法的能量和肌肉提升同腹部的逐渐收缩连接在一起，不断唤醒腹横肌。

· 接下来，当呼气时，试着连续地从肚脐以下到肋骨下部启动腹部肌肉。

肋骨呼气

· 将一只手掌放在心脏处，另一只放在腹部，慢慢呼气，同时将胸骨向后拉向脊柱，尽量减少腹部肌肉的收缩。这一练习将意识带入靠近胸腔前面的胸横肌。当气息排出体外的时候，试着感受上脊柱的轻微弯曲。

· 将手掌放在侧面肋骨处，重复这一练习，感受当腹斜肌收缩及脊柱轻微弯曲时，侧肋是如何下降的。

· 将手指放在剑突上，重复这一练习，感受下前方的肋骨向下、向内收。

在你的常规课堂上，借助这些基础的吸气和呼气练习，帮助学员去发展呼吸的平衡和完整。大部分学员一开始就会发现吸气和呼气在速度、品质、声音、强度及持续时间上的不同。稍后，我们将会探索在呼气和吸气节奏方面的变化，包括它们之间相等和不相等的比率（均一调息法和非均调息法）。通过基础练习，吸气和呼气达到平衡状态，并为包括乌加依调息法在内的其他调息练习构建基础。

乌加依调息法：基础瑜伽呼吸法

哈他瑜伽的基础呼吸技巧是乌加依调息法。在这种方法中，我们通过鼻子和会厌软骨处非常狭小的喉咙空隙（当咳嗽和漱口的时候，你能够感受到这里）进行呼吸。这可以引起喉头的震动，产生一个温和的声音，就好像微风拂过树林的声音，或者是海岸边上的海浪声。乌加依调息法的作用有三重：（1）当仅仅通过鼻子进行呼吸的时候，气息可以变得温暖，从而可以使肺部也变得温暖，双肺可以温暖血液，血液又温暖身体，而且还有助于唤醒身体，使其在体式中进行自然的运动；（2）乌加依调息法的声音和感觉有助于维持呼吸的意识，使气息稳定、放松且平衡地流动；（3）乌加依调息法的声音节奏有助于镇静神经，并且产生一个更加安静的内部练习。

一些瑜伽老师坚持认为乌加依调息法的技巧与练习的其他方面一样，是一个"秘密"。如果在体式练习中呼吸是自由的，那么这个秘密将（而且应该）会暴露。[7] 其他的瑜伽老师则会直接带领学员进行乌加依调息法的练习，以将其作为体式和调息法练习的一部分。一种方法是否优于另一种方法是一个需要在实践中解决的问题，这也造成了另一个表面上的难题：除非一个人学习了乌加依调息法，不然他/她怎么知道学习它是否有益呢？尽管在体式练习中使用乌加依调息法没有任何危险，但是它可能会以一种过度限制呼吸的方式被教授和练习，尤其是通过应用收颌收束法来教授时（收颌收束法是其他调息技巧的重要组成部分，但不是乌加依调息法的重要部分）。就像大多数练习一样，需要学员利用最初的敏化技巧保持该练习的简单易行，同时通过他们自己的练习加以提炼。以下是一个引导学员发现和培养乌加依调息法的简单方式：

1. 舒服地坐下或者于山式状态下站着，要求学员闭上双眼，张开嘴巴呼吸，仿佛是在试着让镜子起雾一样。这样做会立刻产生乌加依调息法的声音和感觉。将意识带到会厌软骨区域。

2. 在吸气和呼气时，引导学员尝试着产生相同的声音和感觉（现在教学的趋势是只在吸气时进行）。

3. 要求学员合上嘴巴，再通过鼻子产生同样的声音和感觉。

4. 鼓励学员稍微练习该调息法，使他们的喉咙或多或少地进行收缩，然后注意它是如何影响气息的流动、声音及整体感觉的。

5. 最后，要求学员开始以一种敏锐的感觉看待他们的乌加依调息法，探索他们如何做才能够进行深且有力的呼吸——只是进行微妙而柔和的呼吸也可以。

学员可以将乌加依调息法即刻运用到他们的体式练习当中。以下便是教授乌加依调息法和体式之间的联系的技巧：

· 建议在他们的体式练习中，让稳定、有节奏、平衡、强劲而柔和的乌加依调息法和其他任何部分同等重要，以一种从体式开始到结束尽可能不做变化的方式来培养它。
· 可以人为地改变乌加依调息法，运用高强度去促成更多高难度的运动，更容易地去产生一种更深层次的平静感。
· 鼓励学生围绕呼吸的完整性来探索他们体式练习的深化，而不是试图强迫呼吸来探索体式。
· 把乌加依调息法当成练习精力和体力强度的晴雨表，作为用来改进练习的即时反馈来源。

深入调息法练习

下面的几项调息技巧可用以进一步精炼精微能量的觉醒，以及连接身体、呼吸和心灵的觉知。这些技巧中的每一个都建立在前面讨论过的自然呼吸和吸气-呼气练习之上。只有在吸气-呼气和乌加依调息法中找到稳定和放松之后，才可以引导学员去探索这些深层次的方法。与教授其他呼吸练习一样，鼓励学员专注于放松感，而不必执着于掌握完整的呼吸技巧。将稳定而愉悦的体式这一概念作为安全探索调息法的工具。引导学员通过所有的这些练习去稳定地维持会阴收束法，以及进行不同的尝试，比如下面将要阐释的收颌收束法和腹部收束法。

接下来的调息技巧中仍有一些禁忌需要学员知悉。怀孕的学员不能练习乌加依调息法；高血压、心脏病、颅内尤其是眼部易受到压迫的学员不应该练习圣光调息法。要给有高血压或低血压的学员提出忠告，让他们温和地探索这些技巧，做好每一个练习的开始阶段，并在继续练习之前评估他们的感受。

意念调息法：波动的呼吸

呼吸的波动方式多种多样，包括吸气、呼气的相对长度或持续时间，以及其间的停顿。在意念调息法中，这些时间的比例是可以控制的。有两种练习：均一调息（sama-vritti）和非均调息（vishama-vritti）。首先，我们将以吸气和呼气过程教授这两种调息；接着，作为介绍屏息练习的一部分，我们会把这些特性应用到气息滞留当中。

均一调息

· 以引导自然呼吸观察作为开始。要求学员简单地观察呼吸但不以任何方式改变它，注意气息吸入、呼出和屏息时的感受。引导学员将呼吸变得更为流畅。

· 接着，要求学员开始计算他们吸气和呼气的持续时间，注意二者之间的差别。

· 然后，要求学员将吸气和呼气的持续时间变得一致，用一个使他们感觉舒适的计数开始（对于大多数学员来说，一般是 3~5）。

· 渐渐地，一次又一次的练习会增加吸气和呼气的长度，同时使它们保持均衡。

· 鼓励学员将注意力放在呼吸的稳定和放松上，而不是呼吸的长度和深度上。尽可能地深呼吸，同时保持放松和舒服的状态。

非均调息

· 均一调息和非均调息同时开始。然后，在一个自然和平衡的呼气结束时，引导学员在呼气的基础上将吸气延长一个计数，保持这一状态直至几轮呼吸之后。

· 鼓励学员观察和感受呼吸品质的变化，以及身体和精神的灵性反应。

· 通过进一步延长吸气时间，逐渐提高不均衡比例，最后使吸气的时长达到呼气时长的两倍。

· 坚持几分钟，然后恢复自然呼吸，扭转比例，逐渐延长呼气时间。

屏息：气息滞留

屏息是延长吸气和呼气之间自然停顿的一种练习。在这些停顿中屏住呼吸，身心会变得更加平静和清晰。这里有两种形式：内屏息（antara kumbhaka）是吸气的滞留；外屏息（bahya kumbhaka）是呼气的滞留。缓慢地发展这些屏息练习是非常重要的，它能逐步完善膈肌、肋间肌和其他次要呼吸肌的神经肌肉智能。该练习不应该造成身体或精神上的紧张。不断鼓励学员在延长气息滞留时间的过程中放轻松。指导如下：

内屏息

- 学员以舒服且直立的姿势坐着，引导其进行自然呼吸，并保持均衡的吸气和呼气（均一调息）。

- 将乌加依调息法带入其中，逐渐引导深呼吸。脊柱应该自然地保持笔直和放松，心脏要开阔和柔软，此刻大脑也要尽可能地变得轻松和平静。

- 运用之前讨论过的基础呼吸意识练习，要求学员在每一个吸气达到极限时将注意力集中在自然停顿上，注意此刻他们体内和精神上的变化，以及这些部位最大的感觉是什么。

- 提供口头提示，鼓励学员去感受进入和退出时停顿的无缝连接，使这一简单的练习保持几个呼吸周期。

- 向学员介绍内屏息，要求学员保持吸气约几秒钟的时间。

- 提示学员尽可能少用力地去控制呼吸，同时转换他们身体和精神意识上的感觉。

- 在向呼气过渡的过程中，气息的趋势是向外冲的；如果这一情况发生，那么就要引导学员内屏息持续时间再短些。

- 在完成一个内屏息之后，带领学员进行几轮的乌加依调息法练习，使肺部恢复到其自然状态。在开始进一步的内屏息练习之前，吸气和呼气的节奏应该是流畅和稳定的。

- 接着，逐渐延长滞留的持续时间，但是前提是吸气和呼气时没有紧张和不平衡的状况，或者肺部没有被紧缩或压迫。

- 在每一个坐姿中，学员都应该通过 1 或 2 个计数来探索延长滞留的时间。只要学员能够达到彻底的舒适状态，那么最后他们就可以把握呼吸。

- 当学员能够轻松地将呼吸周期维持在 15 秒时，他们就能够在练习会阴收束法、腹部收束法及收颌收束法后充分地发展吸气后的内屏息练习，从而获得生命能量。

外屏息

- 在学员放松地做完内屏息之后，向学员介绍外屏息。

- 引导他们进入乌加依调息法，在清空气息的时候，让学员将注意力放在自然停顿上。

做几轮乌加依调息法，就能改善进入和退出这一停顿时的运动意识。

· 在前几个呼气滞留的过程中，将时长保持在 1 个计数。然后，在重复之前，要做几轮连贯的乌加依调息法。

· 逐渐扩大计数的范围，保持这一简单的滞留。鼓励学员保持眼睛、脸颊、喉咙及心脏的柔软，并且不要夹紧他们的腹部。

· 与吸气不同，呼气能够自然地刺激会阴收束法和腹部收束法。若想引导学员通过外屏息激活收束法，首先应要求学员尝试维持会阴收束法，同时进行呼吸并维持气息。

· 当学员能够舒适地保持呼气滞留超过 3 个计数的时候，为学员引入腹部收束法。在将腹部后拉至脊柱并向上至横膈膜的时候，许多学员都能够感受到胸部、喉咙和头部的夹紧。

· 为了将外屏息释放出来，首先极为重要的是完全放松腹部，以允许横膈膜自然工作；然后，有意识地进行放松使气息进入到体内。

· 假如气息冲进体内，那么就说明它在外屏息中滞留过久。

· 通过延长滞留持续的时间，以及在同一轮呼吸中增加内屏息来逐渐发展外屏息的练习。

在学员改善了他们的意念调息和屏息练习之后，开始引导学员将所有的练习混合在一起，如下：

· 将意念调息应用到屏息练习当中，首先在呼吸循环 4 个阶段的每个阶段中都引入均一调息——在吸气、呼气、内屏息及外屏息的过程中，培养相同的持续时间。开始时可以数 3 下，然后逐渐延长时间。

· 提醒学员格外注意每一个阶段的过渡，同时保持精神上的集中、情感上的镇定，以及肉体上的放松。当学员能够舒适地维持这一练习几分钟的时候，每一个阶段至少要持续 5 个计数的时间，再逐渐引入非均调息，使吸气、呼气、内屏息和外屏息的持续时间逐渐变得不同。

· 调节气息比，以 2∶1 的吸气和呼气比率来增加内屏息时长，当气息清空时，允许自然停顿。接着，不断提高这一比率，最高可达 4∶1。当比率在 3∶1 时，开始逐渐增加呼气的持续时间，使该比率最终达到 2∶1 的吸气和呼气比率。

- 增加呼气后屏息时间，以数 2 个数作为开始，直到和吸气持续的时间相同。
- 继续该练习，最后使外屏息和吸气的持续时间相同，内屏息与吸气比达 4：1，并且呼气与吸气比为 2：1。
- 由于该练习会让人喘息缺氧，所以只有在节奏保持稳定的情况下才能延长时间。

间断调息法：逆向调息

"viloma" 一词，字面意思翻译为"抗-头发"，实际指的是和呼吸的运动或自然节律相反。[8]在间断调息法中，一个人在吸气和呼气的过程中要反复停顿，同时尽可能不改变横膈膜、胸腔和肺的位置和参与度。通过练习，一个人的觉知在呼吸的每一个周期中都是稳定的，神经平静而安宁地支配着能量流动和暂停。开始时，引导学员舒服地挺直坐着，并进行几轮乌加依调息，将注意力集中于呼吸的平衡和放松，然后再做以下引导：

- 在一个完整的呼气之后，再引导学员吸气，吸气量为平常的一半。然后在完成吸气之前，屏息约几秒钟的时间。
- 在给吸气过程增加第二个停顿之前，重复数次。在没有产生紧张和疲劳感的前提下，继续该方式直至达到五个停顿。
- 在借助挺尸式进行休息之前，按照这种方式进行练习，并进行几轮乌加依调息练习。
- 接下来，只在呼气的过程中重复这一停顿练习。每一次中断，都将给会阴收束法和轻松渐进的腹部收束法带来更多的意识和参与感。
- 当肺部清空的时候，在放松地进入吸气阶段之前，放松横膈膜并将腹部向后、向上收进。
- 通过挺尸式休息几分钟后，带领学员在吸气和呼气的过程中练习间断调息法。

对于有经验的学员来说，练习基础的间断调息法是不会产生紧张感的，可以继续引导这类学员对这一技巧进行彻底的练习。在间断调息法中，屏息也得到了练习。

- 以内屏息作为开始，接着进行间断调息法，在此期间吸气会被中断一次以上。在中断期间要使横膈膜保持柔软。
- 伴随着内屏息过程，在呼气之前维持 2~3 秒的吸气。通过会阴收束法和腹部收束法，逐渐延长吸气时间。

- 在每一个坐姿中，逐渐发展该练习长达 10 分钟以后，再做如上所述的间断调息法里的呼气练习。接着进行外屏息，逐渐延长间断调息法中的呼吸暂停，并增加外屏息的持续时间。

- 如想要体验完整的间断调息法，应邀请学员去探索中断吸气、呼气、内屏息和外屏息，接着缓慢地延长该练习。

圣光调息法：培养光明

圣光调息法（"kapalabhati"一词由梵文"kapala"——"头盖骨"和"bhati"——"光泽"组成）通过为血液大量供氧，以及产生愉悦感来使整个身体精力充沛。[9]在自然呼吸中，吸气是主动的，由肌肉激活；而呼气则是被动的，它是具有弹性的肺部收缩的结果。在圣光调息法中这一过程却是相反的：呼气是主动的，而吸气则是被动的。该技巧在《瑜伽之光》中得到了描述。《格兰达本集》提供了其他形式的圣光调息法，只不过这种调息技巧是和净化经脉调息法混合在一起介绍的（如下所述）。

- 开始时，引导学员进行几轮乌加依调息法，温暖并唤醒肺部，同时激活会阴收束法。

- 在经历一个完整的乌加依呼气之后，吸气到一半时快速且重复性地将吸入空气从鼻腔中排出，在气息被清空时，会伴有一个轻微的停顿。声音由鼻孔发出，而不是喉咙。

- 吸气是自然发生的。

- 在该练习的初期阶段，要求学员做 25 个快速呼气，然后使气息充满他们的肺部，接着在释放呼吸并进行放松之前，练习几个计数的内屏息。

- 在每个连续的回合之后，使学员的注意力放在其头部的感觉上，使其感受该练习的镇静和净化效果。

- 逐渐将练习圣光调息法的时间增加至几分钟，接着进行屏息练习。

- 以挺尸式作为结束，或者是直接进入其他体式练习。

- 探索圣光调息法的时候，要静止坐着，同时用 1~2 分钟的时间将双臂向外伸展或向上越过头顶，如在海豚斜板式或半船式中那样。

风箱调息法：风箱式呼吸

风箱调息法和圣光调息法相似，但在风箱调息法中内在火焰的气流会变得更加强烈。所以只有当学员在圣光调息法练习中感到舒适之后，才能引导他们练习该技巧。在风箱调息法当中，吸气和呼气都通过鼻孔快速且有力地交替进行。与圣光调息法不同的是，该调息法在呼气之后没有停顿。

- 开始时成坐姿，然后进行乌加依调息法。
- 通过在吸气进行到一半时将气息迅速呼出来开启风箱调息法。
- 使接下来的吸气像呼气一样有力且迅速，接着是快速且有力的呼气，以此来完成一轮风箱调息。呼吸的声音应该来自鼻子，而不是喉咙。
- 进行 5~10 轮风箱调息法，以一个呼气和几轮乌加依调息法作为结尾，然后重复 3 次或 3 次以上。
- 在每一轮中逐渐增加循环的数量，以及每一种坐姿中的轮数，最后使整个风箱调息法练习保持 5~10 分钟。
- 以挺尸式进入休息。

清凉调息法：冷却气息

清凉调息法的目的是冷却并镇定肉体和精神（梵文"sitali"是"冷却"的意思）。在任何时候都可以进行该调息练习，包括在体式练习的过程中，或在一个强烈的调息法如圣光调息法之后。在这个调息法中，将舌头稍微向外伸出，并将其两边卷起以形成一个通道。使舌头卷起形成通道的能力是遗传性的，一些人可以做到，而其他人则做不到。如果一个学员不能够卷他／她的舌头，那么就引导学员想象舌头卷起的样子，然后继续接下来的练习。

- 舒适地坐着，闭上眼睛进行放松。
- 伸出舌头，并向中间卷起舌头，制造一个加湿通道。
- 将气息缓慢且深深地吸向舌头，当它通过舌头的时候，感受气息在变得湿润和冷却。
- 然后闭上嘴巴，并慢慢地通过鼻子进行呼气。
- 重复该调息法 10 次，然后进行放松。

- 逐渐完成长达 15 分钟的清凉调息法练习。
- 向参加高级课程的学员提供更多的变式，包括内屏息（与会阴收束法和收颌收束法一起）和间断调息法。

顺应调息和逆向调息：微妙的呼吸规则

"anu"，意思是"一起"，而"prati"的意思是"反对"，在这个调息法练习中，练习者需要用手指延长呼气（顺应调息）和吸气（逆向调息）。该调息法需要分阶段完成，这些练习可以帮助学员在进行深层次的放松时，培养较强的调息能力。指导方法如下：

- 舒适地坐着，并练习几轮乌加依调息法。
- 如上所述，将手指放到鼻子附近以做准备。
- 以自然呼吸作为开始，完整地呼气，然后通过鼻子进行缓慢且深入的吸气。
- 达到吸气极限时，用手指轻轻地堵住鼻孔，注意在鼻子的两边均匀施压。
- 缓慢并彻底地呼气，当气息被清空时，感受自然的停顿。
- 放松手指，并深吸一口气，接着将手指重新应用于呼气控制上。使呼气时长是吸气的两倍。
- 持续 5~20 分钟，然后以挺尸式进入休息。
- 对于逆向调息法而言，关于练习的描述和顺应调息法一样，还是要使用手指控制呼吸，但这次是使吸气过程变得缓慢。
- 有经验的学员在基础的顺应调息和逆向调息中能够保持镇定，还能够探索变式，包括内屏息（会阴收束法和收颌收束法）、外屏息（会阴收束法、腹部收束法及收颌收束法）、间断调息法，以及净化经脉调息法（见下文）。

太阳调息法：刺激生命力

据说，太阳调息法（梵文 suryabheda 出自"surya"——"太阳"和"bheda"——"穿透"）可以贯穿右脉并激活生命能量。右脉通过右鼻孔接收生命能量。在太阳调息法中，手指应用于鼻孔以控制呼吸：

- 舒适地坐着，然后练习几轮乌加依调息法。
- 像下文的"净化经脉调息法"部分中所描述的那样，将手指放在鼻孔处，堵住左鼻孔。
- 通过右鼻孔，缓慢地进行深深的吸气，进而堵住两个鼻孔，然后随着会阴收束法和收颌收束法进行几秒钟的内屏息。
- 从收颌收束法中释放，打开左边的鼻孔，并缓慢而彻底地呼气。
- 完成一个循环的太阳调息法之后，重复该调息法不超过 30 分钟，接着进入挺尸式。
- 向更有经验的学员介绍外屏息，以及同时进行的腹部收束法。
- 如前所述，使用太阳调息法以探索间断调息法的技巧排列。

月亮调息法：镇定能量

在月亮调息法（chandrabheda 一词来自"chandra"——"月亮"和"bheda"——"穿透"）中，能量直接经过左鼻孔进入左脉，以镇定身体和精神。该练习恰与太阳调息法相反。在传统的哈他瑜伽文献中，没有任何关于月亮调息法的记载，但是在《瑜伽珍珠冠奥义书》（*Yoga Chudamani Upanishad*）中却记载了该调息法（Satyadharma 2003，230–231）。[10] 用与太阳调息法中相同的技巧教授该体式，只是作用的鼻孔方向相反，同时也要运用内屏息。

净化经脉调息法：交替鼻息

在第三章中，我们探索了精微能量的通道，即经脉。这里，我们会教授一个调息技巧，该技巧可以提供针对这些通道的"净化"方式。《哈他瑜伽之光》及其他的经典瑜伽文章都描述了净化经脉调息法，但都没有为其命名。该练习据说是为了激活和平衡左右经脉，并协调大脑的两个半球（Muktibodhananda 1993）。在它的基本形式中，净化经脉调息法像逆向调息法一样和吸气结合在一起，像顺应调息法那样和呼气结合在一起。在更多的高级变式还加入了屏息和收束法。[11] 在更加高级的冥想练习中，正如艾扬格（Iyengar 1985，210）所说："其中一个微妙的调整就是，大脑和手指必须在吸入和呼出气体的过程中学着一起行动，同时还要不停地和彼此交流。"他继续道："它是所有调息法中最为困难、复杂且精细的一种。它是感觉上自我观察和控制的极限。当被改善到最具灵性时，它能使人进入内心最深处的自我。"教授技巧如下：

- 舒服地坐着，练习几分钟的乌加依调息法。

- 手指摆放的位置请参考右图。将小指指尖放在鼻子的一边，大拇指放在鼻子的另一边，落在鼻子一侧一半位置的细微凹口处。试着让放在鼻子左右两边的手指对鼻子施加均衡的压力，而且手指要维持对鼻子的稳定接触，同时还需保持鼻孔完全张开。

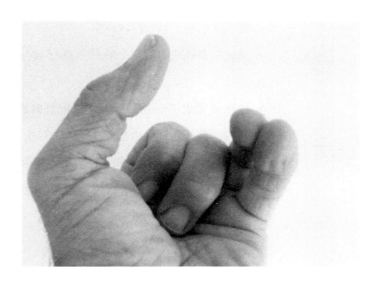

- 在继续进行乌加依调息法的同时，稍微改变手指的压力，使鼻子对手指微调的效果更加敏感。

技巧1：基础净化经脉调息（结合太阳调息法和月亮调息法）

- 在一个完整的呼气之后，堵住左鼻孔，并通过右鼻孔进行缓慢的吸气。

- 处于吸气极限时，堵住右鼻孔，同时通过左鼻孔进行缓慢呼气。

- 气息被清空后，通过左鼻孔进行彻底的吸气，然后堵住左鼻孔，借助右鼻孔进行彻底的呼气。

- 持续这一鼻孔交替呼吸的基础形式不超过5分钟，培养顺畅且稳定的气息流动，同时保持放松和镇定。

技巧2：净化经脉调息和间断调息

- 开始时与技巧1中所描述的一样，再做2~3轮基础净化经脉调息法。

- 从右鼻孔完全呼气后，从右鼻孔吸气进行到一半时，紧紧地闭上两个鼻孔，保持几秒钟，然后慢慢地从右鼻孔完成吸气。

- 当需要屏息时，提示学员用手指去堵住两个鼻孔。

- 通过左鼻孔进行呼气，在呼气进行到一半时停下来，屏息几秒，然后通过左鼻孔完成呼气。

- 通过左鼻孔吸气，在吸气进行到一半时停下来，屏息几秒，然后通过左鼻孔完成吸气。

· 通过右鼻孔进行呼气，在呼气进行到一半时停下来，屏息几秒，然后通过右鼻孔完成呼气。

· 这样便完成了一轮。通过增加屏息时长并延长其持续时间，来探索、加深该练习。最后，鼻孔的每一边都屏息 5 次，每次 10 秒钟。

· 大部分学员会发现这样的练习具有挑战性。要提醒他们多加注重气息流动的稳定、舒适，而不是去过分关注屏息持续的时间和次数。

技巧 3：净化经脉调息和屏息

· 开始时与技巧 1 中所描述的一样，并做 2~3 轮基础净化经脉调息法。

· 以内屏息作为开始。通过右鼻孔完成呼气后，借助右鼻孔再进行缓慢的吸气，并堵住鼻孔屏息几秒，然后进行会阴收束法和收颌收束法。

· 维持会阴收束法，释放收颌收束法，然后通过左鼻孔慢慢放松，进而呼出气体。

· 通过左鼻孔放松气息，然后屏息几秒，堵住两个鼻孔，并进行会阴收束法和收颌收束法。

· 维持会阴收束法，释放收颌收束法，然后通过右鼻孔缓慢放松并将气息排出体外。持续几轮这样的练习。

· 进行外屏息。接着继续刚才描述的动作，在呼气结束时屏息，然后和前文介绍内屏息时所描述的那样，进行腹部收束法。

· 在呼吸放松之后，彻底地释放腹部收束法。继续做几轮这样的练习，在内屏息和外屏息中探索较长的气息滞留（内屏息的时间为 30 秒，外屏息的时间为 15 秒）。

技巧 4：净化经脉调息、间断调息及屏息

· 开始时和技巧 1 中所描述的一样，增加间断调息法的屏息。

· 以几秒钟的停顿作为开始，接着增加更多的停顿，在每次停顿时都屏息几秒。呼气和吸气时都进行 3 次停顿，每次 3 秒钟，然后再增加几秒的内屏息和外屏息。

· 逐渐延长停顿和屏息时间，最多进行 5 次停顿，每次停顿 5 秒钟，内屏息保持 30 秒、外屏息保持 15 秒。

技巧 5：净化经脉调息和圣光调息

· 在经过净化经脉练习并感到舒适之后，才可以练习这一创新的调息技巧。该技巧的效果比其他技巧的效果更强。在保持身体内部镇定和平静的同时，尽可能地做剧烈的练习。

· 与技巧 1 描述的一样，做 5 轮净化经脉调息法。在进行彻底的呼气之后，通过右鼻孔吸气，并在进行到一半时堵住左鼻孔，同时练习会阴收束法。

· 像之前描述圣光调息法时一样，通过右鼻孔重复且迅速地将气息排出体外，持续 1 分钟（最终可多达几分钟）。

· 通过右鼻孔深深地吸气，并屏住呼吸以进行内屏息，只要能够舒适地维持这一调息即可，然后通过左鼻孔缓慢地呼气。接着，通过左鼻孔吸气、右鼻孔呼气。

· 练习几轮乌加依调息法，然后换边练习该技巧。

· 以挺尸式进行休息。

表 8-1　调息练习的教授时间和适用对象

调息法	教授时间	适用对象
自然呼吸法	最好是在所有课堂最开始时	所有学员
乌加依调息法	每堂课开始时	所有学员
均一调息法	自然呼吸法和乌加依调息法结合时	所有学员
非均调息法	自然呼吸法和乌加依调息法结合时	所有学员
内屏息	与乌加依调息法相结合，作为扩大和改善呼吸能力的一种方法时	能放松地进行乌加依调息法，且有十分丰富的收束法经验的中级学员；但当学员怀孕，患有眼疾、耳疾或者高血压病时，不可以练习内屏息
外屏息	在练习内屏息得到放松后进行教授	同上
间断调息法	与乌加依调息法相结合，作为扩大和改善呼吸能力的一种方法时进行教授	所有学员，尤其是在经历疲劳或焦虑之后
圣光调息法	在课堂开始时，教授该调息法能够刺激能量，唤醒呼吸，并且更加快速地温暖身体；在体式序列中，尤其可作为核心唤醒的一部分。如果是在体式练习的过程中，一般是在坐姿中（理想的是在英雄式中），或是在海豚斜板式中	中级学员；当学员怀孕，患有眼疾、耳疾或者高血压病时，不可以练习圣光调息法

续表

调息法	教授时间	适用对象
风箱调息法	调息法课程或者作为挺尸式之前的最后一次能量练习	同上
清凉调息法	在给身体降温时，进行该调息法练习	所有学员
顺应调息法	调息法课堂	对乌加依调息法感到熟悉和舒服的学员
逆向调息法	调息法课堂	同上
太阳调息法	与乌加依调息法相结合进行教授	所有学员
月亮调息法	通常和太阳调息法进行交替练习	所有学员
净化经脉调息法 1	课堂开始的时候	中级学员
净化经脉调息法 2	在练习技巧 1 时感到舒适的前提下	中级学员

有意识地培养能量

　　瑜伽练习的核心是意识唤醒和能量运动，它能创造一种充满活力的感觉，并且使一个人产生在世界上完整存在的意识。虽然体式练习是这种唤醒的重要组成部分，但是有意识的调息可以将瑜伽与身体锻炼区别开来。作为一名瑜伽老师，如果你能在学员对他们自己的身体、精神和心灵进行探索的时候，去引导他们进行有意识的呼吸，并通过呼吸感到自己变得更加具有灵性，那么他 / 她参加你的课堂就会是值得的。将调息练习和体式课程及冥想结合起来，会使你的学员在充满觉知且快乐的道路上走得更远。

第九章
冥想教学

珍珠在牡蛎里，而牡蛎在海底，需要深潜，才能寻得。

——迦比尔（Kabir）

冥想是瑜伽之美的一种体现，它就像一粒种子，能瞬间绽放，呈现出象征着幸福、健康和充实的千瓣莲花。这和一个人顿悟后所产生的结果是一样的。冥想是瑜伽练习的终极形式，也是一个人在探索、爱护、治愈及改造自身的漫漫旅途中不可缺少的一个环节。

针对冥想所产生的各种各样的练习方法，使得冥想变成了一个更加深入却更为容易的途径，它能让人通过内心感受大千世界，并且将自己作为其中的一分子与整个宇宙连接起来。通过冥想，我们打开了心灵的窗户，使意识更加清晰。通过坚持瑜伽体式练习，我们的身体状况不断地得到完善，这为我们内心窗扇的打开提供了强有力的支持。同样地，持续的调息法练习能调动体内精微能量，使我们从内心深处更加渴望使意识清晰起来，从而产生更轻松、更平衡的感觉。然而，如欲进行冥想，我们并不需要等到体式或调息法练习达到一定的水平；相反，在学员第一次踏上自己的垫子时，甚至是在这之前，哪怕学员还完全没有做过任何一个瑜伽体式练习，他们也可以尝试冥想。

许多瑜伽学员说自己无法进入冥想，因为总是会胡思乱想。他们在感到沮丧后常常会放弃继续探索。这种思维模式体现了人们常有的误解，即冥想意味着什么都不想。虽然实现内心的平静是冥想练习的众多成效之一，但它并不是练习本身的目的。事实上，进行冥想并不一定要有目的。这和体式练习的道理一样，当我们在冥想中有一个特定的目的时，比如达到彻底平静，这往往会适得其反，因为即使是最熟练的冥想者也只有在极少的时候才能达到完全的平静。如果我们练习冥想就像练习瑜伽体式那样，把它当成一种自我探索、自我发现、自我转变的过程，那么在一开始尝试冥想时就能体验到它的乐趣。

我的第一个冥想老师是艾伦·瓦茨（Alan Watts），他在 20 世纪 70 年代中期的广播节目中讲述了令人兴奋的关于东方精神哲学和实践的真知灼见，他通过简单的类比让我们明白了，冥想是一个过程。"当我们跳舞时，"他说，"跳的过程本身就是重点。当我们演奏音乐时，演奏本身就是重点，而冥想也是同样的道理。通过冥想这个过程，我们会发现生命的关键点总是会意外地到来。"他认为冥想应该是一种享受，而不是一件苦差事。"它是一种对现在的欣赏，一种对永恒的当下的喜欢，它把我们带入一种平静的状态，从而让我们明白生命的关键点——就在此处，就是现在。"冥想所呈现的这些内容反映了佛教的影响，因为思想总是会来，也总是会散。就像飘浮在空中的云一样，它们是可以用来玩耍的。你会产生兴趣，并且没有束缚，其实观看这个有趣的练习的本身也是一种练习。

比丘尼佩玛·楚德龙（Pema Chödrön）说过，通过冥想我们能产生 4 种认识：（1）思想没有发源地；（2）它们是永不停息的；（3）它们出现但不是以固态的形式，因为过程中没有人对其做出反应，也无法把控整个思想的走向；（4）"完全开放"的意识。瑜伽佛经把瑜伽练习定义成"静止思想的波动"，这个观点又怎么样呢？问题是，我们确实会对自己的想法做出反应，尽管我们知道这些想法只是想法，而正是在这些反应中，我们发现自己心烦意乱、痛苦、困惑、不快乐或受伤。古代瑜伽士将这个问题定义为"烦恼"，这是一种深层次的迷惑感。传统的瑜伽哲学就像佛教一样，它希望通过实践，从瑜伽体式和咒语，到调息法和礼拜，我们可以入定，从而到达一个思想自由的幸福境界，在那里我们可以实现真正的自我。[1]

虽然瑜伽哲学的不同分支为我们提供了不同的路线以实现入定，但是其中大多数都提供了一条同样的路线，即通过制感、专注、冥想来练习入定。在这里，我们将把它们作为有用的工具来帮助学员培养更清晰的自我意识、自我理解和自我接受。这些工具结合在一起后，往往会创造出一种更稳定、更轻松，且最终更快乐、更有意义的生活。但是，与其把所有这些工具看作为了达到某种效果的承诺，倒不如把它们当作资源去探索，从而引导学员在此时此刻产生更深刻的领悟。[2]在了解这个经典的瑜伽冥想过程之后，我们还将探索如何在体式课程中融入其他实用的冥想技巧，来为学员提供各种各样的方法以帮助他们发现冥想的乐趣。

帕坦伽利的冥想之路：制感、专注、冥想

在第一章中，我们探讨了帕坦伽利的瑜伽八支，从本质上的物质实践开始：禁制作为我们的社会关系的指导，劝制作为我们内心生活的指导，体式和调息作为觉醒的工具，使我们为更深入地进入自我做好准备。然而，通过这些实践，我们仍只触及表面，与外在（bahiranga）协作，即感官的外部生命。要想进入入定的神秘领域，首先需要减缓我们因外部干扰产生的感觉，接着进一步培养单一的精神集中，然后进入冥想的状态。这是一条从外在到内在（antaranga）的道路，或者说通向内部的冥想练习。在这个传统的瑜伽观念里，在一步步实现冥想和幸福之前，我们必须先跨过一个桥梁，通过它隔开我们对物质范畴的感官意识。帕坦伽利将这种行为描述为制感——"把置于外在事物上的感受收回"。我们将利用禁制、劝制、体式、调息来通过这座桥。没有什么是被迫的，因为我们在这条道路上坚守了自给自足的真理。通过瑜伽体式的练习，我们最终会实现身体和心理的健康，从而可以轻松地、稳定地呼吸；当我们完善好呼吸并培养起生命能量时，"所有影响感知的面纱都会被去除……而思想则变得适合于集中"。但是，在完全集中注意力之前，我们必须摆脱思想对感官意识的依赖。正如帕坦伽利所指出的："当感觉器官脱离于它们的特定对象时，就实现了将置于外在事物上感受的收回，而这符合思想的本质。"（Sutra II.54 as quoted in Bouanchaud 1999, 142）换句话说，我们可以把思想带入其自身的内在空间，使其从外在刺激中解脱出来。只有这样，我们才能完全集中精神。

向学员们介绍制感的背景知识是很有益处的。无论我们在哪里，总是会有声音、风景、气味和其他共鸣进入我们的感官——或者与我们的感官相连。坐在教室里，声音可能会从外面或房间里的其他人那里传来。如果有光线，那么眼睛就会产生视觉上的印象。心脏能被感觉到在胸腔中跳动，衣服或气流能被皮肤感觉到，也许还有一种更微妙的能量在整个身体中搏动。艾伦·瓦茨（Alan Watts 1980, 8）将所有这些感应称为"如此多的事件"。制感就是让这些感觉存在着。声音和其他感觉来了又走。与此同时，我们的头脑中发生了一些事情，这是因为我们会习惯性地对所有这些感应和与之产生的反应做出回应。这些做出回应的想法也会引起其他的想法再产生回应，因此大脑通常会如此不断地运转，反射性地、有想象力地引起更多的感应。不应刻意关注呼吸或其他任何事情，只是把呼吸作为另一个感应的来源。跟着呼吸，你就会注意到，当呼吸被淡忘时，你会感到自然而然的平静。桥通了，从感觉世界的这一边到达了真实的自我世界的那一边。保

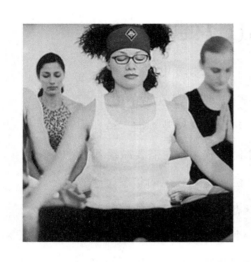

持这样的意识，你不用刻意地去思考，通过制感，哪怕是有其他感应的干扰，你还是能到达桥的另一边，它就在你的心灵深处。

　　那么，我们如何引导学员保持内心的平静，而不去过多思考或造成妨碍呢？这是制感的实践，是聚焦于一点的集中。也就是说，把注意力完全集中在一件事上，就没有空去想其他的事了。至于你关注的是什么其实并不重要。基于帕坦伽利的建议，我们"将精神集中于能得到满足感的任何地方都可以"。萨利·肯普顿（Sally Kempton 2002, 61）认为，当体验本身是一种自然的快乐、平静和放松时，我们便能获得满足感。"如果你必须非常费力地去做什么，"她写道，"那可能意味着你的练习方法出了问题。"在集中注意力的时候，一个人能意识到他或她正在集中注意力，也能意识到自己在做聚焦于一点的练习，认识到自己是一个冥想的实践者。

　　在传统的专注练习中，关键在于唱诵（曼陀罗），这是"一种心灵的工具"。专注可以是简单的呼吸，或者是我们接下来将探讨到的内容，甚至是像园艺或冲浪这样的活动，只要我们能将注意力完全集中于我们所做的事情。多年来，我发现我的大脑非常满足于一种自然的喜悦、平静和放松的状态中——当我在离地面几百英尺的悬崖上小心翼翼地把脚放在一块花岗岩的表面上时，我的生命完全处于平衡状态。在这种紧张的情况下，我肯定是"沉浸其中"。在不那么紧张的情况下，又怎么做到完全集中呢？大约在这段时间，我还有幸与一群来访的藏传佛教僧侣共享时光，当时我正与他们一起在洛杉矶县的青少年机构工作。当我们在一起的时候，我建议大家徒步旅行到一个可以俯瞰太平洋的山上，去找到一个安静的冥想地点。他们听了我的这个想法后大笑，又很礼貌地表示，他们在洗盘子的时候就可以轻松地做到冥想。[3] 在欣赏他们的经验和智慧的同时，我也意识到我没有在印度的达兰萨拉学习过怎样进行冥想，我并没有达到他们那种容易使注意力高度集中的水平。我还在向年长的瑜伽士们学习，后者发现，当我们不断重复一个词或短语时，这不仅会占据我们的精神空间，而且能实现内心的平静。在冥想的一些传统方式中，据说咒语还包含了"萨克蒂的悸动"，即"创造宇宙的神圣能量的原始脉动，它的每一个粒子都被嵌入其中"（Kempton 2002, 72）。无论这是否与唱诵练习有关，有一点是很明确的：把注意力集中在一件事上，无论是重复一个单词还是短语，是跟随呼吸还是其他的循环能量，都会产生使思维更加稳定的效果，在这样的情况下，思维就会慢下来。

　　帕坦伽利冥想方法的核心思想是，越稳定的头脑越清晰。通过制感和专注，当"感官完全被掌握"时，我们就能更清楚地意识到，自己在更深入地走向纯粹冥想的状态，即禅定，这时便会产生"一种统一的思想"。在这种意识状态下，一个人存在的真相会作为纯粹爱的表达而显现出来，因为"全神贯注于内心，就能揭示思想的内容"（Sutra III.34 as quoted in Bouanchaud 1999, 187）。[4] 此时，曼陀罗消失了，因为人的觉知完全与神（精神、自然、宇宙、自我）合一。"当平和的思绪与精神实体一样纯粹时，"帕坦伽利说，"那就是解放。"（Sutra III.55 as quoted in Bouanchaud 1999, 216）不再受外在刺激的影响，此时此刻只剩下了一个人的实质，即爱与光明。无论你冥想的对象是什么，你都能直接感受到自己是整个大千世界的一部分。

　　这一努力最终要引导我们去往哪呢？答案是，三摩地/入定。这个术语的不同起源都有深刻的意义：sam（一起）、a（朝向）和dha（获得）或者sama（平等）和dhi（智力）。在这两种解释中，三摩地都意味着要进入一种完整和平衡的意识状态，即纯粹的幸福。帕坦伽利的瑜伽八支便是进入这种幸福状态的经典途径。还有许多其他的瑜伽流派主张用不同的方法进入三摩地，从深定瑜伽（laya）到欢乐的恍惚舞蹈，再到毗湿奴派信徒巴克蒂瑜伽士对神奉行虔诚的爱的修行路径。[5] 正如前文我提到的到访洛杉矶的藏传佛教僧侣的例子，你完全有可能在任何事情上都能找到那种极乐的状态。帕坦伽利和其他人留给我们的是一些实用的方法，我们可以自由地调整这些方法并将其应用于我们的生活中，以使幸福的存在变得更加丰富且容易获得。

坐　定

　　帕坦伽利总结了《瑜伽经》中早期瑜伽传统的智慧，他对体式的总结很简洁：舒适、稳定的姿势。在前面的章节中，我们关注的是稳定和舒适。体式本意即"坐定"，是平复意识波动的基础，"让思想的波动静止"。常规的体式练习为冥想时身体方面的稳定和放松奠定了基础。同样地，通过调息法来完善呼吸并培养生命能量，会让我们在冥想中产生更自然的觉醒意识。通过这些练习，我们可以更舒服地坐着，同时保持脊柱的自然状态、心脏处于中心且敞亮，进行轻松自如的呼吸；不仅如此，制感将更自然些，也更容易做到专注，而冥想时刻则会更频繁，持续时间也更长。

在帮助学员完成坐式冥想的过程中，应先让他们选择一个舒适的坐姿。坐姿最重要的就是舒适。随着时间的推移，脊柱的自然顺位能让人在长时间内更舒服地坐着。通过练习，大多数学员最终将能够落于坐骨顶端上，并保持骨盆中立位，这使脊柱能更容易地自然直立。对于一些学员来说，他们可能需要一把椅子、垫子或者依靠墙壁来支撑。随着时间的推移和练习（伴随着积极的生活方式和有利的基因条件），学员们可能会发现自己能够舒服地完成莲花坐姿了，而莲花坐姿是瑜伽体式中关于坐姿的终极形式（尽管在现实中，一些西方人，包括那些终身冥想者，可以长时间地保持这个坐姿。不过，也许正因为他们经常长期进行该坐姿，也有可能在保持时造成髋部受伤）。学员坐着的时候，应引导他们，无论使用什么道具，都需要做到并保持骨盆中立，然后让他们有意识地往下坐实坐骨，感受这个动作是如何让脊柱抬升、心脏中心更加敞开且呼吸更自然的，并且要使头一直停留在脊柱上方的位置。探索这个稳定的、可持续的姿势，让学员们在通过坐骨向下感觉到更踏实的同时，去感受他们的脊柱和头是如何延长的，此时可以让肩胛骨和下巴略微放松下来。手掌可以放在大腿上，也可以放在膝盖上。[6]

6项引导冥想的技巧

一切基本的冥想技巧都要求把注意力集中在一件事上。在这里，我们会介绍6项引导冥想的技巧，通过使用各种各样的方法来集中注意力。每种方法都倾向于唤起不同的冥想意识。好好体会一下你自己做冥想练习时运用这些方法所产生的感受，在上课时可以与学员互相分享。探索如何运用这些方法，可以是在一天内不同的时间段，可以是当你处于不同的情绪状态时，也可以是在练习体式之前和之后，或者是在你运用第八章所描述的一些调息技巧进行练习后。就像瑜伽体式练习一样，并没有一个完全正确的或最好的途径。有的只是无限的途径，需要你和你的学员在生活中探索。在探索的过程中，你们会发现有不同的和不断变换的共鸣存在。

1. 呼吸[7]

1. 以舒服的姿势坐着，把注意力集中到呼吸上。

2. 轻轻地、静静地呼吸，只需要注意呼吸，而不用任何方式去改变它。

3. 感受并想象呼吸的气息进入鼻孔，通过喉咙，到达肺部；把呼吸看作一种纯粹的美或来自神圣宇宙的礼物，坦然接受它。

4. 就像气息轻松、自然地进入身体一样，让它毫不费力地回流出去，就像回礼一样。

5. 让大脑完全专注于呼吸的过程，注意它是如何产生的、是从哪产生的，以及在整个过程中你的感觉。

6. 当思绪飘远时，温柔地把它带回稳定状态，好好感受你在吸入和呼出时产生的有节奏的气息流动。

7. 完全沉浸在呼吸中，让它继续自由地流动，注意每一次吸气和呼气之间自然的停顿。

8. 注意当你完全呼气——排空肺部气体后，你会感觉到心绪的自然平静和安宁，让这种平静的感觉伴随着接下来的吸气飘浮。

9. 在你吸气的时候，感受不断增强的平静感，使其扩展，从而引起心中的开放感和宽敞感，之后再呼气。

10. 保持呼吸，不断地从你的思绪中找回被呼吸笼罩的感觉，与气流进出身体的呼吸合二为一。

2. 咒语[8]

1. 选择一个对你来说有用的咒语。如果这是你进行的第一次咒语冥想，那就考虑用"吸气-呼气"或"so-hum"："so"的意思是"那"，"hum"的意思是"我是"。尽管你可以使用任何一个词，但要尽可能地使其简单化，并考虑使用想要更深地嵌入自己意识中的词语，比如平静、清晰、和平或爱。如果古老的梵语能使你感受到更强烈的共鸣，那就试试"aum"或"shanti"。

2. 做几分钟的呼吸冥想，让你的意识集中于呼吸过程中气息的自然流动。

3. 在完成呼气之后，当你慢慢吸气时默念"吸气"（或其他你自选的词）把你的注意力放在这个词上，而不是呼吸上。

4. 与刚才轻松地吸气时一样，在呼气的同时默念"呼气"（或其他你自选的词）。

5. 与呼吸冥想时一样，要注意并放任在呼吸之间停顿时所产生的自然宁静的状态，然后在继续呼吸后，开始重复咒语。

6. 在应用冥想技巧时，你的大脑会漫游——它会思考。这是它擅长和喜欢做的！你不要去思考这些想法，也不必去评判它（或判断），直接回到咒语上吧。

7. 与其从一个咒语跳到另一个咒语，不如就只用一个，坚持至少 10 次课，看看会发生什么。重复的好处之一是，这些词本身变得越来越不重要，咒语的声音在你心中逐渐变成了一种中性的振动，这就是艾伦·瓦茨（Alan Watts 1980, 6）所说的"最佳状态"。

3. 数数[9]

1. 做几分钟的呼吸冥想，让你的意识集中于呼吸时气息的自然流动。

2. 吸气时默念"100"，然后在呼气时默念"99"。

3. 在下一次呼吸循环开始后，吸气时默念"98"，呼气时默念"97"，继续以这种方式数数，直到你呼气时数到"51"。

4. 当其他的话语和想法涌入你的大脑时，就把思绪拉回到呼吸和数数上。

5. 现在吸气和呼气时默念同一个数字，从"50"开始，持续一个呼吸循环，一直这样下去，直到呼气时数到"21"。

6. 在呼气时数到"21"之后，停止数数，简单地跟随呼吸就好。当语言和想法出现时，你只需将注意力拉回呼吸。

7. 继续坐着，用比倒数到"0"更长的时间保持专注，注意思维在这个过程中是如何慢下来、静下来的。

4. 脉轮

1. 进行几分钟的呼吸冥想，让你的意识集中于呼吸时气息的自然流动。

2. 更有意识地通过坐骨往下发力，关注骨盆这个基底，在每一次呼吸时，关注加深了的稳定感和那种根深蒂固的感觉。观察呼吸，每呼出一口气，默念梵音"lam"，想象这种静默之声的振动，激起能量的释放，以及对能量的汲取。重复这个咒语 5 次，将意识引入海底轮。

3. 保持呼吸，将你的注意力提升至骨盆中心，发挥你的想象力，进入到生殖轮中创造力的深部储层。每进行 5 次呼气，默念梵音"vam"，同时想象静默之声激发了你的创造力。每说一次"vam"，感受你的创造力都变得更加丰富了。

4. 将注意力集中于你的腹部，感受藏于脐轮中潜在的决心。每进行 5 次呼气，默念梵音"ram"，想象静默之声的振动——点燃你的意识，从而让你更容易地感受到快乐。

5. 呼吸，就像你通过灵性内心来呼吸一样，挖掘你从本质上对爱的感受。每进行 5 次呼气，就默念梵音"ham"这个词，想象静默之声打开了你的心扉，并伴随着每次的心跳去拥抱光明和智慧。每一次呼吸的时候，把你从心轮中感受到的爱发散出去，遍布你的整个身心及周围环境。

6. 当你的意识停留在爱和内在智慧的光芒下时，把注意力集中于喉咙上，想象你所念出的每一个字都源自内心的爱和智慧。跟着呼吸，每进行 5 次呼气，就默念梵音"vam"，想象由喉轮发出的静默之声的振动，创造出与宇宙中所有其他声音的和平共振。

7. 感觉能量从脊柱的底部穿过心脏，到达你的第三只眼睛，想象光线进入你的第三只眼睛，展开你内心中通向纯净之光的视觉景观。每进行 5 次呼气，就默念梵音"kesham"，想象静默之声的振动打开了你的眉心轮，让你更清晰地意识到自己以及与宇宙的联系。

8. 现在，让你的意识更柔和地停留在呼吸上，享受幸福的感觉——一种能量从你的盆底轻松地升到头顶的感觉。想象你的头顶像千瓣莲花一样绽放，顶轮点亮了你的生命之光。在这幸福的时刻，体验充实和完整的感觉。

5. 光

1. 进行脉轮冥想或呼吸冥想，把你的手掌以祈祷的姿势放在心脏处，双手合十，带着敬意地进行封印。

2. 用你的意识去感受从脊柱底部升起并直到头顶的能量。想象这个能量像温暖的白光一样射向天空。

3. 把你的注意力集中于轻松的呼吸上，手掌合十，吸气时，抬起你的手并举过脸，再慢慢地越过头顶，去感受那束光，在你感觉要触碰到天空的时候，放下来，体验包围着你的自由感。

4. 当呼气时，慢慢地将手臂伸出，当你把手背轻轻放在膝盖上时，你会感觉到一种温暖的感觉，仿佛置身于暖和的阳光中。

5. 保持呼吸，摊开你的手指和手掌，从心脏中心向指尖和头顶传播能量。

6. 把拇指和食指相扣形成智慧手印，用拇指象征所有你认为宇宙中神圣的或美丽的事物，食指象征你自身神圣或美丽的事物，拇指和手指的接触意味着所有这些品质的结合与归一。

7. 保持呼吸，让气息自然流动，用每只手的 3 根手指去表达你在生活中幻想的消极释放，从而让你感觉到更加纯粹、快乐和完整 —— 自负、恐惧、愤怒和贪婪让位于我们内心的满足及纯净。

8. 在这种意识的光芒下，继续保持呼吸，在这个完美的时刻营造一种深化自我意识和自我接受的感觉。

6. 念珠

1. 在你左手的中指上挂上一串念珠（108 个珠子），手掌放在大腿上或者膝盖上，进行几分钟的呼吸冥想。

2. 把你的拇指放在第一个珠子上，吸气时，用你的拇指转动到下一个珠子。

3. 呼气时，把你的拇指移动到下一个珠子上；吸气时，用你的拇指绕着它转，呼气时，再用拇指转动念珠到下一个珠子。

4. 以这种方式继续下去，直到绕完整串念珠，最终大约会绕 108 次。

5. 用你的拇指移动珠子，完全沉浸这个过程中，打开你的心怀，去感受每一次用拇指做出轻柔的推动，并汲取神性能量 —— 或者说自然的本质，把它们更深地推入到你的意识中去。

什么时候冥想

　　任何人都可以在任何时间、任何地点进行冥想。当上课时，我们可以在课程的开始或结束时让学员做较短或较长时间的坐姿冥想。在上课过程中，你可以随时带着学员做一些练习，或者让他们静坐几分钟以完成自我反思式冥想。除了教授体式课程，你可能会想要帮助学员完全专心于冥想或者是让他们实现冥想与调息的结合。如果给学员更多的冥想工具，也可以让他们自行探索时机和环境，来发现对深层次冥想有益的事物。大多数人发现在清晨时——赶在新的想法陆续出现之前，他们能找到最自然的内心平静；另一些人则发现，体式-调息的练习可以为冥想提供最有利的内部条件。在这里，我们将着眼于一种将冥想引入体式-调息练习本身的方法。

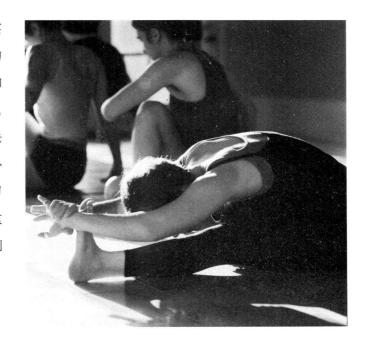

在身体和呼吸的流动过程中冥想

在指导哈他瑜伽课程的过程中，我们希望帮助学员在他们的身体、心理和情感体验较为强烈的地方进行探索。因为当我们紧张时，纯粹的意识是离我们特别近的，而处在平和时则截然相反。整个瑜伽范式正是基于这样一种观念：在我们的内心有一些巨大的、充满爱的、广阔的事物；修行就是从这些广阔的源头，深入我们自己的内在核心，来容纳全部经验，并将其融化为本质。经验中的所有事物都可以为我们的觉悟打开一扇门，让我们在高强度的压力状态下保持坚定的毅力，从而引领我们感悟同步性。所以我们不是在"练"瑜伽，而是处于那种被净化的神圣状态，在那样的觉悟下，这一切都自然而然地发生了。[10]这便是运用坦陀罗教义进行实践所产生的实际效果，这也体现了坦陀罗教义在瑜伽体式练习中帮助推动了更深层次的冥想。

与此相关的一个例子就是站立体式序列。在大多数课程中，我们通常都是通过拜日式或其他动作进行热身后才开始进行站立体式的练习。站立体式在锻炼髋部和腿部的同时会继续让身体发热。但是，如果你授课的时间太长，持续的站立姿势所需要的力量主要来自一条腿的话，这最终会导致肌肉疲劳，而由于神经肌肉具有代偿功能，这就导致身体本能地启用错误的肌肉。如果你正在指导你的学员"大胆试一试"或者"更努力地去发现真正的自我"，那么，压力乃至严重伤害的出现就只是时间问题了。

当然，老师自身的想法也会以不同的方式误导自己，让我们过于努力或回避挑战，这通常在某种程度上会反映我们在生活中的行为模式。瑜伽练习的目的之一便是培养更清晰的头脑和更平衡的生活。这种清晰的感觉通过瑜伽体式练习及它与身体和呼吸之间的相互作用而加强，尤其体现在我们进行"超越极限"的练习时，自身的感觉也越来越敏锐。忽略这种感觉，让自己回到有氧运动的世界，或者说瑜伽运动的世界吧。

在指导瑜伽练习的过程中，还能达到一种更深的境界，那就是有意识地去唤醒精神、幸福或内心的平静。要引导学员做到：

· 利用起对自身全部经验的感受。

· 带着这些感受，去探索一个合理强度。

· 通过完善的呼吸和细致入微的动作，让自己在那种强度下使心胸变得更加开放。

· 更深入地挖掘学员的感受或者经验的来源。

· 当身体-思想-呼吸一同带领着练习者进入一个意识扩展、内在力量增强，更加开放、和谐的境地时，跟随他们不断变化的极限一起改进。

将这种方法运用到瑜伽练习的过程中，学员可以通过将体式练习变成冥想的形式来获得满满的能量。当学员完全沉浸在呼吸-身体-心灵的流动性连接中时，他们会以一种无意识的觉知状态来体验当下，如此直接以至于会催生自发性，促使他们不再依靠外部环境获得自由或成就，从而获得欢愉感。这就是哈他瑜伽所表达出的坦陀罗精髓。引导学员通过他们所体验到的一切——脚踏实地的感觉、呼吸和心脏有节奏的脉动、腿部和贯穿脊柱的能量的振动、围绕着他们的情感和思绪——来创造真正感受的内在空间，去到达存在的核心，从而更加接近本质。这一练习很有成效，且决不局限于瑜伽垫上。最简单的经验，从品尝一个苹果、骑自行车、给花园除草到山式站立；从上犬式到下犬式——都是一样的：要有意识地创造空间去完全地呼吸，去好好地感受，在每一个自由的时刻都跟随直觉的自发性，并且在下一刻找到更多的幸福。

第十章
课堂序列和规划

　　完整而有效的瑜伽课能让学员在其个人实践中稳步、轻松地从一个阶段过渡到另一个阶段。这里我们将两个基本概念结合在一起：（1）转变，理解不断的变化是生命中固有的一部分；（2）串联法，由两部分组成：串联体式——"以一种特殊的方式放置"和步骤——"阶段"，指的是体式、调息法和其他的瑜伽技巧的排序，以适应不同的意图和能力。[1]这些概念同样适用于计划得当的集体课程、私人指导和个人练习，在这个过程中一个人会聆听内在的直觉指导。瑜伽教学的艺术在你编排体式、调息和冥想序列的过程中能够被创造性地展现出来，以与学员的需求和意图相匹配。你的创造力来源于瑜伽哲学、所教授的瑜伽流派、生物力学及体式的能量要求和作用，还来源于你的个人使命感——有意义地分享瑜伽。这时，我们会调用所有知识和技能，以创造出与学员的需求和所表达的意愿产生共鸣的课程，为他们提供明确的路径，以获得更美好的幸福感。瑜伽老师在这一过程中扮演着三重角色：（1）根据所在地区的情况和学员在课堂上的实际情况，巧妙地进行课程规划；（2）观察并与学生交流，以确定他们何时能将经验与稳定而轻松相结合；（3）在课堂上提供明智的指导和激励。

　　瑜伽序列基于瑜伽的流派、学员自身水平和状态、特别的主题，以及你对顶级体式的选择。一般来说，每一节课都应该包括身体平衡练习；身体的动态热身；可以增强耐力和力量的站立体式；通向顶级体式的精炼途径；充分探索顶级体式的时间，以及从那里通往挺尸式的平静之路。在每个星期和每个月的课程中，老师应该提供多样的体式序列以便学员循序渐进地进行学习。

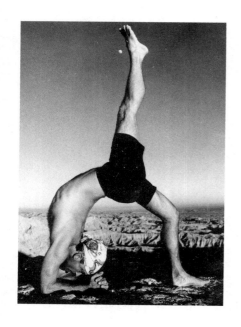

同时在每节课都给学员提供一个全面的练习机会。作为一名老师，你面临的挑战之一便是学员的出勤率，因为它通常是不规律的、不一致的，每天都会有新学员加入，也会有一些人退出。因此，在几个星期或几个月的时间里，围绕特定的实践目标为学员提供一种高度结构化的课程在很大程度上是不切实际的。当然，你仍然可以通过在不同体式重点部位之间的定期交替教学，使转变进程和你在课上教授的整体体式的串联产生较好的一致性。这就需要考虑你最近教过的内容，解决上节课之后可能出现的紧张感，并引入新的体式，鼓励学员深化和拓展他们的练习。通过运用排序的基本原理来规划你的课程，你可以为学员提供丰富多样的实践，使练习既具有可持续性又能促进他们的自我转化。

排序原理

进行瑜伽课程的构建和排序时是可以无限探索的。遵循以下 5 个排序原理，你就可以确保每堂课都是安全、有效和互相协调的。

1. 转变的应用：
了解并正确地教授你的学员

动画《小熊维尼》的开头是小猪问维尼："小熊维尼，你从哪里开始讲故事呢？"小熊维尼回答说："小猪，我们从开始的地方开始。"（Hoff 1982）瑜伽练习也是从你所处的当下开始，让一个学员的练习开端基于其目前的身体、情绪和精神状态。这种洞察的力量在于它的简单性：承认你在那里，并从那里取得进展，而不是急切地以牺牲稳定和舒适为代价。对于老师来说，这意味着放弃对学员和级别的偏见，去观察他们所处的水平，以转变和串联法的概念为指导，从当下的情况开始教授。根据你对学员的评估，计划一个包括体式和调息技巧的课程，要让学员感觉这些是安全可行的。应用第六章所讨论的观察和评估工具。仔细考虑每个体式的物理条件以及对课堂的整体把握：

体力、耐力、灵活性、风险和禁忌。大多数瑜伽馆都是按等级划分班级的，通常分为1级、2级、3级，1级是最容易的，3级是最难的。虽然这通常有助于根据学员的能力对其进行分组，但几乎无一例外，你会发现许多学员是在他们安全、有效的能力水平之上的。在定制专项课时，要考虑学员的年龄范围、经验水平、身体状况、情绪状况、生活方式，以及整体健康水平和你个人的经验。在教授别人之前，丰富的练习及研究体式或体式序列的个人经验是很重要的。在理想情况下，你会在各种条件下探索你想要教的内容——不同的环境、季节、情绪等——作为一种手段去深化在实践中所需的洞察力，使你能安全有效地指导他人。

2．从简单体式过渡到复杂体式

这一原则适用于体式的普通体系，以及在通向瑜伽顶峰之路的其他体系。在相对简单的体式中，身体有相对较敏锐的自然熟悉感、稳定度和舒适度。如果你的体式序列中包含支撑头倒立一式，课堂开始的时候应让他们用山式站立。教授学员基础训练的相关内容和在第六章中讨论过的扎根和伸展的原则，都将直接运用于最后要做的倒立体式中。在迈向支撑头倒立一式的深入练习中，可以为学员介绍站立前屈伸展式，帮助伸展学员的背部并引导他们感受倒立时的呼吸。在进行体式难易度的分类时，探索哪些体式让人感觉更严格、苛刻。这虽因人而异，但仍有一些共同的模式。强烈拉伸腘绳肌的持续性站立体式，如三角伸展式，需要足够的力量来支持躯干和脊柱的横向定位，将这类体式设置在战士二式之后是合理的，因为它能更轻柔地打开髋部，同时能够唤醒腿部和支撑脊柱的核心肌肉。在继续进行序列的创建尝试前，让我们进一步探索并应用从简单体式过渡到复杂体式的原则。

3．从动态到静态的探索

在动态的探索中，伴随着体式练习的是有节奏的呼吸。动态动作可以使身体更缓慢、更轻柔、更深入地展开，从而使学员要完成的体式练习与身体相适应。这种练习方法更充分地唤醒了呼吸与运动、力量及体式之间的联系，使呼吸成为整个练习的焦点。这既为身体更安全和更深入地探索静态体式做好准备，也加深了体式的最终效果。拜日式是实践中动态动作的经典例子。在阿斯汤加串联瑜伽中，动态动作增加了整个练习的趣味性，学员在大多数静态的体式之间应进行天平式、秋千式、四柱式、上犬式、下犬式、山式的串联体式练习。你可以尝试各种各样的动态动作。在现实中，整个练习都是动态的，因为我们总是在呼吸和移动，甚至包括在进入一种深化的内心平静的感觉时。我们天生是动态的存在，体式练习应该表达而不是压制我们存在的这种自然属性——心脏总是在跳动，血液总是在循环，而在体式练习中呼吸也总是流畅的。需要长时间保持的体式并不是静态的，体式练习中重要的是，要鼓励非常微小的修正动作，给呼吸、身体和思想带来更强的稳定性和更轻松的舒适感。拥抱我们的自然活力，这比下定决心保持完全静止更能让我们获得内心的平静和通透。

4. 愉悦效果：培养能量平衡

哈他瑜伽是一种进入能量平衡的练习。hatha 的 ha 部分更有活力，而 tha 部分更放松。一般来说，瑜伽课程应该培养一种可持续的能量平衡，达到一种让学员感到完全清醒而又平静的愉悦效果。有时，你可能想要提供一个更刺激或更冷静的课程。当学员表现出能量低下或抑郁时，令人兴奋的练习可以帮助他们达到能量平衡。如果学员有很大的焦虑感或压力，一个更冷静的课程亦将帮助他们找到平衡。你选择的体式及它们的排序，将使一个班级的学员或多或少地受到激励或感到平静。动态动作、后弯体式和站立体式的脊柱伸展让人更有活力；前弯体式、坐立开髋和静止地保持体式则更能让人平静。

5. 反体式：整合体式效果

作为转变的一部分，每个体式都以特定的方式锻炼和伸展身体，从而为进一步的探索和改变创造新的需求和可能性。例如，在练习上弓式后，你会感觉身体好像是用扭转和前弯动作来调和脊柱，以便进入新的平衡状态。这种中立的做法叫作反体式法。反体式法的目标是将之前的行动整合到一起，让学员在接下来的体式、序列、课堂或以后的活动中自由地前进，尽可能地保持平衡和幸福。这一原则的应用经常体现在其字面意义上的"相反的姿势"，或"对立的姿势"上。这可能也存在问题，尤其是在将其应用到体式练习的时候。狭义地看待反体式法，人们会将支撑头倒立一式和与之相反的山式对立起来，这可能会导致许多学员头晕，甚至是摔倒。类似地，这种体式-反体式的方法会被理解成，在深度后弯之后立即接上深度前弯，但实际上这可能会使脊柱附近的肌肉和韧带拉伤。相反，我们应该做到中和、整合、完善和深化。为了实现有效的反体式法，可以通过很多种方法对体式进行排序。一般来说，首先为学员提供最简单的中和体式，然后提供有变化的或连续的更复杂的体式，以减少累积的紧张感，并恢复整体的稳定和舒适。与其一个体式一个体式地采用反体式法，不如更广泛地看待整个练习，仔细考虑构成整个课程的小的序列中所包含的中和及对立性体式，以帮助学员整合实践。

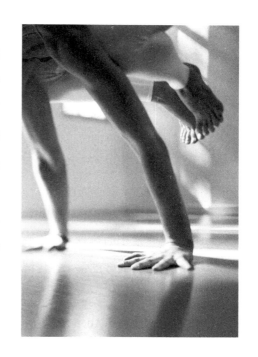

瑜伽课的基本结构

大多数瑜伽课程都是按照弧形结构来进行的，这个弧形结构包括5个要素。

1. 课前准备

在第五章和第六章中，我们介绍了开启课堂的几个方面。将之前讨论过的特质综合在一起来开启统一进程的练习就是哈他瑜伽。在哈他瑜伽中，我们会通过把注意力集中到呼吸和活力的唤醒上来消除外界干扰。为了创造良好的上课氛围，瑜伽老师要注重课堂基调、上课目的、主题等各方面的设计。在这个过程中最基础的就是呼吸的意识，它可以发展成为统一意识，像《瑜伽经》一样贯穿于整个课堂。指导学员形成更专注的内在意识以建立身体、呼吸、心灵的联系，瑜伽老师便能帮助学员打好瑜伽练习的基础。

根据课程内容和学员水平，可以以盘腿而坐、英雄式或是躺下等形式开始课程。不管学员采用哪种体式，建议使用在第七章中描述到的辅具。盘腿而坐对于大部分学员来说是最容易的坐式。而在中高阶课程中，可以选择英雄式开场。在复元类课程、产前产后指导课、儿童课和治疗课中，躺下可以让学员更平静地开始练习。上课时，瑜伽老师要观察并了解学员的情绪、精力和对课堂的注意力，以便调整开始坐式的时间，同时思考瑜伽练习的开始部分还可以包括哪些内容。这也是一个运用调息技巧进一步深入的好时机，可以更直接地推动学员进入状态。圣光调息法等较为激烈的调息法能刺激有惰性的学员变得兴奋，而净化经脉调息法则能让过于激动的学员变得冷静。在课堂开始前，可以考虑更长时间的冥想练习。如果学员似乎很专注于一开始的坐式，就考虑延长这个时间。过程中，老师可以静默，也可以提供指导。

2. 热身

逐步的热身可以增强身体柔韧性，减少受伤风险，催生苦行和内火以灭除毒性，并且为苦行做好准备。在传统理论中，热身分为两大类：第一种是被动热身，指的是利用较高的室温或热水浴等外部力量来达到热身效果。第二种是主动热身，指的是自发地、主动地进行热身（Alter 1996, 149–150）。研究表明，相比主动热身，比克拉姆热瑜伽或其他高温式瑜伽的被动热身在增加髋部灵活性方面效果更显著（比如，释放进入婴儿式）。[2] 然而，温度升高会降低结缔组织的抗拉强度，产生导致组织破裂的隐患。部分原因也在于，人的意识不能很好地辨别热身是被动的还是主动的。虽然被动热身能让身体为接下来的剧烈活动做好准备，但主动热身同样有它的好处：提高心率，使心血管系统做好准备；增加血流量，以此激活肌肉；提高代谢率；加快神经冲动的传递，使身体反应更灵敏；加强交感神经支配，使肌肉更高效地得到锻炼。

主动热身也分为两类：一般性热身和针对性热身。一般性热身能让全身暖起来，这些热身活动应该在练习一开始就进行，要么立即做，要么把它们合并到前面列举的瑜伽练习的起始阶段。

- 乌加依调息法是最基础的热身活动，它适合于所有学员（即使是孕妇也可以练习乌加依调息法，因为它不会使她们过度发热）。
- 圣光调息法是比较剧烈的热身活动，它能刺激心血管系统，让全身热起来。先做几分钟乌加依调息法，再做圣光调息法，就能够很好地为剧烈运动做好准备。
- 拜日式是哈他瑜伽中的一种经典热身动作，在第七章中已经对其进行了仔细讲解。拜日式具有一般性、针对性热身及唤醒的效果，因为除了扭转体式以外，它包含了所有瑜伽体式：前弯、后弯、站立、手臂支撑和倒立。根据课堂总体水平，进行拜日式的次数、形式和时长也应进行相应的调整。

- 在 1 级和 1~2 级课程中，可以通过猫狗式拱背来活动骨盆、脊柱及肩部，从而达到高效热身的效果。[3]
- 下犬式也是不错的初级热身动作。它有助于温和地活动肩部、胸部、上背部、髋部、腿部后侧、手部和足部。这个动作的要领是以动态动作引入该体式，包括几次向前移动进入斜板式再向后进入下犬式，再做瑜伽自行车式，同时还要把腿朝后上方拉伸。

针对性热身与接下来要做的剧烈运动的动作相仿，这些活动可以归属于一般性热身练习，以及 / 或者如下所述的更深入的预先练习。举个例子，如果本节课要进行背部训练，那么就可以通过延长做拜日式的时间来对骨盆、脊柱、肩部进行针对性热身，你也可以更多地练习相关体式并在不同体式间做一些变换（包括低弓步式、战士一式与牛面式或倒手杖式的结合、上莲花式、下犬式）。

船式、天平式、秋千式等一系列站立体式，还有瑜伽自行车式、腹部扭转式等核心改进体式都有助于进一步热身。你也可以将各种各样的肩胛带和骨盆带伸展的姿势引入站立体式中，为手臂平衡体式、后弯体式、前弯体式、开髋体式等具体动作进一步做好准备，从而为学员提供一个通向顶峰的清晰途径，同时要继续营造一般性和针对性的热身方式。在站立体式中，如果肩部、骨盆能得到更好的热身，也有助于课堂中其他体式的学习。在将反体式法整合到站立体式时，斜板式、四柱式、上犬式和下犬式组成的动态序列便能产生内火，有助于进一步热身。

3. 瑜伽顶峰之路

每种体式都需要一定的肌肉运动，通过收缩或释放来保持体式的稳定、放松和平衡。与其随意排列体式顺序，不如将体式互相联系起来，使得每种体式都更容易达成。最基本的原则是，逐步地从简单体式向复杂体式过渡，从而在顶级体式的道路上进行最深入和最自如的探索，最后再去做挺尸式练习。就像孩子在走路前要学习爬行，在跑步前要学习走路一样，瑜伽学员也会受益于在学习复杂体式前先学习基础体式，以及在整个过程中进行的每一次极致的呼吸。同样地，在一个班级中，学员会在从简单体式向复杂体式的过渡中

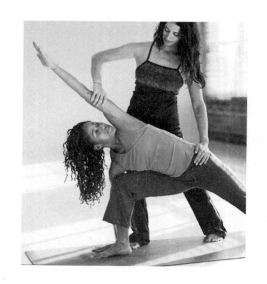

受益，每种体式和每次呼吸都会让学员更深刻地意识到身体是如何舒展的，以及如何在特定的形态中保持稳定的。这一渐进的学习过程理想上包括了通向瑜伽顶峰之路的预期体验，在你明确的指导下，学员有机会持续地探索各种各样的身体形态、动态动作，以及其他与之相关的要素，而当他们达到瑜伽顶峰时，他们必须学会运用这些内容。通过运用更简单的形式介绍瑜伽顶峰的构成要素，你能帮助学员掌握并有意识地具体表现出在顶级体式中探索到的更为复杂的要素组合。

例如，当在1级课程中介绍下犬式时，从四肢着地开始，双臂向前伸展，形成类似于小狗的姿势。你可以指导学员在做整个体式的过程中动用手部、手臂、肩胛带和脊柱的力量，而不需要额外通过腿部和骨盆来展开身体。猫狗式拱背可以作为一种体会骨盆中立与脊柱之间的关系的方法；而站立前屈伸展式可以被用来教授足底气锁、大腿内旋和股四头肌的激活。现在，学员会发现，把这些要素整合到完整的体式中变得更容易了。

考虑下列相关问题，分解顶级体式的构成要素，然后运用分析结论制定一个特定的序列以达到顶级体式（附录D给出了体式的准备动作和融合形式）：

· 什么需要被打开？需要与什么合作才能实现？
· 什么需要保持稳定？稳定的来源是什么？
· 顶级体式的原则是什么？
· 其他的体式有相同或相似的原则吗？
· 顶级体式中的动态动作有哪些？
· 其他的体式有相同或相似的动态动作吗？

作为一名瑜伽老师，为了具备在完整的系列课堂中准确地分析所有体式的能力，需要学习体式相关的功能解剖学和生物力学知识。人体具有复杂性，且瑜伽老师的教授对象是不同的学员，这使得教授瑜伽成了一个终身学习和专业不断发展的过程。一开始，在设计和指导每一堂课时所运用的独特方法就能体现你的创造力。

4.探索瑜伽顶峰

顶级体式是最容易，同时也是课堂中最具挑战性的部分。所谓容易的前提是，在达到体式顶峰的过程中对其有了清晰明确的认识，因此在探索那些难以做到的事情时并不会感到意外，反而拥有了不少快乐；而具有挑战性则是因为想要达到它，需要拥有最大限度的能量、开放性和平衡感。大多数弧形结构的瑜伽课都会在登峰造极之时安排后弯体式。这是完全合理的，但肯定不是唯一的选择。顶级体式可以来自任何体式序列，它是基于班级类型、学员、主题和其他内容来考量的。一旦到了要登上顶峰的最后一刻，为学员创造完全放松的空间、平衡他们的呼吸、倾听他们在练习中的个人意愿便非常重要。这是一个提醒学员的好时机，正如第六章指出的，练习不是为了实现理想化的身体姿势，而是一个自我探索、自我接纳和自我转化的过程。加强学员努力达到极限的观念，并鼓励他们遵守稳定和放松的核心原则。因为在课程中学员的能力和兴趣会有所不同，所以要给学员提供适当的调整和变化。作为一名老师，当你不断提高自己的瑜伽技能和增强自我满足感时，你会越来越容易地给班上的学员提供多样化的选择，同时又能对他们正在做的事做出回应。

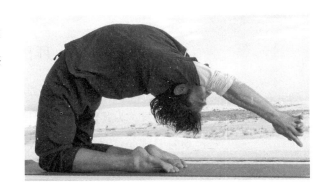

5.整合

如前所述，反体式法适用于单一体式、体式序列和整个课堂环节。获得了一定的经验后，学员从开始练习到完全进入放松状态的过程中，就能学会保持努力和放松之间的平衡。当然，在弧形结构的课堂中，进行顶级体式的练习之后应继续做更深入的整合性和恢复性体式练习。在这个整合过程中有3个阶段：

1. 为达到顶级体式的特定反体式法：教授简单的体式以中和由于练习顶级体式而产生的紧张。

2. 具有深度和相对静态的放松体式：在中和紧张后，教授一系列使身体平静的体式练习，让学员进入更深度的放松状态。接下来，专注于坐立前弯和开髋，以及缓和性的倒立体式，例如支撑肩倒立式、犁式或倒箭式，还有帮助恢复平静的调息和冥想练习。

3. 挺尸式：在挺尸式中，即在恢复性体式的放松状态下，用至少 5 分钟的时间总结所有课程。提示学员，挺尸式可以让他们充分吸收练习的效果，也能给他们带来一种圆满、开放和完整的感觉。

瑜伽体式的编排

本章阐释了如何以最佳的方式将某些瑜伽体式组合，并把独立体式进行排序，进而组成一节瑜伽课。请参考第七章的体式描述来获得关于这些体式及相关流派的更细节性的知识。

拜日式与流动序列

· 有益于开启呼吸与身体运动之间有意识的联系。

· 有益于热身，为其他体式练习做好准备。

· 经典拜日式是一种温和的体式序列，适合初学者及早课练习。有益于唤醒竖脊肌、髋部屈肌及肩胛带。

· 初学阶段，可以考虑用猫狗式拱背来为拜日式做准备活动，以伸展腘绳肌和微开双肩。

· 拜日式 A 强化了对全身的加热与唤醒。

· 拜日式 B 是适合经验丰富的学员的高难度序列（2~3 级），它使我们能更深入地探索髋部屈肌。

· 在手臂上举式、幻椅式、低弓步式和战士一式中，手臂和肩部的动态动作加上肩部的屈曲有益于为后弯体式和倒立体式做准备。

· 伸展腘绳肌以为更深层次的前弯体式和站立体式热身。

· 具有创意的流动序列，如舞动的战士序列，能够帮助我们在为特定顶级体式做准备时，把注意力集中到特定区域的打开上。

站立体式

· 在拜日式的热身基础上，站立体式是为更复杂的体式做热身的最安全的体式系列。

· 把山式、下犬式及双角式的准备动作作为其他站立体式的初始站姿。

· 分别编排股骨外旋的站立体式（如三角伸展式、战士二式和侧角伸展式）和股骨内旋的站立体式（例如加强侧伸展式、三角扭转式、战士一式和战士三式）。

· 在具有创意序列的课堂上（不设立课堂的阿斯汤加瑜伽这类），避免在股骨内旋和股骨外旋的站立体式之间来回移动。

· 除了经典拜日式中包含的低弓步式和拜日式 B 中包含的战士一式之外，瑜伽老师普遍会先教授股骨外旋的站立体式，而后再教授股骨内旋的站立体式。

· 从战士一式过渡到战士二式时，应仔细引导学员将前方腿的膝关节放在后脚脚后跟的上方或下方（不能超过脚后跟），并让它与小脚趾一侧对齐。对于髋部肌肉紧绷的学员来说，这是一个艰难的过渡，典型的问题是前膝向内（并有膝盖韧带受伤的可能）。

· 在能使脊柱逐渐旋转开来的序列中引入扭转站立体式（如在侧角扭转式之前先引入扭转幻椅式、扭转半月式和三角扭转式）。

· 对后弯体式来说，扭转站立体式是绝佳的准备动作，尤其是对于那些已经舒展了髋部屈肌的学员而言（低弓步式、新月式和战士一式和战士二式）。

· 通过先练习随意扭转的站立体式来舒展腘绳肌、髋部、脊柱和肩胛骨，从而为扭转站立体式热身。

· 在把手臂平衡体式作为核心教学内容的课堂上，创造性地将舒展肩胛带的动作（如牛面式的手臂、鹰式的手臂、双角三式的手臂和反祈祷式）综合起来，组成站立体式序列。

· 在中高级班级中，手臂平衡体式是作为相关站立体式之间的过渡动作来教授的（例如，从侧角伸展式到单腿圣哲康迪亚式，再到四柱式）。

· 在把后弯体式作为核心训练的课堂上，探索舒展髂腰肌（战士一式、低弓步式）和肩胛骨的站立体式及扭转站立体式。

· 在初级课堂中，将站立姿体式序列的前面部分用来编排站立平衡体式，学员的双腿便相对不易疲劳。

· 不要在站立平衡体式中从股骨内旋过渡到股骨外旋或从外旋过渡到内旋（诸如从半

月式到扭转半月式），因为股骨头较大的下行压力会使自身或髋关节受伤。

· 除了经验非常丰富和擅长运动的学员，其他学员不要用同侧身体在一个连续序列中
做超过 2~3 个持续性体式。

· 站立体式与脐轮、生殖轮、海底轮的关系最为紧密。它们也具有积极的刺激作用，
能帮助学员在练习的早期集中心智。

核心改进体式

· 为手臂平衡体式做好准备。

· 热身。

· 不要在腹部核心改进体式之后紧接着做深度后弯体式。如果在后弯体式之前已经进
行了核心练习，应先中和核心体式。

· 腹部核心对于在后弯体式后重新稳定腰椎的支撑功能非常有效。

· 请参阅第十一章关于妊娠期腹内压的指南。

手臂平衡体式

· 通过拜日式和站立体式的有效热身后再进行练习。

· 排在核心改进体式之后，以更好地感受使身体变得轻松的腹部抬升与稳定。

· 与站立体式相融合，将连续站立体式发展出的智慧和开放性运用到每个手臂平衡体
式的基础上，如下所示：

· 三角伸展式、双角式、幻椅式和花环式作为起重机式和萤火虫式的准备练习。

· 站立前屈伸展式、花环式和双角式作为脚交叉双臂支撑式的准备练习。

· 三角扭转式和扭转幻椅式作为侧起重机式的准备练习。

· 侧角扭转式和半月式作为单腿圣哲康迪亚式的准备练习。

· 结合串联法中的支撑头倒立二式：在断续或连续的任一序列中引入起重机式、侧起
重机式、双腿圣哲康迪亚式、单腿圣哲康迪亚式和上公鸡式。这是一个强有力的体
式序列，在训练时应该保持颈部和腕部的灵敏性。

· 手倒立式和孔雀起舞式有益于为肩部屈曲的后弯体式做准备，诸如上弓式和舞王式。

· 在持续的手臂平衡体式训练之后应编排多种形式的腕部修复练习。

后弯体式

- 后弯体式一般作为热身和起始部分与拜日式相结合。

- 深度且持续的后弯体式应该被编排在训练的高潮阶段，那时身体活跃程度最大，对其他体式的准备达到了最佳状态。

- 在后弯体式结束后留出时间进行恢复和平静，尤其是在傍晚。

- 运用到竖脊肌的"活跃"后弯体式（收缩后弯体式如蝗虫式），应该被编排在有手臂、腿部或墙作为杠杆功能的后弯体式之前。

- 站立体式的特殊编排能够舒展股四头肌、髋部和腹股沟，并且使髋部肌肉伸展得更充分。

- 运用肩部屈曲的舒展动作（伸展背阔肌、胸大肌和斜方肌）来为后弯体式中肩部的安全屈曲做准备：下犬式、牛面式的手臂、鹰式的手臂。

- 仰卧束角式和低弓步式，两者都有轻度后弯的元素，因充分伸展髋部和大腿，为后弯体式提供了极佳的准备。两种体式都包含了肩部屈伸动作，从而使后弯体式的肩部屈曲变得更加容易。

- 运用双角三式之类的体式来舒展肩部，以帮助桥式肩倒立中肩部的伸展。

- 在后弯体式的编排中，直到动作完成前不要将膝关节拉向胸部或做其他前弯脊柱的动作——保持后弯体式或脊柱中立的姿势直到结束。

- 在脊柱中立姿势的基础上留出仰卧的时间，开始做反体式练习：挺尸式、快乐婴儿式和仰卧束角式。

- 在练习反体式之初，温和地扭转，然后进入更深层次的前弯、开髋和深度扭转。给学员慢慢适应并深入这些反体式的时间，鼓励他们在做后弯体式过程中受到使意识觉醒的刺激同时，继续保持自己的呼吸节奏。

- 后弯体式之后的核心改进体式有助于稳定下背部。

扭转体式

- 通过前弯、后弯和侧弯来放松外层躯干肌肉，脊柱深层肌群也能得到更容易且更充分的扭转。

- 作为中和体式，扭转动作有益于平息焦虑、缓解嗜睡。

- 扭转可以为后弯体式及其后进行的中和体式做好准备。
- 扭转动作会温和地模拟神经系统，并在前弯和开髋之后，重新唤醒深度放松的能量。
- 通过对扭转动作的精细编排，一个轻微的被动后弯体式，如桥式肩倒立，会使学员感觉良好，并有助于提升扭转动作的成效。
- 两侧均匀地练习扭转，以加强身体平衡力。

前弯体式

- 所有前弯体式都应该有意识地去注意舒适的深刻意义，当要折叠身体做站立前屈伸展式时，我们可以从拜日式的热身运动开始。
- 尽管我们能够在任何时间练习前弯体式，但只有在身体温暖并已经被其他体式唤醒的时候才是最安全的。
- 作为深度平静的体式，前弯体式被理想化为瑜伽顶级体式练习中的一部分，尤其是后弯体式和手臂平衡体式。
- 在做完后弯体式和手臂平衡体式后，用仰卧束角式躺下会使腹部和骨盆得到放松；卧手抓大脚趾站立前屈伸展式会起到开髋和伸展腘绳肌的作用，使学员的身体在做坐立前弯体式前已经做好了舒展和放松的准备。
- 坐立前弯体式可以通过手杖式的智慧开启。
- 开髋体式如婴儿式、束角式和龟式对于坐立前弯体式来说是极好的准备动作。
- 在深度前弯体式练习之后，可以为学员提供温和的后弯体式，如桥式肩倒立，作为一个平衡动作来重新整合腘绳肌。

开髋体式

- 拜日式的练习开启了我们训练髋部的旅程。
- 大多数站立体式都是开髋的动作，为许多手臂平衡体式、后弯体式、深度坐立开髋体式以及前弯体式中更深层次的臀部和下半身舒展有效地做好准备。
- 练习下犬式时，学员既可以选择伸展一条腿，也可以选择用"蝎尾"姿势被动地舒展髋部。
- 具体的开髋体式可以被编排在许多要求伸展、觉醒、激活髋部屈肌或内收肌的手臂平衡体式之中。

- 开髋体式可以被创造性地应用于包括肩部舒展在内的手臂平衡体式与后弯体式的准备练习之中。

- 开髋体式能体现哈他瑜伽练习中的 tha 部分，通过持续的开髋能够获得深深的平静，它也是对站立体式、手臂平衡体式、后弯体式和倒立体式等高强度序列的更深层次的整合。

- 顺畅地实现屈曲、侧弯和扭转动作的积极结合。

倒立体式

- 通常把它作为练习的结束部分来编排。

- 当坚持两分钟以上时，支撑头倒立一式是一种极好的热身体式，并且可以在课堂的开始阶段进行。下犬式和站立前屈伸展式是针对倒立体式的极好的准备活动。

- 在结束部分，在倒立体式之后做支撑肩倒立式（反之亦然），来让身体更平静。

- 支撑肩倒立式中的变式包括交替着向前或向天花板放松腿部，束角式的腿、坐角式的腿（包括旋转身体和髋部），以及向前落腿进入桥式肩倒立。

- 从支撑肩倒立式开始，针对稳定发挥并且能够安全地合上腿以最终完成肩倒立式的学员，让他们自己选择是做上莲花式还是上胎儿式。而针对其他学员，让他们自己选择是做犁式还是膝碰耳犁式。探索头倒立式和头倒立双腿 90 度相同的变式。

- 头倒立式和婴儿式互为反体式。

- 支撑肩倒立式与鱼式和拱背伸腿式互为反体式。

- 倒立体式对冥想来说是极好的准备活动。

具体课堂规划

每一次瑜伽练习都应该像一个生动的故事，具备清晰的开头、流畅的故事发展脉络和最后的收尾与升华，让大家都能得到意识、经验或能力领域的全面提升（Ezraty 2006）。作为老师，我们要学会如何规划每堂课，如何设定故事主线。故事的情节可以是一个设定的主题，或围绕一个主要目的来展开；故事的原则用于展现具体的体式；而故事背景则源于瑜伽修习者的心情与课堂氛围。把这些因素结合起来形成一个连贯课堂的方式正是"瑜伽练习的艺术形式"（Gannon and Life，2002），要做到这些，需要我们对每种瑜伽体式和体式之间转换的充分理解，以及个人创造力的发挥。[4] 每堂课都应该像讲述故事一般，引领学员在瑜伽之路上去探寻和发现自己的内心。

最基本的理念是让学员从自身当下的状态开始练习，然后逐步"以一种特殊的方式"有意识地从简单体式过渡到复杂体式的练习中，完善身心，提升个人的自我意识、平衡性，追求内外和谐统一的境界，即保持身心愉悦。这也正是瑜伽串联法和转变的核心思想。这个循序渐进的过程无论是否在瑜伽垫上进行，都可以帮助学员在复杂性和挑战性逐步增加的瑜伽练习中，培养更好的稳定性和一张一弛的放松能力。

表 10-1　完整课堂的基本模板

1. 坐式冥想，结合乌加依调息法	7. 手臂平衡体式（可省略）
2. 热身准备	8. 后弯体式（收缩，然后成杠杆作用）
3. 拜日式（经典式，A 和 B）	9. 扭转体式
4. 站立体式（股骨外旋）	10. 前弯体式和开髋体式
5. 站立体式（股骨内旋）	11. 倒立体式
6. 核心改进（可省略）	12. 挺尸式

表 10-2　应用于不同级别课堂的基本模板

	一级：75 分钟	二级：90 分钟	三级：108 分钟
坐式冥想，结合乌加依调息法	2~3 分钟；引入乌加依调息法	3~5 分钟；精进乌加依调息法	3~5 分钟；延长乌加依调息法
热身准备	不采用圣光调息法；猫狗式拱背；猫狗式伸展；小狗伸展式；婴儿式	引入圣光调息法：1~3 组，每组 45 秒；猫狗式拱背；下犬式：1~2 分钟	圣光调息法：1~3 组，每组 1~2 分钟；下犬式：2~3 分钟
拜日式	3 组经典式；1~3 组 A 式；1~3 组 B 式	1~3 组经典式；2~3 组 A 式；2~3 组 B 式	3~5 组 A 式；3~5 组 B 式
股骨外旋的站立体式	由三角式站姿开始：战士二式；侧角伸展式；三角伸展式；由山式开始：树式；每个体式保持 5~8 分钟，每次换边时调整呼吸	从三角式站姿流畅过渡到战士一式；战士二式到侧角伸展式，两侧都进行伸展；转换到山式，再到树式或手抓大脚趾站立伸展式；三角伸展式到半月式	由战士一式开始：从战士二式过渡到侧角伸展式；选择性进入四柱式或单腿圣哲康迪亚一式；三角伸展式；半月式每项保持 1~2 分钟，包括变式
股骨内旋的站立体式	双角一式；加强侧伸展式；新月式；每个体式保持 5~8 次的呼吸间隔	双角一式和三式；加强侧伸展式；三角扭转式；下犬式开始：从新月式到侧角扭转式的预备动作；每个体式保持 5~8 次呼吸间隔	双角一式（选择性结合起重机式）和三式；加强侧伸展式；从三角扭转式过渡到两侧的扭转半月式；下犬式开始：新月式转换为战士三式；手抓大脚趾站立伸展式到战士三式，再到下犬式，最后进入四柱式；下犬式开始：从战士一式到侧角扭转；选择性通过单腿圣哲康迪亚二式进入四柱式
核心改进	完全船式预备动作，做 3 次；瑜伽自行车式，做 1 分钟	完全船式过渡到半船式，2~3 分钟；瑜伽自行车式 1~2 分钟；腹部扭转式 3~5 次；抬起左腿	完全船式过渡到半船式，再到天平式，做 3~5 次；从天平式到秋千式，做 3~5 次，每次保持 5~10 次呼吸间隔；瑜伽自行车式 1~2 分钟；腹部扭转式做 5~10 次；圣光调息法，包括呼气后屏息和腹部手术法

续表

	一级：75 分钟	二级：90 分钟	三级：108 分钟
手臂平衡体式	靠墙做手倒立式准备动作 1；靠墙做手臂平衡体式准备动作 2；伸展手腕和肩膀	起重机式；脚交叉双臂支撑式；靠墙手倒立式预备动作 1 和 2；选择性靠墙手倒立式；靠墙手臂平衡体式预备动作 1 和 2；选择性靠墙手臂平衡；伸展手腕和肩膀	手倒立式，手臂平衡体式；支撑头倒立二式；手臂平衡串联选择：起重机（选择项：起重机式、萤火虫式、侧起重机式、单腿圣哲康迪亚式、上公鸡式）；八字扭转式；格拉威亚式，飞蜥蜴式
后弯体式	蝗虫一式 3 次；桥式肩倒立 1~3 次	准备动作：做低弓步式时伸展肩膀。蝗虫一式 1~3 次；蝗虫三预备动作 1~3 次；桥式肩倒立 1~3 次；或弓式 1~3 次；上轮式 1~3 次	准备动作：低弓步式、英雄式，以及伸展手臂。蝗虫一式，保持 5 次呼吸，进入四柱式的串联；再过渡到蝗虫二式，同样保持 5 次呼吸间隔，进入四柱式的串联；接着，过渡到蝗虫三式，保持 5 次呼吸间隔，进入四柱式的串联；上弓式 1~3 次到四柱式的串联；倒手杖式 1~3 次。可选择做单腿上弓式或单腿倒手杖式；选择性地重复前面的体式
扭转体式	腹部扭转式，保持双腿膝盖弯曲；金刚坐一式；圣哲玛里琪三式预备动作；保持每个体式 1~2 分钟	腹部扭转式；半鱼王式预备动作；圣哲玛里琪三式；吉祥坐。保持每个体式 1~2 分钟	腹部扭转式；半鱼王式；圣哲玛里琪三式；金刚坐二式；圣哲玛里琪四式；吉祥坐。保持每个体式 1~2 分钟
前弯体式和开髋体式	手杖式；加强背部伸展式；束角式；坐角式	手杖式；加强背部伸展式；头碰膝前屈伸展一式；头碰膝前屈伸展式；束角式；坐角式	手杖式；加强背部伸展式；头碰膝前屈伸展一式；束角式半英雄面碰膝加强背部伸展式；苍鹭式；门闩式；坐角式；龟式
倒立体式	倒箭式；支撑肩倒立式预备动作	倒箭式或支撑头倒立一式；婴儿式；犁式；支撑肩倒立式；膝碰耳犁式；拱背伸腿式。	支撑头倒立一式（或一～六式中的任一式）；犁式；支撑肩倒立式；上莲花式；鱼式；拱背伸腿式。附加选项：圣光调息法保持天平式 1 分钟，然后进行串联体式。

	一级：75 分钟	二级：90 分钟	三级：108 分钟
挺尸式	5 分钟或者更长	5 分钟或者更长	5 分钟或者更长
冥想	尽量达到几分钟	维持几分钟	尽可能长时间地保持

表 10-3　1 级 – 主题：基础课堂

1. 冥想、设定目标、唱诵 "唵"	13. 侧角伸展式（保持 5~8 次呼吸间隔）
2. 简易坐式、乌加依调息法	14. 三角伸展式（保持 5~8 次呼吸长度）
3. 猫狗式拱背（5 次）	15. 双角三式（保持 5~8 次呼吸长度）
4. 婴儿式–蝗虫二式–婴儿式（5 次）	16. 扭转双角式（保持 5~8 次呼吸长度）
5. 小狗伸展式（保持 10 次呼吸间隔）	17. 桥式肩倒立（3 次，保持 5~8 次呼吸长度）
6. 下犬式（保持 10 次呼吸间隔）	18. 卧扭转放松式（每侧 1 分钟）
7. 山式（1 分钟，同时教授足底气锁）	19. 卧手抓脚趾腿伸展式（每侧 1 分钟）
8. 经典拜日式（3 次）	20. 束角式（2 分钟）
9. 拜日式 A（1~3 次）	21. 坐角式（2 分钟）
10. 拜日式 B（1~3 次）	22. 加强背部伸展式（1 分钟）
11. 树式（每侧 1 分钟）	23. 倒箭式（2 分钟）
12. 战士二式（保持 5~8 次呼吸间隔）	24. 挺尸式（5~8 分钟）

表 10-4　2 级 - 主题：扩展心胸（后弯的极致）

1. 冥想、设定目标、唱诵"唵"	19. 融心式（1 分钟）
2. 圣光调息法（2 分钟）	20. 半鱼王式（每侧 1 分钟）
3. 下犬式（2 分钟）	21. 桥式肩倒立（1~3 次，每次保持 5 次呼吸间隔）
4. 经典拜日式（低弓步式，保持 5 次呼吸间隔）	22. 上弓式（1~3 次，每次保持 5 次呼吸间隔）
5. 拜日式 A（3 次）	23. 手杖式（可以作为上弓式的替换选择）
6. 拜日式 B（3 次；最后一轮进入战士一式，保持 10 次呼吸间隔）	24. 仰卧束角式（1 分钟）
7. 战士二式（保持 5~10 次呼吸间隔）	25. 卧扭转放松式（每侧 1 分钟）
8. 侧角伸展式（保持 5~10 次呼吸间隔）	26. 加强背部伸展式（2 分钟）
9. 三角伸展式（保持 5~10 次呼吸间隔）	27. 坐角式（2 分钟）
10. 双角一式和三式（每侧保持 5 次呼吸间隔）	28. 头碰膝前屈伸展式（每侧 1 分钟）
11. 加强侧伸展式（保持 5 次呼吸间隔）	29. 束角式（2 分钟）
12. 三角扭转式（保持 5 次呼吸间隔）	30. 牛面式
13. 鹰式（每侧保持 1 分钟）	31. 犁式（1 分钟）
14. 拜日式 A	32. 孔雀起舞式（2~3 分钟）
15. 侧角扭转式（保持 5 次呼吸间隔）	33. 膝碰耳犁式（1 分钟）
16. 下犬式（1 分钟）	34. 拱背伸腿式（保持 5 次呼吸间隔）
17. 英雄式（2 分钟）	35. 挺尸式（5~8 分钟）
18. 卧英雄式（2 分钟）	36. 冥想

表 10-5　3 级 – 主题：通过整合站立体式和手臂平衡体式来保持变化

1. 冥想，设定目标，唱诵"唵"	26. 山式——腕部治疗，站立祈祷式，恢复注意力
2. 圣光调息法（2~3 分钟）	27. 幻椅式到：
3. 下犬式（2~3 分钟）	28. 格拉威亚式（保持 5 次呼吸，串联）
4. 拜日式 A（3~5 次）	29. 山式过渡到：
5. 拜日式 B（3~5 次）	30. 扭转鹰式准备动作到：
6. 战士一式到鹰式手臂动作的串联	31. 飞蜥蜴式（保持 5 次呼吸）串联
7. 天平式或秋千式（各保持 10 次呼吸）	32. 手杖式（保持 10 次呼吸）
8. 花环式（保持 5 次呼吸）到：	33. 单腿支撑头倒立式（保持 5 次呼吸）
9. 起重机式（保持 5 次呼吸，转换到四柱式的串联）	34. 八字扭转式（保持 5 次呼吸）到：
10. 下犬式（1 分钟）	35. 单腿圣哲康迪亚一式（保持 5 次呼吸），串联
11. 扭转幻椅式（保持 5 次呼吸）	36. 海豚式
12. 侧起重机式（保持 5 次呼吸，然后过渡到串联体式）	37. 孔雀起舞式（1 分钟）
13. 三角伸展式（1 分钟）到：	38. 婴儿式
14. 半月式（1 分钟）	39. 腕部治疗
15. 战士二式（1 分钟）	40. 俯卧肩交叉式
16. 侧角伸展式（1 分钟）	41. 蝗虫三式预备动作（双手交握，肩部伸展）
17. 单腿圣哲康迪亚一式（5 次呼吸间隔，串联）	42. 弓式（3 次，保持 5~10 次呼吸间隔）
18. 双角一式	43. 婴儿式（1 分钟，5~10 次呼吸间隔）到：
19. 膝碰耳犁式（保持 5 次呼吸）	44. 巴拉瓦伽二式（1 分钟）
20. 萤火虫式（保持 5~10 次呼吸），过渡到起重机式，最后进入串联	45. 加强背部伸展式（2 分钟）
21. 加强侧伸展式（保持 5 次呼吸）	46. 犁式（1 分钟）
22. 三角扭转式（保持 5 次呼吸），串联	47. 支撑肩倒立式（5 分钟）
23. 新月式到牛面式手臂动作	48. 鱼式（保持 10 次呼吸）
24. 侧角扭转式（保持 5 次呼吸）到：	49. 拱背伸腿式（保持 5 次呼吸）
25. 单腿圣哲康迪亚二式	50. 挺尸式（5~8 分钟，保持 5 次呼吸，串联）

适于经期的体式序列

正如每个学员有自己独特的练习方式，每位女性度过经期时也会有不同的经历。对于一些女性而言，经期是轻松且简单的；然而对于另一些女性而言，经期是痛苦和压抑的。大多数以女性群体为指导对象的瑜伽文献都建议处于经期的女性采取缓和的体式练习，着重于没有倒立的恢复性体式训练。[5]然而，许多积极的学员在经期中依旧保持着常规练习（即便是倒立体式练习），她们的身体也并未出现不适的迹象。（在经期内是否采取倒立体式练习的话题仍具有相当大的争议。倒立会导致月经来潮是一种普遍的假设，但目前尚无医学证据支持该观点。瑜伽大师艾扬格也对此不置可否，并建议在一定情况下，在经期也可以进行倒立体式练习。）至于每位女学员在经期内应如何练习，最好的选择便是根据自身情况，选择适当的练习序列。以下体式序列可以帮助放松子宫并缓解腹部压力。

表 10-6　缓解月经不适的体式序列

1. 婴儿式（2~3 分钟，膝盖向外分开）	8. 加强背部伸展式（3~5 分钟）
2. 英雄式（2~3 分钟）	9. 卧扭转放松式（每侧各 2~3 分钟）
3. 卧英雄式（5~7 分钟，瑜伽枕）	10. 桥式肩倒立（3~5 分钟，瑜伽枕）
4. 仰卧束角式（5~7 分钟，瑜伽枕）	11. 婴儿式（2~3 分钟，膝盖向外分开）
5. 头碰膝前屈伸展一式（每侧各 2~3 分钟）	12. 倒箭式（5 分钟，瑜伽枕）
6. 头碰膝前屈伸展式（每侧各 2 分钟）	13. 挺尸式（5~10 分钟）
7. 半英雄面碰膝加强背部伸展式（每侧 2 分钟）	14. 冥想

体式序列的脉轮模式

第三章中，我们解释了表现精微能量的脉轮模式。整体而言，脉轮模式为我们提供了一种将身体、情感和精神这三者统一的整合方式。该模式在探索更深层的自我意识和呈现多维自我理念的同时，为体式的排序提供了一种有效的方法。无论是作为统一的整合方式，还是激发能量平衡或自我意识的特定领域，脉轮模式都有着无限的创造潜力。[6]下表是为脉轮模式设计的特定体式序列。

表 10-7　脉轮模式的体式序列

脉轮	探索	动作
海底轮	身体安全、扎根、自我认同、个人稳定	足底气锁、山式、强化站立体式、平衡体式
生殖轮	欲望、冲动、创造力、骨盆平衡	拜日式、舞动的战士序列、会阴收束法
脐轮	目标清晰、表现自我	核心力量与柔韧度、腹部收束法
心轮	和谐、爱、神清气爽	扩展心胸的后弯体式、心脏中心调息法
喉轮	个人真理、灵性智慧、沟通	收颌收束法、反台式、鱼式
眉心轮	多变、内心平静、头脑清晰	冥想、意识流动、净化经脉调息法
顶轮	纯粹意识	冥想、挺尸式

较为流行的哈他瑜伽序列

作为一种学习性练习，我们可以试着将基本的排序原则应用于哈他瑜伽主要体式的标准序列中。什么是串联体式？总体而论，体式是要按照让学员逐渐放松的方式排序吗？你认为每种排序方式的能量效果对比有何不同？你认为体式的增加或减少有哪些风险？序列的合适受众有哪些？

阿奴萨拉瑜伽——一般模式

这个弧形结构模式需要身体从上到下依次移动，具体的体式选择可参考不同的类别主题、等级和锻炼目的（Friend 2006, 69）。阿奴萨拉瑜伽为瑜伽老师提供了一份全面的、按不同级别分类的体式列表，以供使用者根据自己的需求和目的进行选择。

表 10-8　阿奴萨拉瑜伽的体式序列

1. 坐立，定心：冥想和 / 或呼吸	9. 腹部核心
2. 热身练习	10. 卧英雄式
3. 下犬式	11. 倒立体式 / 支撑头倒立式及其变式
4. 拜日式	12. 后弯体式
5. 手倒立式和 / 或孔雀起舞式	13. 肩倒立式
6. 站立体式	14. 扭转体式和前弯体式
7. 基础开髋体式	15. 冥想
8. 手臂平衡体式	16. 挺尸式

阿斯汤加流瑜伽——基础序列

阿斯汤加流瑜伽序列有时被形容为"三明治"（Swenson 1999），它代表着每个体式序列中的 3 个阶段：（1）站立序列；（2）6 个序列中每一个的独特序列；（3）结束序列。在 6 个序列中，第一阶段和第三阶段一般都要练习，中间的第二阶段则是按照序列不同而有所区分。大部分的体式在 5 次呼吸之间进行。每个体式之间都有特定的过渡方式，其中最常见的是以天平式-秋千式-四柱式-上犬式-下犬式-手杖式作为串联过程。

表 10-9　阿斯汤加流瑜伽的体式序列

1. 山式 / 站立祈祷式	26. 龟式
2. 拜日式 A（5 次）	27. 卧龟式
3. 拜日式 B（5 次）	28. 胎儿卷曲式
4. 手抓大脚趾站立前屈伸展式	29. 公鸡式
5. 手碰脚前屈伸展式	30. 束角一、二式
6. 三角伸展式（双角式演化而来）	31. 坐角一、二式
7. 三角扭转式	32. 双角犁式
8. 侧角伸展式	33. 卧手抓脚趾腿伸展一、二、三式
9. 侧角扭转式	34. 手抓大脚趾站立腿伸展式
10. 双角一、二、三、四式	35. 脸朝上背部伸展式
11. 加强侧伸展式	36. 桥式
12. 手抓脚单腿站立伸展一、二、三、四式	37. 上弓式
13. 半莲花加强前屈伸展式	38. 加强背部伸展式
14. 幻椅式（来自串联）	39. 支撑肩倒立式
15. 战士一式	40. 犁式
16. 战士二式	41. 膝碰耳犁式
17. 手杖式	42. 上莲花式
18. 背部伸展式	43. 上胎儿式
19. 反台式	44. 鱼式
20. 半莲花加强背部伸展式	45. 拱背伸腿式
21. 半英雄面碰膝加强背部伸展式	46. 支撑头倒立一式
22. 头碰膝前屈伸展一、二、三式	47. 锁莲式
23. 圣哲玛里琪一、二、三、四式	48. 莲花式
24. 完全船式	49. 天平式
25. 脚交叉双臂支撑式	50. 挺尸式

比克拉姆瑜伽体式序列

比克拉姆瑜伽中的体式不同于其他哈他瑜伽的体式。有关说明请参见瑜伽大师乔杜里的示范（Choudhury 2000）。每个体式需要做两次。

表格 10-10　比克拉姆瑜伽的体式序列

1. 系列调息法	14. 膝到胸式
2. 手抓大脚趾站立前屈伸展式–半月式	15. 坐直
3. 幻椅式	16. 眼镜蛇式
4. 鹰式	17. 蝗虫式
5. 手杖式–头碰膝前屈伸展式	18. 全蝗虫式
6. 手杖式–弓式	19. 弓式
7. 战士三式（平衡木式）	20. 仰卧雷电式
8. 手杖式–站立分腿体前屈式–背部伸展式	21. 半龟式
9. 三角式（三角展开式）	22. 骆驼式
10. 手杖式–站立分腿体前屈式–头碰膝前屈伸展式	23. 兔子式
11. 山式	24. 头碰膝前屈伸展式–加强背部伸展式
12. 手抓大脚趾站立前屈伸展式	25. 半月式–鱼王式
13. 挺尸式	26. 圣光调息法

艾扬格瑜伽序列

这个序列是从艾扬格 20 周基础课的前 1/3 部分中提炼出来的，它为如何在艾扬格 1 级和 2 级瑜伽课中进行体式的编排提供了一个具有代表性的范例。大多数体式会持续 1~2 分钟，而一些体式的最终形式会尽可能地延长持续的时间，大多数的体式需要用到辅具。

表 10-11　艾扬格瑜伽体式序列

1. 山式（手臂采用多种摆放姿势）	14. 坐角式
2. 三角伸展式	15. 卧英雄式
3. 侧角伸展式	16. 脸朝下简易坐式
4. 战士一式	17. 加强背部伸展式
5. 战士二式	18. 头碰膝前屈伸展式
6. 下犬式	19. 加强背部伸展式
7. 双角式	20. 巴拉瓦伽式
8. 站立前屈伸展式	21. 圣哲玛里琪三式

9. 手杖式	22. 英雄坐侧扭转式
10. 英雄式	23. 仰卧束角式
11. 头碰膝前屈伸展式（面向上，不需前弯）	24. 卧手抓脚趾腿伸展式
12. 简易坐式	25. 桥式肩倒立
13. 束角式	26. 挺尸式

力量瑜伽体式序列

　　正如流瑜伽流派中，有多少力量瑜伽老师，就有多少力量瑜伽序列的变化形式。下表所示序列是由瑜伽大师巴伦·巴普蒂斯特（Baron Baptiste 2000, 73–159）编排的。

表 10-12　力量瑜伽体式序列

1. 婴儿式	24. 骆驼式
2. 下犬式	25. 桥式肩倒立
3. 站立前屈伸展式	26. 上弓式
4. 拜日式 A（3～5 分钟）	27. 仰卧束角式
5. 拜日式 B（3～5 分钟）	28. 抬腿
6. 低弓步式	29. 仰卧束角式
7. 支撑扭转半月式	30. 瑜伽自行车式
8. 侧角伸展式	31. 仰卧束角式
9. 侧板式	32. 船式
10. 扭转幻椅式	33. 仰卧束角式
11. 手碰脚前屈伸展式	34. 支撑肩倒立式
12. 起重机式	35. 犁式
13. 鹰式	36. 身腿结合式
14. 手抓大脚趾站立伸展一、二式	37. 单腿鸽王初级式
15. 战士三式	38. 单腿鸽王高级式
16. 舞王式	39. 蛙式
17. 树式	40. 头碰膝前屈伸展一式
18. 三角式	41. 加强背部伸展式
19. 三角扭转式	42. 反台式
20. 双角一式	43. 鱼式
21. 加强侧伸展式	44. 婴儿式
22. 蝗虫式	45. 卧手抓脚式
23. 弓式	46. 挺尸式

复元瑜伽

在复元瑜伽和深度放松的课程上，每个体式大约要维持 5~10 分钟。下表所示序列是由瑜伽大师朱蒂丝·拉斯特（Judith Lasater 1995, 33–53）编排的。

表 10-13　复元瑜伽体式序列

1. 有支撑的简单后弯体式（瑜伽枕支撑、颈部支撑、双膝弯曲）
2. 有支撑的仰卧束角式
3. 山谷溪流式（除腿部向外延伸和膝盖有支撑外，其余动作与第一个姿势相同）
4. 有支撑的桥式肩倒立（腿部伸展，整个身体置于水平放置的瑜伽枕上，肩膀和头部垂下，颈部下方得到支撑）
5. 侧卧扭转（侧卧，保持足够的瑜伽枕，用以环抱和支撑身体）
6. 有支撑的坐角式（高堆枕头，用以俯身向前依靠）
7. 有支撑的简易坐式（用瑜伽枕支撑坐骨，胳膊交叉置于椅子上）
8. 挺尸式（腿部放低，置于瑜伽枕上，保持头颈部位的舒适安放）

希瓦南达瑜伽——基本序列

在希瓦南达瑜伽的基本序列中，据说每一种体式都能增强或抵消前一种体式。每一个体系（或"家族"）后面都紧跟着一个可以带来相反方向上拉伸动作的体式系列（Sivananda Yoga Center 1983, 30–31）。

表 10-14　希瓦南达瑜伽体式序列

1. 挺尸式（2~3 分钟）	10. 鱼式
2. 坐姿体式-调息法	11. 加强背部伸展式
3. 颈部、肩部和眼部练习	12. 眼镜蛇式
4. 经典拜日式（用眼镜蛇式代替蝗虫式）	13. 蝗虫式
5. 抬腿	14. 弓式
6. 支撑头倒立一式	15. 半鱼王式
7. 支撑肩倒立式	16. 乌鸦式
8. 犁式	17. 三角伸展式
9. 桥式肩倒立	18. 挺尸式

创建你的课程

    虽然编排体式的方法存在有效和无效之分，但建立完整课程的体式序列的方法是没有对错之分的。结合你作为瑜伽老师的意图与创造力，把这一过程渗透到瑜伽练习的各个方面，从而给学员提供丰富多彩的实践经验。尽可能地利用书中所提供的资源，选择你感兴趣的瑜伽级别，并根据不同瑜伽的季节性功效和对身体的益处，以及对力量的影响等来设计一系列瑜伽体式。在独自练习的同时与同事们共享，并在实际教学和观察学员的反馈中进一步改善所设计的整套体式序列。不断地调动你的创作灵感，去打造基于学员需求和兴趣的完美课程，尽情地去享受这一创作过程吧。

第十一章
专业教学

这不是关于你在瑜伽的道路上能走多远，而是关于你怎么走。

　　瑜伽课堂上的学员会有各种各样的状况，包括身体、心理及情感方面，而这些都应该得到瑜伽老师的特别关注和支持。首先，要明确瑜伽老师和有执业资格证书的医生或心理健康专业人士之间的区别。作为瑜伽老师，我们要为所有学员营造一个安全的、支持性的环境，包括满足那些受伤的、抑郁的、不同年龄的人的需求，以及考虑到一些学员可能处于妊娠期和更年期等情况。在这里，如果对于一些学员来说，他们的身体、心灵和思想（不应分开来看）表明其需要在课堂上得到特殊照顾或一对一的授课，那么我们就要考虑通过实用的方法跟他们打交道。带着瑜伽的特性，我们的教学从一开始就是要去观察和欣赏每一个学员作为个体的完整性，并向学员提供各种工具和技巧，让学员们能利用各种具有挑战性的环境来治愈自身，从而感觉更好，并进入更深层次的整合境界。

初学瑜伽

　　第一次上瑜伽课时，学员会表现出各种状态和动机。大多数学习瑜伽的新学员以前都参加过集体健身课程，也许拥有较好的身体意识。但很少有人会经历过这样的身体练习，在这里他们需要用特定的方式去体验并探索瑜伽：在难度递增的体式练习过程中，有意识

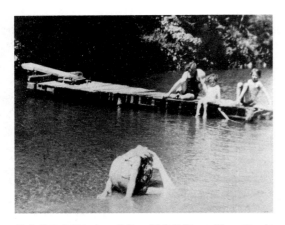

作者的母亲罗亚尔·莎拉·斯蒂芬斯，8 岁，1931 年

地将呼吸、身体和思想联系起来。随着大多数新学员开始定期上课，而不是停留在介绍性质的讲习班，他们会发现自己像是跳入了一个被陌生的词汇、技巧和挑战包围的河流中。

一名叫马克思·斯多姆（Max Strom）的瑜伽老师回忆起 1991 年自己第一次上瑜伽课时表示，他感觉到的是"完全的困惑"和"愤怒与绝望"。再加上精神方面的不理解——在唱诵的时候，许多新学员都会在内心设防，这使得他们的学习变得更加复杂。

教授新学员是深化我们自己"初心"的练习机会，我们也要在课堂上鼓励其他人保持初心。在这种心态下，我们对自己正在做的事情敞开了心扉，就好像是第一次做一样。尽管身体意识从先前的经验中已经知道接下来会发生什么、可以期待些什么，但这个想法是为了让人对正在发生的事更有新鲜感，并摆脱先入为主的观念的影响。当我们以老师的身份做这件事情的时候，它会让我们对新学员的经历更能产生共情，从而能够更容易地给予他们激发其潜力的指导和帮助，这实际上比给老学员教授复杂的体式更具有挑战性。因此，在实践中，教授新学员往往会提高你的瑜伽教学技能。

所有新学员都应该受到针对性的问候。老师还可以询问学员之前的经验、受过的伤和计划愿景，为了帮助新生在课堂上感到更舒服，这个初步接触是必不可少的。

重要的是，要明确地告诉他们，在瑜伽中，我们要注意的是如何走而不是到底走了多远；这是一种有意识地连接呼吸、身体和思想的过程，同时能够探索力量、灵活性和平衡的发展，把它们作为一种长期的可持续的整合练习的一部分。瑜伽练习也许比其他任何身体活动或训练所花的时间都要多，它引起的变化显现得很慢，通常要过好几年。因为持续练习、打破习惯往往需要用一生来培养。这种变化，更多情况下并非是线性的。强调稳定和放松的重要性，向他们展示婴儿式，并鼓励他们在任何需要的时候用婴儿式或其他体式进行休息。不管学员是否认为自己需要辅具，让他们在垫子旁边放一块瑜伽砖、一条拉力带、两条毛毯或者一个长枕，因为他们很可能会在课上利用到部分或全部这些物品。如果可能的话，把新同学分到一组，让他们离对方近一点，这样你就可以更清楚地给他们做演示并提供更具体的指导，同时也要关注到整个班级。你也可以试着把新学员放在更有经验的、那些你相信他们能做好基本体式的学员后面（而不是放在爱炫耀的、那些喜欢做一些花哨的、令人疑惑的动作的学员后面。否则，这很可能会给新学员的练习带来安全隐患）。

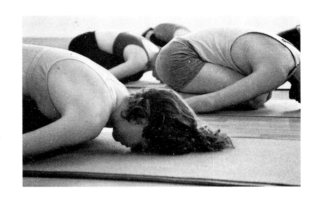

如果课堂上有新学员，可以带领全员复习一下乌加依调息法的基础知识，以及每个体式的基本要素；所有有经验的学员都会从这次复习中受益，包括那些耐心不足的学员。在做拜日式的时候，你可以站到新学员旁边，更近距离地给他们示范动作，并解释每个体式和过渡。在其他的学员在做下犬式时，让新学员回到拜日式，对于那些似乎有点困惑或者感觉挑战性特别大的学员，给他们提供更详细的指导和可以调整的选择。

试着在课后与新学员交谈，问问他们上课的感受。这是个好时机，可以向新学员提供有用的信息资源，包括所有学员都要知道的基本礼仪规范（在第五章中讨论过）。

针对受伤情况的处理[1]

许多学员练瑜伽是为了治愈创伤或减轻持续的慢性疼痛。许多人在练习瑜伽时处于受伤状态或正在承受痛苦，通常这并非是由于瑜伽本身，也可能是因为体式练习时采用了不恰当的顺序、调整时过于用力，或练习时用力过猛。了解损伤或痛苦感觉的源头，包括可能产生潜在影响的活动形式，有助于瑜伽老师为正处于自我康复期的学员提供建议。问题的症结是在于身体力量、弹性的不平衡，还是应该定位于身体完全健康的情况下对其过度的使用、不使用或者滥用呢？或者这是一种病理状态，比如关节炎或脊柱侧弯？学员的年龄、体重或生活方式会是影响因素吗？这种情况有多严重？什么时候开始的？还有其他可能的复杂情况吗，比如怀孕、心脏病、哮喘或高血压病？

在讨论学员受伤的诱因、性质和表现时，有一点很重要，那就是要提醒他们，你是一名瑜伽老师，而不是医生或理疗师（如果你是医生，那么就需要坚守医生的职业道德规范）。你可以在3个方面给学员提供帮助：（1）一个安全的环境，这样可以让他们探索身体移动的方式，以及采用能促进自然愈合过程的方式；（2）提供适宜的体式变式及相应的辅助道具，从而减少更大的伤害；（3）提供能够促进治疗的体式练习，主要是如何为学员提供与相应损伤的物理治疗方案目标一致的体式练习来帮助他们。我们将列出瑜伽课程中最常见的损伤：脚踝扭伤、膝盖拉伤（和修复）、腘绳肌拉伤、后背痛、脊柱侧弯（一种疾病而不是损伤）、手腕肌腱炎和腕管综合征、肩关节撞击综合征和肩袖带问题等。所有的建议都应该提供给学员，并且要明确地提醒他们，这些建议是由一位瑜伽老师提供的，而非来自有执业证书的医学专业人员。

在第六章中，我们讨论了如何将疼痛的感觉作为朋友和老师来对待，它那独特的语言会告知并守护着我们在体式练习中安全界限的边界。相较于对抗身体的这种表达方式，要让学员学会与之合作，探究疼痛发出的信息，从中找到行动的方向及如何创造安全的空间和运动。作为瑜伽老师，应专注于帮助学员促进康复、培养整体性、把握平衡及寻求灿烂的幸福。在与受伤的学员和那些有慢性疼痛的人相处时，要去主动地帮助他们促进治疗，让他们只做感觉良好的练习，有意识地将能量转移到敏感区域，慢慢地去倾听、感受、适应并享受这个过程。

脚踝扭伤

脚踝扭伤通常发生在脚被扭到、被翻转或转动得超出正常范围之时，这会导致踝关节的韧带被拉长到超出正常范围，在极端情况下，甚至会被撕裂。由于韧带的过度拉伸，再次损伤通常会成为长期问题。超过 90% 的脚踝扭伤都是踝关节外翻造成的过度扭转。有一小部分是高位踝关节扭伤，这种情况下，连接胫骨和腓骨的韧带受到拉伤，需要通过螺钉和石膏模型来治疗。使用 RICE 方法可以成功地治疗脚踝扭伤：休息（rest）、冰敷（ice）、加压（compression）和抬高（elevation）。根据扭伤的严重程度，治疗可以分为 5 个阶段来展开：

1. 使用 RICE 方法治疗，首先要减少疼痛和肿胀，同时保护脚踝韧带免受进一步的压力。休息是必要的。在康复早期进行过度治疗会抑制愈合，因此也需要少量的压力来促进韧带更好地恢复。只要不觉得痛，就可以在早期进行等长抗阻练习。重要的是，要避免脚踝的内翻和外翻。要注意，有几个体式是禁忌的：战士一式和三角伸展式中后脚的定位，以及束角式（除非可以保证在膝盖碰到地板时踝关节没有内翻）。

2. 当肿胀停止和疼痛减轻时，韧带因轻度应激而重新拉伤的风险最小。在做脚踝需要负重或受伤脚踝需要翻转的练习时，仍然要对此保持警惕。现在到了需要提高灵活度和柔韧性的时候了，仅在手杖式、头倒立式和其他非负重的体式练习中使用手动关节手法来进行跖屈或背屈。用背屈来拉伸跟腱，然后再做冰敷。

3. 不管花多长时间才能无痛地移动脚踝，在完成基础的灵活性或柔韧性运动后，再开始进行初始强化。在做手杖式时，用拉力带将脚束紧，以形成等长阻力。专注于通过温和的抗阻训练来增强腓骨肌肉的力量，就像上述手杖式中利用拉力带来进行一样。双脚站立，把脚尖抬起，通过足底气锁来刺激腓骨长肌和胫骨后肌的觉醒和强化。通过将脚后跟微微跷起，来刺激腓肠肌和比目鱼肌的慢肌纤维——完成锻炼后继续冰敷。

4. 在舒适和轻松的前提下，开始重新建立本体感受（神经肌肉的控制和协调），可进行树式和其他站立平衡体式的练习；也可以使用一面墙来维持平衡并防止再次受伤。每天都要做脚踝运动——坐在椅子上，用大脚趾在地板上写下完整的字母表。

5. 这里介绍几个可进一步有效强化力量和柔韧性的体式：新月式可拉伸腓肠肌；做山式时把脚趾放在瑜伽块上可拉伸比目鱼肌；婴儿式可伸展大腿根部；低弓步式可拉伸跟腱；脚尖的运动可强化腓肠肌和比目鱼肌；英雄式可伸展脚踝和大腿根部；束角式可缓慢地辅助内翻（或者外翻，如果对侧扭伤）。当你在做三角伸展式和战士一式、战士二式时，可以慢慢地把重心放在脚上。

膝盖拉伤和修复

　　膝盖疼痛是瑜伽课堂内外的常见问题。引起膝盖疼痛的原因很多，包括关节炎、韧带拉伤、软骨损伤（包括半月板撕裂）、髌腱炎和滑囊炎。具体的情况决定了在治愈膝盖的过程中该使用什么方法。当提及体式给膝盖带来受伤风险的时候，主要是指对前交叉韧带、内侧副韧带和内侧半月板产生的不好影响，这通常是由于重复的压力或不正确的调整带来的累积效应，或者是由于用力过度（学员或瑜伽老师的原因）。接下来，我们将重点关注针对健康膝盖的方案，以及治愈前交叉韧带、内侧副韧带和内侧半月板的修复方案。

针对健康膝盖的方案

　　保持膝盖健康的前提是不滥用。不幸的是，事故总会发生，重复使用膝盖往往会上升到滥用的程度，却没有人意识到这一点。定期做一些练习可以帮助保持膝关节的稳定性和完整性，并有助于缓解轻微的压力。作为一项非正式的练习，膝盖轻微疼痛的学员应该做常规的踝部 ABC 运动，同时要每天给膝盖骨按摩以保持身体的柔韧性。让膝盖上方的肌肉——外展肌（主要是通过与髂胫束连接起作用的臀肌和阔筋膜张肌）、内收肌（主要是股薄肌）、股四头肌（伸展）、腘绳肌（弯曲）和缝匠肌（配合弯曲和侧旋）——帮助韧带在骨盆正面、背面和底部收缩时来稳定膝盖。接下来的体式和非体式锻炼可以促进支持膝盖运动的肌肉和韧带的适度强化和伸展；所有的效果都应该通过循序渐进的重复练习和抗阻来实现：

1. 在手杖式、加强背部伸展式、下犬式、船式、单腿站立伸展式的练习过程中用力地收缩股四头肌。这样能在伸展腘绳肌的同时，保持股四头肌和髌腱之间的健康关系。在山式的练习过程中用力地收缩股四头肌，能够进一步加强股四头肌和髌骨长期的稳定性。

2. 英雄式——如果必要的话，你可以在一个支撑物上高高地坐着，这能帮助拉伸股四头肌，促进膝关节无血管区域周围的循环。

3. 如挺尸式一样躺着，像是为了练习桥式肩倒立做准备一样慢慢地滑动双脚，同时用脚后跟（桥式肩倒立中的滑动动作）提供一个抗阻力，这可以强化腘绳肌，并有助于保持膝盖后方和下方韧带的健康连接。

4. 坐在一张椅子或桌子上，小腿和双脚自由摆动。（1）交叉脚踝，把脚后跟往回拉，迫使膝盖弯曲；（2）伸展膝盖，从而调动股四头肌。

5. 从山式到幻椅式，再到花环式，前后来回变换练习，同时在整个过程中移动膝关节并逐渐增加膝关节的受力，从而强化股四头肌。

6. 在做桥式肩倒立时，在膝盖之间夹住一个瑜伽砖来强化包裹膝盖上方的肌肉，以及连接到内侧胫骨（股薄肌、缝匠肌、半腱肌）的肌肉。

7. 山式站好，慢慢地尽可能高地抬起脚后跟，在做完几个呼吸之后，慢慢地把脚后跟放回地面上。

8. 开始时双腿伸直并保持较长距离，髋部收紧并与瑜伽垫的前方朝向一致，缓慢屈曲并伸直前膝来进出新月式，专注于膝盖到脚心的稳定运动，逐渐放松成一个较深的弓步；试着把脚后跟往后压，从而使后膝保持伸展。

前交叉韧带的康复

前交叉韧带损伤在运动员中非常常见，它也是瑜伽课中的最大风险之一，通常源于做高弓步体式时没有得到有关膝盖顺位的详细指导，比如战士一式和二式。对于前交叉韧带康复后返课的学员，应该密切关注其理疗师提出的康复训练，如果没有疼痛，就可以参加接下来的体式和非体式练习。

1. 手术后的第一个月，可以做膝盖健康方案的练习，重点是加强并拉伸腘绳肌、股四头肌、腓肠肌及髌骨，而不需要承受很多重量。永远不要强迫膝盖过分地伸展或弯曲。使用膝到胸式（不宜做婴儿式或英雄式，除非能很好地支撑，否则一年内都可能要禁止练习这些体式）来慢慢增强膝关节的屈曲能力。

2. 慢慢地，通过半月式和加强侧伸展式的预备动作做一些腓肠肌拉伸的负重练习（手放在墙上）；做山式时抬起脚趾；做树式时保持平衡；做手杖式时用一条瑜伽带加强脚踝屈曲的阻力；蝗虫式做预备动作时，俯卧，屈曲腘绳肌。

3. 一旦膝盖肿胀好转，并且学员可以用两腿平衡地、轻松地站起来，就可以慢慢地在练习手杖式时进行完全的膝盖伸展。在做山立式时，脚后跟抬起。用两分钟左右的时间练习手杖式，每天练习几次，以拉伸腘绳肌，且开始动态地进出幻椅式，同时双脚之间保持臀宽的距离。

4. 逐渐开始保持膝盖完全伸展，从手杖式、仰卧手抓脚趾腿伸展式、单腿站立伸展式开始，并进一步增加在其他体式上的膝盖屈曲度，如膝到胸式、幻椅式、婴儿式及英雄式。

5. 利用站立平衡体式，如树式和单腿站立伸展式来增强本体感觉。这一功能的完全恢复通常需要花费比完全伸展及柔韧性的恢复更长的时间。

6. 为了充分强化身体的柔韧性和力量，在继续执行全面的健康膝盖方案的同时，可以开始逐步地、更深入地探索新月式、低弓步式、幻椅式和花环式。

内侧副韧带扭伤

内侧副韧带连接股骨和胫骨的内表面，可以防止内侧膝盖在压力下变宽。施加于膝盖外侧的力量可以压迫或撕裂韧带的纤维，症状的范围从轻度压痛（1级）到明显的压痛及肿胀（2级），再到完全的撕裂和明显的关节松弛（3级，通常比2级的痛感少）。康复过程始于 RICE 法；2 级和 3 级的情况可能需要一个支架。在内侧副韧带承受压力时，最初的重点是消肿，保持关节的活动范围（尤其是屈曲），以及强化膝盖周围的肌肉组织；在肿胀明显变小和关节活动范围恢复之前，不应该再进行强化锻炼。注意不要在有压力的情况下内收腿部，要等到所有的疼痛都减轻之后。方案如下：

1. 在开始阶段就要保持关节的活动范围：运用踝部 ABC 运动、桥式肩倒立滑动来强化股四头肌（如上面描述的手杖式）。

2. 强化：站立时，在不做内收的前提下通过屈曲髋部来抬高小腿（如同进入单腿站立伸展式的练习），先充满活力地运动，然后保持 5~10 次的呼吸；在做桥式肩倒立时，在双膝之间夹一块瑜伽砖；在做山式时抬高小腿（用一面墙来保持平衡以防止意外发生）；在从山式到幻椅式来回过渡和还原的过程中，双腿之间保持同髋部等宽的距离。

3. 当能够在轻微的不适、肿胀或压痛没有变严重的情况下很好地完成上述运动时，就可以开始探索双角式预备动作中的站姿，再进一步练习幻椅式，然后开始探索进出新月式时的动态动作，在膝盖稳步向脚心靠近时要保持警惕。

4. 如果做第 3 步时没感受到疼痛、肿胀和压痛，就可以开始探索横向运动，也可以在做鹰式时进行负重更大的内收动作。

内侧半月板撕裂

半月板是位于胫骨上的新月形软骨，它能帮助减震，甚至可以在胫骨上辅助移动股骨。内侧半月板比外侧半月板更容易受伤，因为与内侧副韧带和关节囊的连接减小了它的活动范围；它还经常因前交叉韧带受损而被撕裂。莲花式或半鱼王式中膝盖的过度扭曲，以及在做站立平衡体式时，在膝盖承受了重量的情况下扭转膝盖，这些都是在练习哈他瑜伽时内侧半月板撕裂的常见原因。人们在受伤时通常会感觉到膝盖内侧疼痛，可能伴有肿胀、弯曲时疼痛，以及在无痛感的情况下不能承受重量等现象。有时，也会因关节炎和重复性压力等退行性变化而出现撕裂的情况。

1. 一开始用 RICE 法，再搭配富含姜黄、生姜的抗炎饮食进行治疗。

2. 轻柔地按摩膝盖周围的区域，一天多次。如果撕裂程度不深，一旦疼痛消退，就可以开始锻炼，做针对健康膝盖方案中的运动来增加活动范围，实现平衡，以及保持股四头肌和腘绳肌的力量。

3. 如果是更严重的撕裂（如半月板桶柄状撕裂）或需要手术介入的恶化问题，应立即开始康复过程：采用 RICE 法、温柔的按摩、踝部 ABC 运动、桥式肩倒立滑动，以及适度地强化股四头肌（如在手杖式练习中做的等长收缩）；在不觉得疼痛、压痛并消肿后再继续下一步。

4. 做内侧副韧带康复运动中第二步的练习动作，主要集中于股四头肌和腘绳肌的强化训练。逐渐增加负重和踮脚的训练内容，进一步加强膝盖力量。

5. 按照上述内容，逐步执行健康膝盖的整个方案。

腘绳肌拉伤

腘绳肌拉伤在哈他瑜伽课上很常见。原因通常包括：强迫前屈；热身时无意识地过度拉伸（更有可能是在发热的时候）；收缩肌异常疲劳时出现牵张反射；以及在做坐立前屈之前，通过拉伸臀部的肌肉，过度暴露坐骨结节（坐骨）的腘绳肌附着物。瑜伽练习中大部分腘绳肌拉伤与坐骨有关，那里通常会有轻微的被捏住的感觉，而不是肌肉本身的问题。还有在日常活动中，比如走路时会不可避免地会用到腘绳肌，所以很容易因再次拉伤而撕裂肌肉，需要相当大的耐心来治愈。可以按照以下步骤来促进治疗：

1. 尽量让腿休息，每隔 2 个小时冰敷疼痛的部位 15~20 分钟。

2. 中等程度的拉伤：每天进行 5 次，每次保持 1~2 分钟的山式来进行静态拉伸（肌肉或及其附着物不应该有强烈的感觉）；在做桥式肩倒立时，将坐骨用力地往上提，来感受腘绳肌附着物的深度运动；做简单的腿部弯曲运动来逐渐强化肌肉；慢慢地加重腘绳肌按摩；通过用瑜伽带紧紧地缠绕着腿部并尽可能地抬高到腹股沟处，来逐步探索更深层次的拉伸（尽量把拉伸的对象从脆弱的附着物转移到肌肉上）。

3. 更严重的拉伤（不是完全的撕裂）：当在做手杖式和桥式肩倒立的等长收缩而不觉得疼痛时，再按上面所列方案继续做下去。在不觉得疼痛的前提下保持静态拉伸，然后继续第 4 步。

4. 慢慢地，通过在山式和幻椅式之间，以及在手杖式和加强背部伸展式之间的来回移动，引入动态拉伸和强化（不要猛弹）。如果不觉得疼痛，可通过仰卧并用力从脚跟下压（开始不难，要耐心地试着做好），来引入本体感觉神经肌肉促进疗法（重新连接大脑、神经和肌肉），然后循序渐进地重复这个练习，把脚跟放在堆得越来越高的瑜伽砖上（或慢慢放到墙上，最终进入反台式）。

5. 慢慢地进行更深层的伸展和强化，最好与每隔一天就进行一次腘绳肌深层组织按摩相结合。练习束角式，尝试拉伸邻近内收肌和内旋肌，在拉近坐骨时要对疼痛保持敏感。特别注意所有练习的初始动作，在这些动作中，腿部的伸展或收缩是有变化的（如拜日式）。

6. 当完全不觉得疼痛时，可以在坐角式、加强背部伸展式、犁式及加强侧伸展式的练习中尝试静态拉伸（把双手放在墙上，然后慢慢地试着前屈）。许多学员在站立体式中——如加强侧伸展式和三角伸展式，容易使腘绳肌再次受伤。

7. 除了无痛的静态拉伸外，还可以通过容易完成的髋部拉伸来增强身体的力量：在做蝗虫式时，把腿从地上抬起来；做桥式肩倒立和战士三式时用手撑墙。作为最后的强化练习，重要的是要做一些腘绳肌离心运动：对腘绳肌的过度劳累保持敏感，进行 5 次呼吸后从山式向前屈曲进入站立前屈伸展式（如有必要可屈膝，亦可考虑用墙来支撑维稳）。

下背痛

大多数腰背疼痛是椎间盘退化及由此引起的神经压迫造成的。虽然这是正常老化过程的一部分，但受伤、吸烟和不良的姿势会加速退化。根据退化的严重程度，还会出现其他问题，包括椎间盘纤维环撕裂、椎间盘突出、关节炎、节段性不稳定和椎管狭窄症。一些腰背疼痛来自脊柱本身之外的部位，包括腰方肌的痉挛。在前弯体式中过度伸展是哈他瑜伽中腰背拉伤的常见原因，尤其是当你在练习加强背部伸展式时，没有通过坐骨牢牢地接地，或者在站立前屈伸展式中没有绷紧股四头肌。下背部也经常会在从前弯到后弯体式的快速运动中被拉伤（比如突然转换，而不是从上犬式到下犬式的逐渐过渡），或者在被迫做前弯或后弯的时候，以及做复杂的体式和体式转换中同时涉及髋部屈曲、轴向旋转及脊柱伸展——从八字扭转式过渡到四柱式的练习过程中。

预防或减少腰背疼痛的最可靠方法是，通过常规锻炼来支持平衡的姿势，这依赖于全身力量和柔韧性的平衡，尤其取决于作用在骨盆、脊柱和肩膀上的肌肉。对于骨盆来说，在髋部屈肌和髋部伸肌之间保持平衡的力量和柔韧性是很重要的，这为骨盆中立和脊柱的延伸创造了稳定的基础。髋部屈肌紧张并伴有腘绳肌疲软或过度伸展的情况会在不平衡的瑜伽练习过程中出现，而这会引起腰背部的过度前凸，久而久之就会导致椎间盘压迫和关节炎。对于脊柱来说，运用腹部核心肌肉的力量和灵活性来平衡竖脊肌、多裂肌和腰方肌的力量和柔韧性非常重要。

当学员经历下背痛时，要强调只做"70%的练习"，在这种练习中，他们要避开与下背部有关的所有伸展和加强体式，即使在做那些体式时并没有疼痛感。然后按照下述序列，在舒适的前提下，慢慢地做好每一个连续的体式。

表 11-1　健康腰背序列

1. 仰卧倾斜骨盆	14. 站立侧弯
2. 仰卧，单膝抬至胸部	15. 墙上滑动
3. 双膝抬至胸部	16. 消防栓体式
4. 半仰卧起坐	17. 卧手抓脚趾腿伸展式
5. 半瑜伽自行车式	18. 坐角式
6. 屈膝绕动-腹部扭转式	19. 单腿站立伸展式（依靠落脚处）
7. 桥式肩倒立	20. 低弓步式
8. 狮身人面式	21. 单腿鸽王式
9. 蝗虫一、二、三式	22. 圣哲玛里琪三式
10. 俯卧抬腿	23. 加强侧伸展式预备体式
11. 俯卧抬起相反的手臂或腿	24. 腹部扭转式（直腿）
12. 四肢并用，抬起相反的手臂或腿	25. 英雄式
13. 猫狗式拱背	26. 整套训练

脊柱侧弯

脊柱侧弯是一种脊柱左右弯曲并可能出现旋转的情况。在脊柱侧弯的病例中，有一小部分是先天性的，或者是另一种疾病如脑瘫所附带的症状，大多数病例都没有已知病因。大多数病例显示右胸廓弯曲：从背部看，脊柱的胸段从脊柱的垂直方向向外（向右）弯曲。在腰段，腰椎显示向左侧弯曲。左腰弯和右胸弯常同时出现，形成 S 形曲线，或者右腰和右胸形成较长的 C 形曲线。脊柱侧弯可能引起疼痛，因为肌肉会试图顺应曲率，这经常会引起肌肉痉挛。脊柱侧弯通常是通过背部不均匀的肌肉组织、左右不对称的髋部、肋骨和肩膀以及其他显示结构异常的不对称来诊断的。女性患脊柱侧弯的几率是男性的 5 倍。

在给脊柱侧弯的学员教授瑜伽的过程中，应强调通过脚、腿和骨盆的动作为脊柱建立一个平衡的基础的重要性。与其他所有学员一样，这类学员要注意双脚平衡站立，培养收束法，唤醒腿部肌肉，发展骨盆中立的意识。许多脊柱侧弯的学员可能会出现骨盆和脊柱连接处肌肉不协调的现象，这主要是由于髂腰肌、腰方肌和梨状肌的代偿反应。所有患有脊柱侧弯的学员都将通过低弓步式、战士一式、牛面式及半鱼王式来实现身体左右两侧肌肉的协调和开放。学员也应该通过伸展和强化支撑脊柱的肌肉，尤其是腹部核心肌肉、竖脊肌、多裂肌和腰方肌（通过收缩后弯）来进一步形成对脊柱更稳定的支持。

在脊柱的上段，通过发展肌肉基础来弥补脊柱的弯曲是很重要的，这样可以在抬升胸骨的同时保持肩胛骨在后肋骨处下旋。体式练习包括：运用牛面式的手臂动作来强化和拉伸菱形肌及和斜方肌中束；通过斜板式和猫狗式拱背来伸展和强化前锯肌；运用以下列出的相关体式来保持常规的健康肩膀锻炼。这项工作的一个重要部分是利用呼吸为肋骨和胸部的压缩区域提供更多空间，拉伸和强化肋间肌和其他呼吸肌。像往常一样，呼吸应该被引入紧绷的区域，并深入到脊柱。

有几种方法可以改善体式，以减少或减缓病情的进一步发展，同时有助于减轻疼痛。[2] 如果不做调整，常规顺位练习和强有力的活动原则可能会加剧脊柱侧弯。包含侧屈动作和脊柱扭转的体式是调整的重中之重。例如，在做三角伸展式时，右脚是向外的，此时右胸椎侧弯的学员不应该尝试拉伸他们右侧的胸腔，而应在稳定、均匀的脚、腿和髋部的基础上拉伸左侧胸腔。而在三角扭转式中，右脚张开的情况下，有相同问题的学员应该收回右侧肋骨，同时拉长左侧肋骨，向右扭转；左脚伸出时，学员不应该扭转。侧角伸展式、加强侧伸展式、单腿加强背部伸展式及其他所有涉及不对称的腿和脊柱位置变化的体式都可以做类似的调整。

手腕肌腱炎和腕管综合征

近年来，随着以流瑜伽为导向的哈他瑜伽课程的出现，在体式练习中引入了四柱式、上犬式和下犬式的重复动作，以及大量的用手支撑整个身体重量的体式练习，这使得学员手腕受伤的风险越来越大。与此同时，许多学员的生活方式也可能会使他们的手腕受损，如骑山地自行车、打字和从事按摩工作。这其中的问题包括过度拉伸或撕裂手腕韧带、手腕肌腱炎和腕管综合征。患有严重腕痛的学员应该接受诊断性检查，如可识别腕管综合征的斐伦式屈腕试验（Phalen's）和反向屈腕试验，以及用于识别桡骨茎突狭窄性腱鞘炎的握拳尺偏试验（Finkelstein's test），后者常被用于新生儿母亲。请注意，许多腕管综合征的案例都是误判的：并不是屈肌腱的炎症通过腕管导致了内侧神经的压迫，这个压力通常来自其他部位的神经压迫，尤其是颈部和肩部神经。无论具体情况如何，包括对体式的调整，都应基于病因和诊断。就一切情况而论，尖锐的疼痛会影响手腕的平衡及其他涉及手腕负重的体式的顺利完成。

在开始练习之前，轻微腕关节疼痛的学员会受益于在正式练习之前作用于手指、手掌和手臂的热身运动。手腕和前臂按摩对减轻疼痛也很有效。对于轻微疼痛，可通过下述练习进行治疗。

1. 山式手腕疗法：轻柔地转动手腕，进行彻底的圆周运动。在这个过程中不断地改变方向，然后轻轻往外甩手腕大约 30 秒。这一练习可以简短地插入拜日式的日常练习中。

2. 站立前屈伸展式手腕疗法：当你在做拜日式的中途转换成站立前屈伸展式时，把手腕的背面朝向或放在地上，然后用手握拳。这比常规手碰脚前屈伸展式给手腕带来的强度要小（大多数的学员都能做到，在做站立前屈伸展式时的呼气会让你更轻松地完成练习）。

3. 腕式泵：用一只手的手指握住另一只手的手指，将手腕向前和向后移动，同时用握手的那只手做对抗运动。如果不觉得疼痛，可重复 1~2 分钟。

4. 双手合掌：把手掌和手指（从指关节到指尖）于胸前贴紧，维持这个祈祷姿势 1~2 分钟。这也被称为反向屈腕试验；如果在 30 秒内，腕关节内有灼烧感，这可能意味着你患有腕管综合征。反转双手的位置，将手腕和手背贴在一起，用力按压一分钟（屈腕试验）。

5. 手舞：舒服地跪着，将手放在地上，同时手指朝前，然后使掌心向上；掌心向下时手指张开，向上时手指并拢，向下时手指朝前，向上时手指朝后。以这种方式继续，随着掌心向上、向下各变换一次，手指就依次向前、向后、并拢、张开。

持续的手腕疼痛或扭伤通常可通过冰敷、睡觉时戴上夹板、抗炎药（包括姜黄和生姜）、针灸和其他替代疗法缓解。鼓励学员探索所有可能的办法，并向医生咨询额外的指导。

肩部不稳定和肩关节撞击综合征

肩关节的不稳定和肩关节撞击综合征都是由肩袖带问题引起的，这四块肌肉覆盖着肱骨的端头，它们通过协同运转来抬降和转动手臂（参见第四章关于肩部的详细介绍）。当它们中的一块或多块肌肉无力时，或者当韧带被过度拉伸时，肱骨就有可能发生半脱位（通常称为肩膀脱臼）。当它们中的一块或多块肌肉紧绷、痉挛、发炎或失去健康的平衡性时，三角肌因在外展时不受阻碍，抬起手臂时便将肱骨头顶在肩胛骨的肩峰上，即肩关节撞击综合征。其他引起肩关节撞击综合征的原因包括：肩峰性关节炎、结构异常和韧带钙化。肩膀疼痛的其他来源包括肌腱发炎、滑囊炎和关节唇撕裂。

健康肩膀的关键是力量和柔韧性的平衡。如果不平衡就会引起不稳定或撞击，首先要避免进行有疼痛感的活动，避免肘部在肩膀以上的不平稳的运动，尤其是甩投性运动，如投球。冰敷和消炎药可以用来治疗持续性疼痛。为了发展健康的运动和力量范围，可探索以下体式和练习：

1. 俯卧在一张桌子上，手臂下垂，自然地向前、向后摇摆，就像科德曼运动（Codman's pendulum）那样来回摆动、绕圈。

2. 用鸟王式的手臂动作来拉伸菱形肌；如果不能摆好鹰式的体式，就用一只手臂将另一只手臂轻柔地拉过胸部进行水平内收。

3. 用牛面式的手臂动作来拉伸肱三头肌、背阔肌、冈下肌、小圆肌、胸大肌、肱二头肌、前锯肌和斜方肌下束。

4. 用加强侧伸展式的手臂动作来拉伸冈下肌、小圆肌、前锯肌、三角肌前束和胸肌。

5. 使用双角三式中的手臂动作来拉伸胸肌和三角肌前束。

6. 通过加强和拉伸前锯肌和菱形肌来稳定肩胛骨：四肢着地，保持手臂伸直，在把胸靠近地面和远离地面的动作之间慢慢交替；如果你觉得简单，就在练习斜板式时做这个动作，然后进一步慢慢地来回在斜板式和四柱式间转换。

7. 加强肩袖肌群：通过伸展双臂进入战士二式来拉伸冈上肌；在做下犬式时通过手臂

外旋调动冈上肌和小圆肌；在做加强侧伸展式时通过等长收缩调动肩胛下肌。

8. 如果没有疼痛感，可以在蝗虫三式和战士三式的屈曲动作中，将手臂举过头顶并保持住，从而进一步加强肩膀的力量。如果在练习这些体式后仍然没有痛感，那就试着去做 1 分钟的下犬式，直至可坚持 5 分钟。如果仍然不痛，就试着做手倒立式，坚持 2 分钟。

抑郁症疗愈

学员在上瑜伽课时会有各种各样的情绪状态。对于那些正经历抑郁症的人，无论是轻微的还是需要介入治疗的程度，瑜伽都是有益的。[3] 在第五章中，我们讨论了营造空间来治疗情感创伤，并进入一种更稳定的知足、满意的境界的途径。需要注意的是，悲伤或"低落"通常被认为是消极的，但在一个人应对特定的环境时它却可能会提供微妙的帮助。这种可感知到的悲伤会吸引社会的支持，可以帮助一个患有其他疾病的人平静下来，而且当一个人更加现实地看待世界时，会产生一种"更悲伤但更明智"的效果。[4] 然而，以传统的瑜伽观点看来，抑郁被认为是一种表现出焦虑和不安症状的刺激性状态，或者是一种以惯性和绝望为特征的惰性状态。[5] 如果通过瑜伽的角度来处理抑郁症，那么可以认为瑜伽的目标之一就是通过体式、调息和冥想的运用进入一个清晰和放松的状态，具体方法如下所示。[6]

· 如果处于惰性状态：让学员做更有力的、风格飘逸的体式练习，包括一系列的令人兴奋的后弯和扭转体式，以及令人振奋的调息，比如圣光调息法与冥想相结合的练习；在这一过程中，眼睛看着清楚的凝视点，高质量的专注力会让学员完全清醒。

· 如果处于刺激性状态：让学员做较柔和的体式练习，包括长时间的前弯、长时间的挺尸式和平静的调息法，比如中级序列及冥想练习；在这个过程中，闭上眼睛，引导学员们去探索慢节奏的思考。

面对处于妊娠期的学员

在孕期和产后早期（以及哺乳期间），哪一种瑜伽是有益的或有风险的？孕期每阶段的练习中，哪些是必要的，哪些又是禁忌？这些应对措施是如何受独特的个体和特定的条件——如年龄、怀孕次数及其他因素的影响而发生变化的？这些和其他与怀孕有关的问题直到 20 世纪晚期才出现在瑜伽的相关文献中。我们应用更广阔的视角来看待有关运动和怀孕的一般问题，在现代历史文献中我们会发现不同的观点，最早可见于亚历山大·汉密尔顿（Alexander Hamilton）于 1781 年提出的"论述助产学"，鼓励适度的运动，反对"由于剧烈或不适当的运动而引起的身体的震动，如在马车上的颠簸、骑马、跳舞或任何使身体或精神不安的事情"（Mittelmark et al. 1991）。19 世纪对运动和分娩的科学研究都有类似的发现，研究结果表明剧烈运动和较低的婴儿体重之间存在关联，这使得一些国家（但不包括美国）通过立法来禁止孕妇在分娩前后几周内继续工作。到 20 世纪初，我们发现越来越多的对于活动的武断限制，但更多地是来自文化和社会偏见，而不是科学研究。1935 年出版的《现代母亲》（Modern Motherhood）一书中提道："孕妇可以洗澡、游泳、打高尔夫、跳舞，但不能过度散步、骑马或打网球。"同时又指出，一些准妈妈在做了这类活动后没有产生不良影响。同样在 20 世纪 30 年代，英国作家和母亲群体拥护者凯瑟琳·沃恩（kathleen Vaughan）提倡通过深蹲来提高关节的柔韧性，从而拓宽骨盆的出口，这一动作就类似束角式一样；同时可通过盆底肌锻炼来防止会阴的撕裂。不过，在 20 世纪 40—50 年代，大部分的文献都建议孕妇适度活动或不运动；但在 20 世纪 50 年代，这一观点被沃恩在《分娩前的练习》（Exercises before Childbirth）一书中动摇了，他针对英国女人在分娩之

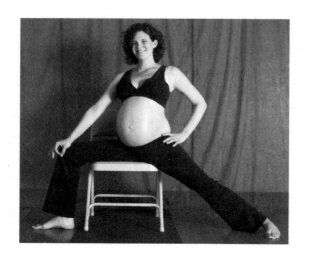

前不怎么运动的静坐式生活方式提出批判，书中指出在怀孕期间，定期的集体练习对身体和心理都有好处。

在 20 世纪 70 年代和 80 年代早期，关于运动与怀孕方面的重点转移到了控制身体和幸福感上，但是这些建议通常忽略了基本的生理变化，如腹腔动脉压迫综合征、关节和韧带松弛、夸张的腰椎前凸，以及腹部压迫问题。我们也开始注意到一些未经检验的假设，比如，一些小的饮食错误或未参加产前

训练可能会给未出生的孩子和母亲带来伤
害，这也会激发许多孕妇迅速投入锻炼计
划中，通常会出现使她们（和孩子）受伤
的倾向。在过去的 20 年里，我们对运动和
怀孕之间的关系有了更深入的了解，包括
明确的证据表明，正常的日常活动不会伤
害到母亲或婴儿，除非母亲本身存在一些

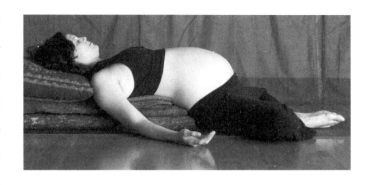

显著的病理状态。传统智慧为怀孕期间的锻炼提供了几点建议：应该是有规律的，而不是
断断续续的或竞技性的；如果是剧烈的活动，那就不应在酷热、潮湿或高烧时做；过程中
应避免冲击和震动以及关节的深度屈伸。如果是从久坐不动的生活方式开始练习，那么应
从简单训练开始。

　　这些见解很大程度上来自西方医学和科学模型的视角，该模型仍然主要是建立在身体
和思想是分离的这一观念上。极端地看来，这种观点认为，思想和感觉与身体健康无关，
用纯粹的物理治疗、药物或手术就可以解决身体的异常和问题。然而大量证据表明，情绪
是影响怀孕和分娩的一个重要因素，隐忍恐惧、认同感问题及其他情绪化的感受会对身体
的生理机能产生直接的影响。[7]医院和妇产科分娩中心数量的增加，使人们认识到释放情绪
会让分娩过程更轻松，因此要为孕妇提供一个更平和的环境，甚至是鼓励她们有意识地进
行呼吸和冥想练习，从而缓解分娩的压力。

　　我们可以将怀孕的学员分成两类：（1）具有久坐不动的生活方式，身体健康状况不佳，
或存在妊娠高风险的学员；（2）有积极的生活方式，整体健康状况良好，妊娠风险最小的
学员。应该鼓励第一类女性参加专门为怀孕学员设计的瑜伽课程，通常被称为"产前/产
后瑜伽"；鼓励第二类女性在常规的瑜伽课程中进行练习，相关瑜伽老师会准备好为她们提
供关于何时及如何调整练习方式的明智指导。第二类学员和已经规律练习瑜伽的女性应该
被鼓励去做维持类练习和下面要讨论的相关调整。处于妊娠期的学员并不适合开始一个充
满活力的瑜伽练习，也不适合尝试新的或者更复杂的瑜伽练习。[8]

盆腔意识和健康

　　所有处于妊娠期的学员都能从对骨盆的结构、肌肉和器官的了解和改善中获益。这在

孕前就可以开始，更专注地练习会阴收束法，把它作为一种调节并提高你对盆底肌和器官的认识的工具。会阴收束法有助于建立一个更强大和更具柔韧性的会阴肌群，增强对盆底器官及其周围支撑结构的认识，能减轻分娩过程中的难度，也减少在怀孕 / 分娩期间经常自然出现的一些身体风险，包括会阴撕裂（或减弱外阴切开术的痛苦）、小便失禁、阴道脱垂。从基本的会阴收束法的练习开始，孕妇学员可以更敏锐地察觉并控制骨盆从浅到深的所有肌肉——这些肌肉围绕并支持着膀胱、阴道和直肠。[9]有了这种认识，她们就能以一种更有意识的方式积极地参与分娩过程中。

按妊娠阶段划分练习

妊娠早期——1~3 个月

在怀孕初期到第 13 周左右，孕妇学员应该放松一下，因为她们要在剧烈又微妙的变化过程中适应不稳定的激素水平和能量水平的变化。这个时候需要她们更加脚踏实地放慢脚步，更多地专注于身体内部，并创造一个有利于受精卵和健康胎儿发育的良好环境。请遵循这些指导方针：

- 保持乌加依调息法。不要运用圣光调息法或其他需要在腹部做抽吸动作的调息技巧。
- 不要为快速进入体式练习而摇晃身体（如果学员有很丰富的悬浮练习的经验，她可能会觉得保持那个体式很舒服）。
- 尽量减少身体扭动（最大限度地减少对与子宫相连接的阔韧带的拉扯）；当扭动时，将注意力集中于上胸椎的运动。
- 进行基本的骨盆感知练习。
- 这个阶段的胎儿还很小，并且子宫在骨盆内被很好地保护着，所以学员可以进行俯卧类体式练习（直到肚子明显鼓起来）。
- 通过做桥式肩倒立滑动（缓慢地上下前后摆动骨盆和脊柱以进出桥式肩倒立）、仰卧束角式、吉祥坐、雷电坐、英雄式、束角式、牛面式、快乐婴儿式、单腿鸽王式的练习，来增强对骨盆的认识。也要对花环式非常熟悉。
- 做各种强化肩部和打开肩部的练习（见上面关于肩部的讨论）。
- 探索三角伸展式、战士二式和单腿站立伸展式，把它们作为打开髋部的一种途径，来刺激腿部的血液循环，以强化脚部和腿部的力量，也为产后减轻体重创造一个更坚实的基础。

· 在妊娠早期就可以开始探索在妊娠中期和晚期要练习的体式和运用的小道具。

妊娠中期——4~6 个月

随着胎盘功能的充分发挥，学员此时激素水平达到平衡，一般来说该过程是很顺利的。这是一个专注于培养力量和耐力，改善骨盆和脊柱意识的最佳时机，也是为孩子在成长过程中遇到不可避免的挑战时能保持平衡和放松而建立更多的内部支持的最佳时期。在怀孕中期，孕妇肚子的大小会因人而异，不同的女性会在不同的时间点表现出来。当一个女性的孕态变得明显，骨盆不再保护子宫时，就需要逐步开始调整姿势了。在怀孕中期，学员躺在床上的时候，应该更多地注意全身的麻木感，因为婴儿的体重增加可能会对下腔静脉产生压力，从而限制血液回流到母亲的心脏。指导实践如下：

· 避免不和谐的运动和剧烈的腹部运动，如自行车式、船式，以及圣光调息法。避免对腹部造成压力和培养其柔软性非常重要；女性运动员在腹部肌肉紧绷的情况下，因向下的压力而产生会阴撕裂和小便失禁的风险最高。

· 在做山式和手臂上举式时进行骨盆中立的练习，来培养脊柱的顺位，并继续做桥式肩倒立滑动练习。

· 练习拜日式时，应注意：在山式中将双脚分开，然后逐步回到斜板式。当俯卧为蝗虫式或上犬式做准备的时候，用折叠的毯子来支撑肋骨和髋部，将深蹲与敬礼结合起来。

· 练习站立体式来保持并强化腿部力量，同时打开髋部和骨盆（根据需要调整并运用墙壁或椅子）：树式、鹰式、低弓步式、新月式、战士一式和二式、三角伸展式、加强侧伸展式、单腿加强伸展式。

· 探索各种各样打开髋部的坐姿体式和前弯体式：束角式、坐角式、巴拉瓦伽式、单腿鸽王式、牛面式、手杖式、加强背部伸展式（双腿分开）、圣哲玛里琪一式和头碰膝前屈伸展式。在做婴儿式时，膝盖需大开以释放骶髂关节的压力。

· 探索腿向上靠墙的体式，把腿靠在墙上，双腿分开，双脚并拢，膝盖分开；在做束角式时把脚抬高；在做挺尸式时将臀部和腿部抬到一个长长的垫板上。

妊娠晚期——7~9 个月

这个阶段需要再度将注意力集中于能量蓄积上，特别是在做体式的过程中要适当休息，让身体更充分地消化所学内容。随着体内胎儿体重的增加，对下腔静脉造成的压力会变大，限制仰卧的时间变得越来越重要。松弛素水平现在已经足够高，这会导致全身韧带的软化（不仅仅局限于骨盆内），这也可能导致足弓下陷（随着跟舟韧带的伸展）、膝盖的无力，以及骶髂关节和身体其他关节的不稳定。

· 继续进行姿势矫正，以支持脊柱。

· 逐渐熟悉使用椅子来支持各种站立和坐立体式（包括战士一式和花环式）。

· 在妊娠期第 36 周之后，请注意，下犬式和其他倒立体式可能导致胎儿臀位先露。

· 开始通过蹲立姿势和其他打开髋部的外展姿势来进行分娩的练习。

· 试着使用一个高的支撑物来长时间保持仰卧束角式。

· 更多地进行挺尸式练习，侧躺，将辅具放在膝盖之间、头部下面和上臂下面，以获得轻松的舒适感和放松感。

分娩之后

对新妈妈来说，在分娩后慢慢增加能量、恢复肌肉力量、培养耐力很重要。至少六周内不应该有来自核心运动的腹部压力或练习圣光调息法（如果有外阴切开术或会阴撕裂，在开始盆底肌锻炼之前留出让身体完全愈合的更长的时间），要慢慢恢复腹部的状态。在产后或哺乳期结束（如果进行母乳喂养）约两个月，松弛素水平均会升高，因此鼓励学员在做深度拉伸（尤其是前弯和后弯）时保持 80% 的练习程度。

在非传统场景中教学

在教授瑜伽之前，我做了 20 多年的社区组织者、学术老师，以及各种社会服务和政策角色，涉及行业包括公立学校、青少年机构、监狱、戒毒康复和心理健康治疗中心。刚开始教瑜伽不久，我就和洛杉矶瑜伽社区的其他人一起创建了"瑜伽内在基金会"（Yoga Inside Foundation），在各种不同的环境下发展可持续的瑜伽项目，最终在美国和加拿大建立了 300 多个项目。近年来，一些机构采用了类似的方案，比如摆脱瑜伽垫、瑜伽的艺术、世系项目等，还有一些机构已经凭借远超我们早期的努力来将这个目标扩大，把练习瑜伽需要的技能普及给瑜伽领域外的其他人和机构。在提供这样的服务时，我们会面临远远超出在传统环境下教授瑜伽时所经历过的不同寻常的挑战和机遇：

· 在任何一个课堂上，学员的多样性都是存在的：不同的背景、年龄、条件和动机。
· 许多学员也许会有很深的情感创伤，患有创伤后应激障碍，或者还在服用稳定情绪的药物，甚至极度脆弱。
· 主办机构可能不完全支持瑜伽课程，一些工作人员在坚决执行制度规定的同时还制造了阻力。
· 练习室里可能没有硬木地板、播放音乐的音响系统、舞台、蜡烛、瑜伽带，或是你在附近社区教授瑜伽时早已习惯了的一些装配。
· 在相邻的课堂之间可能会有不同的时间限制，也可能会被频繁或意外地打断。

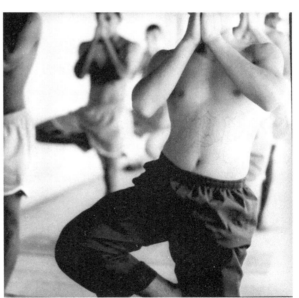

洛杉矶县少年所，1997

在非传统环境下的教学经验培养，在一定程度上取决于这些课程是自愿的还是强制的。有些瑜伽老师一旦觉得学员的意志受到了限制，宁愿选择不去上课；有些人虽然走上瑜伽垫，但并不是他们自主决定要这样做的，这难免会给人带来与瑜伽对立的感觉。虽然强制出席往往与课堂行为管理有关，但更大的情感和行为问题通常会掩盖参加与否的最初动机。因此，老师要在课堂上表现出一种活力和风度，以培养学员对瑜伽练习的开放精神，无论发生什么，老师都要掌控练习室的全局，以鼓励大多数学员找到练习瑜伽的感觉。许多在公立学校、监狱、治疗中心和其他地方学习瑜伽的学员，在瑜伽老师到来之前，只有最模糊的概念；当面临这些挑战时，你可以通过向他们展示瑜伽的平静来做进一步的介绍。

对于正与情感和心理问题做斗争的人群，瑜伽能解决几个重要的问题。大多数治疗中心的人都有强迫性的行为模式，他们通常都是抑郁的。身处这些环境，认识并尊重你作为瑜伽老师的特殊角色是非常重要的。你不是治疗师，即使瑜伽有益于健康。事实上，在这些非传统环境中教授瑜伽的目标之一，就是促进那些不健康的行为或日常生活习惯朝着健康的方向转化。利用你作为瑜伽老师的知识和技能，你可以为学员的康复过程做出贡献。这包括与呼吸相结合和创造安全齐备的环境，在这样环境下的学员不会被评判，他们能重新获得自我意识、自我认同感、自信和平衡感，他们也能感受到情感上的痛苦，培养重新连接身心的意识——活在当下，好好休息，重新认识生命的意义，打破原来的框架。通过耐心的努力，你可以帮助学员获得自我认同，摆脱旧有的、不健康的思想，把他们的思维引向一个地方——那里能使他们发现真实的自我。

在非传统环境中教学时，要更多地关注这些因素：

- 介绍瑜伽，分享个人练习瑜伽的经验，真诚地与学员交流，并向学员提供支持。
- 对练习室的所有学员一视同仁，让他们感受到安全、支持和接纳。通过具体化治愈经验和对转变及成长的反馈，教给他们面对生活的方法。
- 专注于练习时的自我反思，而不是刻意追求"完美的姿势"。
- 建立强有力的、清晰的界限，并通过相互尊重来帮助你的学员认识到集体的价值。
- 给予持续的鼓励，帮助学员建立自信，让他们产生自我认同并加强自我转变。
- 强调身体是一种自我转化的载体和容器，它可以帮助学员感觉到他们可能在回避什么。
- 在进行体式练习时，保持无痛苦的不适感——呼吸和转换。将体式的不适与生活中的不适联系起来，鼓励学员经历困苦以寻求突破，在练习体式的过程中培养平衡和力量，并将其应用于治愈的过程。
- 调息和冥想是非传统环境中的重要工具。运用它们以更深入、更安全地探索被隐藏起来的感受，并打破强迫性思维的循环圈。

第十二章
职业瑜伽

教给别人什么并不是取决于是否适用于你自己，而是取
决于是否适用于他人。

——克里希那玛查亚

瑜伽是一个市值 57 亿美元的产业，自 2004 年以来增长了 87%，且没有放缓的迹象。仅在美国，就有超过 1600 万人经常练习瑜伽（另有 1800 万人参与涉及瑜伽的活动）。目前，在美国有 7000 多名有着各种丰富经验和能力的瑜伽老师，这在过去的 5 年里增加了约 20%。在美国引领潮流的同时，这种趋势在世界范围内也十分强劲，尤其是在其他英语国家和欧洲（英国有超过 1.1 万名瑜伽教师）。这种增长趋势在所有风格流派的瑜伽中都有体现，其中折中风格的瑜伽的增长最为强劲，例如融合了几种不同的教学方法的流瑜伽和力量瑜伽。瑜伽企业和协会正在迅速开展瑜伽师资培训项目，以满足对合格的瑜伽老师日益增长的需求，同时成千上万的新学员正冒险进入最低限度或不用培训的教学中（少于 25% 的老师完成了培训计划）。的确，任何人都可以教授瑜伽，而不需必要的背景、经验、培训、认证或许可。但是，如果你有兴趣为朋友和家人教授非正式课程，无论全职还是兼职，想成为一名出色的瑜伽老师，就需要不断进行个人实践、培训、学习，以及致力于从每位学员和班级中学习新事物。对职业教学报以专业的态度，竭尽全力磨炼技能和知识，你将享受作为学习之旅的教学之路。

瑜伽教师培训与认证

　　教师培训从坚持练习瑜伽开始，探索每一个学习瑜伽的机会。如果你还没有探索过这条道路，可以开始参加一些关于特定瑜伽主题的研讨会，以帮助确定你是否有足够的兴趣

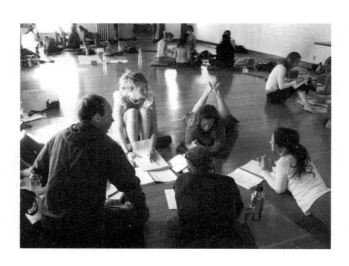

和毅力来从事深入瑜伽研究的艰深工作。当然，还可以通过独立阅读古代和当代瑜伽文献来深化你的学习。通过探索教师培训研讨会，你可以感受到教师认证更长的过程。目前，全世界有 1400 多个瑜伽教师培训项目，从在线远程学习和周末资格培训到拥有严格课程标准的住宿学校，那些课程一般需要两年或更长时间才能完成。在某些流派中，有多个级别的认证；有些则需要经过严格的同行评议和高度挑剔的审核，才会授予其作为教师的认可。至少，一个值得信赖的瑜伽教师培训应该包括以下内容：

1. 有机会学习、精炼和深化自己的瑜伽练习，包括体式练习、调息法和冥想。

2. 对体式进行彻底的探索，包括顺位原则、动态动作、调整、辅具的使用、变式、口头和手动提示、风险、禁忌和益处。

3. 研究瑜伽相关的哲学、历史、伦理和生活实践，这些特定内容反映了学校及教师的价值观。

4. 规划课程、体式序列、调息和冥想练习方面的培训和实践经验。

5. 有机会学习如何与患有伤痛及有其他身体条件限制的学员一起合作。

6. 有机会学习如何与处于妊娠期的学员一起合作。

7. 有机会逐渐积累教授更具挑战性的体式和整个课堂的教学实践经验。

8. 有机会师从经验丰富的老师。

9. 为寻找你作为老师的专长提供指引，并开始从事这个行业。

10. 与其他参与者保持交流。

在选择瑜伽教师培训项目时，你应考虑以下问题：

1. 学校的专业标准是什么？这些标准如何反映在学校的课程和核心教职工身上？

2. 学校的哲学价值是什么？学校是特定世系、流派或传统的一部分吗？学校里有古鲁或精神领袖吗？如果是，你对他／她了解多少？你们有相同或相似的价值观吗？

3. 学校在培训、认证和为毕业生提供持续指导方面的记录如何？最近一届的毕业生对培训项目及老师的评价如何？

4. 该项目的主要讲师在培训瑜伽老师方面有什么经验（200 小时或 500 小时认证）？

5. 培训学校是否加盟了瑜伽联盟？如果没有，原因是什么呢？

6. 如果该课程提供了一种快速沉浸式培训方法，你将如何将这些材料充分整合到自己正在发展的技能和知识体系中？

7. 这些课程是如何提供第一手经验，来培训如何看待事物、阅读、理解，以及针对不同类型的学员有意义地将口头提示和手动调整相联系，并在每一个细节或者更基本的体式里把它们传递给每一个学员？

8. 这些课程准备如何让你与处于妊娠期的学员、刚接触瑜伽的学员、受伤的或有其他身体限制的学员合作？

9. 该课程的费用与其他课程的费用相比如何？

10. 完成时限和认证的要求是什么？

师徒关系

师徒关系是瑜伽学习中永恒的传统。在这里，知识和技能直接从老师传给学生，目的之一便是让学生也走上教学之路。在这种关系中，更有经验的老师有机会分享有关精神层面、业力瑜伽或服务的智慧、知识和技能，而相对业余的教师有机会在更密切的互动中向愿意分享经验的老师学习（Briggs 2001）。

在完成教师培训项目后（或作为其一部分），给有经验的瑜伽老师当学徒是进一步发展你的教学技能的最有价值的方法之一。

当学徒的目的是更密切地观察普通班级，在课堂上与优秀的老师紧密合作以获得亲身

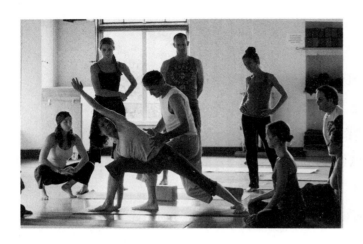

实践的经验，并进一步发展技能及树立信心，以便自己开展平衡、安全和有效的课程。在理想的师徒关系中，你的导师会耐心地解释他（她）的技艺的细微差别，解释体式序列，探索在实际课堂中如何以不同的方式亲自进行调整，并解决在每个班级、每位优秀瑜伽老师的脑海里都会出现的问题。构建师徒关系的方法有很多，下面是一些范例：

· 坚持每周辅导一次，持续六周，然后再让同一位老师或其他两位不同的老师以不同类型（或水平）的课程再辅导六周。

· 在每节课后，将课堂上的某个话题设置为问题、讨论点或者好奇之事，并在该周集中讨论。它可以是学徒或导师认为对学徒有益的其他学习领域。

· 导师会就这个问题为学徒提供一些初步想法，并指导学徒如何进行探索，包括在什么情况下去阅读或研究特定信息、在自己的瑜伽垫上探索哪些内容，或以其他方式寻求进一步学习的领域的最佳途径。

· 在学徒完成问题研究之后，他（她）会就此话题进行总结（不会超过一页内容），并提交给导师，从而让导师有机会进一步与学徒进行有意义的交流，并能沿着教学路线进一步指导他（她）。每周都必须完成这些任务。

在课堂上，根据双方和班上学员的需求和期望，学徒的角色和活动会存在较为显著的变化。

· 通常在第一阶段，当老师在教室里走动提供口头和手动提示时，学徒会积极地观察和／或跟随老师。

· 在相互信任的情况下，这可以演变成学徒为个别学员进行提示，给新学员单独指导，帮助学员更容易地融入课堂，或者也可以教授部分或全部课程。这主要是由导师进行判断，最好是与学徒进行友好和互相尊重的协商。

大多数瑜伽培训导师都会招收学徒并将其作为服务的一部分，要求这些由他们辛苦栽培的学徒致力于成为专业领域里的佼佼者。定期参加导师课程或培训班是可能发展师徒关系的最佳途径之一。当你已经做好成为学徒的准备时，请把你的导师看作你的良师益友。

教学机会及薪酬

很多地方似乎都有用不完的瑜伽老师，尽管如此，教授瑜伽的机会仍然很多。这些机会将在你决定要去从事瑜伽教学工作并全身心投入的时候显现出来，这时你可以问自己几个问题来找到最适合自身的情况：你想要教授什么风格流派的瑜伽？你想教谁——谁将会出现在公开课上？或者是否是一个特定群体，如儿童、运动员、演员、治疗师或消防员？你想多久教一次课？是否考虑财政补贴？在作为教学发展的这个阶段，你认为哪些教学经验最能帮助你进一步发展自己的技能？你想如何和别人分享自己的瑜伽天赋？清楚地了解了这些问题后，可考虑以下教学模式：

· 非正式课程：无论是在家中、工作场所还是其他环境中，非正式课程都是开启教学生涯的最佳途径之一。在这里你可以探索出自己的序列、步调、声音、旋律、体态调整，以及发挥出在公共课上教学时你需要的大部分其他技能。当这种感觉慢慢成熟时，就可以为自己的这些课程收取学费了。你可以以家庭式教学开始。

· 替代式教学：按周期性课表上课的瑜伽老师很难避免缺课的情况，这就导致对大批代课老师的持续需求。就如同师徒的关系一样，代课的机会通常来源于工作室和老师之间的现有关系。但你仍然可以向工作室管理人或其他老师询问工作室的代课制度。许多工作室把寻找代课老师的工作留给老师本人，而另一些工作室则有一个明确的代课老师名单，还有一些则是按照当值老师的风格或要求把代课老师的名单进行优劣排序。所有代课老师的报酬通常都会设定在最低档。

· 瑜伽工作室：说起瑜伽教学的好处，瑜伽工作室的教学让你有机会在一群积极向上的学员中工作。它将你与工作室的文化联系起来，与其他老师建立新的关系。瑜伽工作室作为最受大众青睐的机构之一，通常在时间表上的教学时段竞争非常激烈。大多数工作室都把最好的时间分配给最受欢迎的老师（或工作室负责人）。与其他机

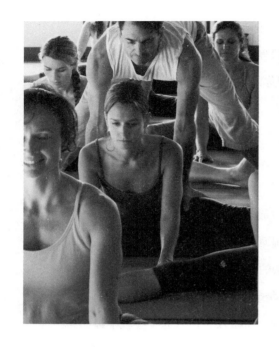

构不一样的是，瑜伽工作室的教学取决于你的人际关系和作为老师的潜力。耐心、毅力和知名度通常是从人员稀少的时段转移到最佳时段的关键。报酬差别很大，通常以基本额度（在不考虑参加学员数量的情况下支付的金额）加上奖金（从某个临界点开始，如 10 或 20 名学员）的形式开始。

· 健康俱乐部：健康俱乐部、健身中心和水疗中心是雇佣瑜伽老师的主要机构，它们是众多机构中发展最为迅速的几个类别。随着这些机构对瑜伽市场认识的逐渐加深，它们在提供器械健身锻炼的同时，开辟了与专业瑜伽机构一样适用于瑜伽练习的专用空间。在聘请老师方面，健身俱乐部往往更依赖训练证明和经验，包括瑜伽联盟的注册，而不是现有的人际关系。课程通常安排在 1 小时之内，而薪酬通常按固定的课时来设定（没有奖金）。

· 专业性机构：大型企业机构或单位，例如医院、学校等通常会在工作前后甚至午餐时间为员工提供瑜伽课程。有些甚至有专门的瑜伽室和完整的课程表。如果他们不提供课程，你可以向人力资源部门建议提供瑜伽课程。在一些专业机构中，由该机构出资提供瑜伽课程；而在其他非专业机构中，由老师设定课程价格。

· 娱乐和健康计划：大多数城镇都有活动中心，在其可供租用的多功能房间中，他们会提供活动时间表。你可以与娱乐部门联系，咨询这些租赁空间并根据他们的时间上课。

· 其他机构：学校、监狱、戒毒康复中心、医院、老年活动中心等机构通常都十分欢迎瑜伽及其他康复和冥想项目。有关这些机构的教学内容，请参见第十一章。如果你不知道所在地区的现有课程，请主动联系该机构去尝试为其提供课程。虽然通常是在自愿的基础上进行的，但许多机构非常欣赏瑜伽课程的效果，他们会去寻找为辅具和老师提供补贴金的办法。

· 私人客户：许多老师更喜欢与学员进行一对一的工作，许多学员也会因个人问题而无法参加公开课或者更偏向私人教学。在设立私人班时，使用您的直觉（及侧面询问）以确保潜在的个人客户有积极的动机。如果你无法确定学员的学习动机，请向客户解释你将会带来助教；这样一来，那些带有不良动机的人便会自动退出。要设置收费标准（按小时或班级计费），并考虑收取的费用是否足以支付您的路途费用，然后在设定时间表之前就费用问题达成一致。同时还需要明确停止合作制度（通常为提前 24 小时申请）。可以根据市场现状和你在瑜伽领域的声誉来确定收费的标准。

创造销量：主动出击

　　许多瑜伽老师有其他的生计来源，他们仅仅将教授瑜伽作为一项引以为豪的爱好。但也有许多人愿意以瑜伽老师的工作换取个人生计。营销就是让别人知道你能提供什么，并鼓励他们去尝试。这样做的目的是，在你最可能与潜在学生交流的地方传播信息。随着时间的推移，这些最有效的市场营销方式将成为你的声誉，在经过最古老的市场工具——口碑的传播之后，你的声誉会遍及各处，范围之广几乎超出你的想象。此外，你可以用以下几种方法来宣传自己的课程：[1]

- 传单：如果您对该地区的教学不熟悉，请在你认为有潜在学员的区域分发传单，所谓潜在学员区包括健康食品商店、康复中心和社区中心。确保传单的设计可以恰如其分地反映出你作为瑜伽老师的初衷。
- 免费试听卡：这可以作为你的专业名片，把"第一堂课免费"的字样放在最显眼的位置。走访周边的每一家企业，寻问是否可以在前台留下部分卡片，每当你经过此处时，都可以邀请员工免费上课。
- 日历清单：大多数地方报纸（日报和周报）为即将发生的事件提供免费日历清单。要保证你的清单简洁明了。
- 网站：现代社会中，建立和维护网站变得越来越简单，其花费也越来越便宜。这些网站便成了提供详细信息的绝佳渠道，信息可以包括你的课程、个人背景，以及你觉得会吸引学员来上课的某些话题。
- 社交媒体：在线社交网站可以为受众提供有效且几乎免费的资源，这些有利于促进你的教学事业发展。
- 专业简历：专业简历包括所有相关培训，包括研讨会、课堂、出席会议、心肺复苏，以及任何你从事过的与教学相关的内容（哪怕是物理教学或绘画等主题）。在强调你的优点时要诚实。此外，要列出对你影响最深的老师，并标记出哪些人是你最想成为的榜样。

维持销量：责任保险

意外时有发生。完全负责任的行动也会出现意外后果。无论是哪种情况，都需要明确责任制度。如果你是瑜伽工作室或健康俱乐部的专职老师，你可能要无条件接受公司的责任制度。即使你是他们的专职老师，你仍然可能希望拥有自己的一套制度来满足私人教学，并为你获取别的教学机会创造条件，包括在讲习班和疗养所工作。

职业监管

在 20 世纪 90 年代中期，迅速扩大的瑜伽行业引起了美国个别州议会和监管机构的关注，这些机关的听证与调查提高了该行业获取国家执照和国家监督的可能性。其表面上的动机是出于对学员安全的担忧，部分原因是媒体对学员受伤和受虐待的报道。随着对美容、牙齿卫生和治疗按摩等行业的监管，许多人认为，国家机关也应对瑜伽进行监管。但是，在对瑜伽进行规范过程中核心问题及障碍始终存在；再者，要对瑜伽中的哪些方面进行监管也是个问题：瑜伽只是身体上的瑜伽还是包括巴克提和冥想等所有形式在内的瑜伽？这种对瑜伽职业的审视很快就消失了，部分原因是瑜伽社区为教师培训制定了专业标准这一有力举措。在 20 世纪 90 年代后期，作为会议组织者的瑜伽团体与一些临时瑜伽联盟进行合并，建立了新的瑜伽联盟，它们在两年前就已经开始为给瑜伽老师制定最低标准而努力。不顾瑜伽界内部的反对，新诞生的瑜伽联盟很快得到了主要瑜伽媒体、学校和老师的关注（尽管他们中有许多人并未参与其中，更有一些人拒不承认瑜伽联盟自封的"领头人"头衔）。

瑜伽联盟如今为瑜伽教学和教师培训方案制定了最低标准，并得到了广泛认可。其中包括 5 项培训中每个领域的最低时长：（1）教学方法；（2）技术；（3）解剖学和生理学

（包括精微能量）；（4）哲学和生活方式；（5）实践教学。凡是课程达到或超过瑜伽联盟规定的最低标准的机构均可以申请成为课程时长为 200 小时或 500 小时级别的注册瑜伽学校（RYS），而从注册瑜伽学校毕业的老师直接有资格成为时长为 200 小时或 500 小时的注册瑜伽老师。自 2005 年起，瑜伽联盟开始承认并给一些拥有基础培训经验的老师进行登记，将其视作有注册执业资格的瑜伽老师（时长为 200 小时或 500 小时）。通过在瑜伽联盟进行注册，瑜伽老师的教学职业就拥有了合法性，这样就更容易获取责任保险和专业教学职位，帮助他们打开职业化的大门。瑜伽联盟为所有瑜伽老师和学校增设了如下道德行为准则：

1. 通过专业和认真的态度来保持自我职业的正直性。
2. 承认自己的技能和实践范围的局限性，并在适当的情况下，引导学员寻求替代方案、建议、治疗或指导。
3. 为瑜伽的练习创造一个安全、干净、舒适的环境并予以保持。
4. 尊重所有学员，不分年龄、身体条件、种族、信仰、性别、民族、宗教信仰或性倾向，并通过这些来积极鼓励多元化。
5. 尊重所有学员的权利、尊严和隐私。
6. 避免性骚扰的言辞和行为。
7. 遵守禁制和劝制的传统瑜伽原则。
8. 拥护有关瑜伽教学和商业方面的所有国家 / 地方政府的领导，遵守相关国家 / 地区法律。

2009 年，以美国新泽西州为首的几位州财务主管发现了瑜伽联盟中各州瑜伽学校和教师的注册表，并开始要求各州缴纳注册费和营业执照费。这使得讨论了 10 年之久的关于监管、监督的基本问题又重新浮出水面。虽然作用不大，但瑜伽联盟、学校和老师仍在继续探索一条越来越受到媒体、政府及瑜伽的最终受益者——学员们关注的专业道路。在这条路上，以及路的尽头，最重要的当然是瑜伽老师和学校如何选择自己的教学方式。在这一点上，瑜伽学校、老师和学员都将受益于一个富有互联性的团体的关心和支持。

教学之路

　　瑜伽教学是对瑜伽练习的延伸。无论你已经走上教学的道路，还是打算花很多年的时间将自己打磨成为一名老师，你都会在练习瑜伽时发现其作为自我转化工具的本质。就像在练习中一样，你在瑜伽教学中会拥有无数次机会去看得更明白，感受得更深刻，生活得更愉快。教学也延伸了你宽广的生活领域，因为教学可以反映出你的生活方式。沿着这条道路走下去，你将深化自己的个人实践，并将瑜伽更多地融入生活的每个方面。[2] 用心去做这件事——在决定成为瑜伽老师之前做好充分细致的考虑，而不是去随便扮演一个老师的角色。这将会使你教学的每一部分都成为你本人最真切的表达，同时让你在教学职业中更容易维持自我。

　　你的学员永远是你最好的老师。聆听他们的声音，倾听他们说出口的和不曾表达的。用自己的耐心和同情心，让每个学员说出自己对瑜伽练习的独特而深刻的见解。指导瑜伽练习有助于你亲身了解学员的现实情况。让你最头疼的学员可能是最适合你的老师。褒奖、尊重和挖掘这些见解，是让你成为最好的瑜伽老师的重要基础。

　　永远不能脱离你的个人练习。许多瑜伽老师因忙于自己的教学而减少了自己的个人练习时间。个人练习不仅是平衡而健康的生活方式的重要组成部分，它还能为探索并阐明教学中出现的诸多问题而积累无尽的经验。回到经验之源中去吧！你要注意老师队伍中的同化趋势——认为自己在课堂上演示体式就是一种练习，这和你完全专注于做瑜伽练习是不一样的。你要记住帕塔比·乔伊斯经常引用的一句话：瑜伽是 99% 的练习加上 1% 的理论，练习加理论！

　　生活中的一切都充满节奏。当你沿着教学的道路探索时，不妨花点时间暂停一下，反思自己在不断变化着的体验之中有何感悟。你要多加关注不断变化的领域，不管是新的地方、不同的学员，还是思维和个人实践经验的演变。如果感到呼吸都变得空虚时，就停下来，你会重获更加明朗的感觉，偶尔从教学中解放出来，以便对自己的瑜伽技艺有更加深入的认识。你要尽可能弄清你的教学动机。让教学中出现的不可避免的挑战成为你个人发展的原材料，正如帮助学员不断改善他们练习瑜伽的技艺一样，你要始终做到解放自己的思想，以不断打磨自己的教学方式。

　　那么现在开始，保持呼吸，双手合十，Namaste。

致　谢 ···

　　如果没有过去 15 年里我在瑜伽工作室、庇护所、监狱、治疗中心和公立学校所教授过的学员，以及多年来参加我的教师培训课程的数百名学员，这本书是不可能完成的。作为一名瑜伽教师和瑜伽教师培训师，我一直把他们当作我灵感和洞察力的来源，并且是他们使我在 20 世纪 90 年代早期到中期在国际权威瑜伽联盟中所接受的更为正式的瑜伽教师培训及指导有了具体的表现和意义。

　　我的启蒙老师们——埃里奇·希夫曼、查克·米勒（Chuck Miller）、史蒂夫·罗斯（Steve Ross）、丽莎·沃尔福德（Lisa Walford）和玛蒂·埃兹拉特（Maty Ezraty）——他们的声音仍然回响于我的实践之路上。与贾斯敏·利布（Jasmine Lieb）和希瓦·雷亚的深入的学习让我有机会以一种更有意义的方式锻炼自己的观察能力及与学员相处的能力。1995—1997 年，通过协助希瓦·雷亚进行几次瑜伽静修，我进一步增强了这些能力。多年来，与拉曼·帕特尔（Ramanand Patel）、理查德·弗里曼（Richard Freeman）、多纳·霍利曼（Dona Holleman）、科菲·布西亚（Kofi Busia）、帕特里夏·沃尔登（Patricia Walden）、罗德尼·易（Rodney Yee）、蒂亚斯·利特尔（Tias Little）、约翰·舒马赫（John Schumacher）、蒂姆·米勒（Tim Miller）、约翰·弗兰德（John Friend）和朱蒂丝·拉斯特（Judith Lasater）等人开展的深入研习也以不同的方式影响了我的教学方法。

　　与几个朋友和同事的交谈帮助我完善了这本书所涉及的各个主题的陈述。萨利·肯普顿（Sally Kempton）、乔尔·克莱默（Joel Kramer）、戴安娜·阿尔斯塔德（Diana Alstad）、希瓦·雷亚、科菲·布希亚（Kofi Busia）、玛丽埃尔·海明威（Mariel Hemingway）、詹姆斯·贝利（James Bailey）、詹姆斯·温纳、甘加·怀特、詹妮弗·斯坦利（Jennifer Stanley）、拉尔夫·奎恩（Ralph Quinn）和莎拉·鲍尔斯（Sarah Powers）使这本书更精练。虽然他们本人可能没有意识到带给我的帮助，但是在这本书中还是有所体现。参加了我在加州圣克鲁斯组织的瑜伽教师培训和深度学习项目的许多学员，他们阅读并分享了每一章的初稿讨论；乔迪·格林（Jody Greene）、琳达·莱维特（Lynda Lewitt）、凯伦·帕里什（Karen Parrish）、吉姆·弗兰丁（Jim Frandeen）和珍娜·珍妮特（Jenna Jeantet）对书稿进行了深入的阅读并提供了评论。

我的研究助理——瑜伽老师辛迪·张（Cindy Cheung），帮助我发现并组织各种资源，她还阅读和评论了每个章节。梅林达·斯蒂芬斯-布基（Melinda Stephens-Bukey）阅读并评论了几份早期草稿，并协助整理了附录。劳里·吉布森（Laurie Gibson）阅读并编辑了手稿的初稿，他提出了一些只有瑜伽圈以外的专业编辑才会想到的问题和建议。其他的许多朋友、学员和老师都阅读了部分手稿，并提出了宝贵的建议。

布莱斯·弗洛里安（Bryce Florian）、玛雅·格力-卡图（Maya Gil-Cantu）、乔迪·格林、黛比·乔丹（Debbie Jordan）、筑珠·金（JuJu Kim）、珍妮特·里奥利尔（Jeanette Lehouillier）、乔安娜·萨克斯比（Joanna Saxby）、珍妮弗·斯坦利（Jennifer Stanley）、达纳·温菲尔德（Dana Wingfield）优雅地模拟了第七章中的体式。其他章节中的照片是由詹姆斯·温纳提供的。克里斯·麦西尔（Chris MacIvor）提供了第四章的解剖学插图，这些插图最初是他为瑞隆（Ray Long）博士的瑜伽解剖系列著作画的。

与北大西洋图书公司的同事们一起工作的经历也十分宝贵。首先，合作出版人林迪·霍夫（Lindy Hough）从一堆书的提案中抽出了我的原稿，并欣然接受了我对这本书的看法。我的项目编辑杰西卡·塞维（Jessica Sevey）非常出色，她熟练地指导我将手稿转变成一本完整的书，对书中的各个部分都提供了广泛的见解。克里斯托夫·丘奇（Christopher Church）巧妙地对整篇手稿进行了编辑，使整本书的叙述更加清晰和连贯。阿伊莱特·梅达（Ayelet Maida）的美丽设计是不言而喻的。

书中的任何错误都是我的责任。

如果没有迈克尔、梅琳达、约塔、约翰、詹妮弗、乔和戴安娜的大力支持，这一切都不可能实现。

附录A
术语表

a. "非"，如 ahimsa（不害，非暴力），非暴力

abductor. 让骨头远离身体中线的肌肉

adductor. 把骨头拉向身体中线的肌肉

adho. 向下

adho mukha. 面朝下

afflictions. 痛苦的五种形式（kleshas 痛苦；烦恼）

agni. 火神

ahimsa. 不害，非暴力

ajna chakra. 眉心轮

akarna. 到耳朵

anahata chakra. 心轮

ananda. 狂喜；幸福；爱情

anjali mudra. 合十手印；祈祷手印

Anjaneya. 猴神

antara. 内部的

antara kumbhaka. 内屏息

anterior. 向前；在前面

anuloma. 顺应（调息）

apana. 低的，向下

apanasana. 骨盆着地体式

apana-vayu. 下行风，作用于下腹部的神经力

aparigraha. 不贪，不占有

ardha. 半，一半的

asana. 坐在一个座位上；体式；瑜伽八支第三支

Astavakra. 一位印度圣人和梵文学者；八字扭转式就是以他的名字命名的

asteya. 不窃，不偷盗

atman. 真实的自我；意识

aum. 唵，最初在《奥义书》中被描述为宇宙的起源和包罗万象之音；也可以拼写为 om

avidya. 无明；无知

ayurveda. 阿育吠陀，古代印度科学；印度医药的传统形式

baddha. 界限、边界；限制

bahya. 外部的

bahya kumbhaka. 外屏息

baka. 起重机 / 鹤

bandha. 收束；精神参与度

bhadra. 平静的或吉利的

Bhagavad Gita.《薄伽梵歌》;"神之歌"，史诗《摩诃婆罗多》中最具影响力的一章

bhakti. 奉献；虔信

Bharadvaj. 巴拉瓦伽，一位印度圣哲

Bharirava. 湿婆的一个化身

bhastrika. 风箱（调息）

bhaya. 恐惧

bheka. 青蛙

bhuja. 手臂或肩膀

bhujanga. 眼镜蛇

bhujapida. 手臂或肩膀的压力

Brahma. 神；至高无上的；创造者；印度教三位一体的第一位神；梵天

brahmacharya. 禁欲或正确使用性能量；禁制之一；贞洁，不纵欲

brahman. 无限意识；普遍存在的宇宙意识

buddhi. 智性；智力所在

cervical spine. 颈椎

chakra. 脉轮；微妙的能量中心

chandra. 月亮

danda. 手杖或棍子

dhanu. 弓

dharana. 专注，瑜伽八支第六支

dharma. 道德责任；正法；达摩

dhyana. 冥想，瑜伽八支第七支

dristi. 凝视法

dukha. 痛苦；悲伤；悲痛

dwi. 二；双

eka. 一；单

ekagrata. 集中于一点的精神关注；专注力

eka pada. 单腿或单脚

extension. 使身体的一部分从另一部分移开的关节运动；伸展

flexion. 减少两点间夹角的弯曲运动；屈曲

Galava. 格拉威亚，一位印度圣哲

garuda. 鹰；指鸟王金翅鸟，迦楼罗是毗湿奴的坐骑，有着白色的脸、鹰喙、红色的翅膀和金色的身体

Gheranda. 格兰达，一位印度圣哲，哈他瑜伽经典《格兰达本集》的作者

gomukha. 牛头；牛面

guna. 字面意思是"绳子"，它指的是束缚的东西；在瑜伽中，它指的是所有现象内在的三个相互交织的基本属性：sattva（悦性），rajas（激性），tamas（惰性）

guru. 古鲁；灵性导师，照亮灵性道路的人；也作"gee, you are you"的首字母缩写

hala. 犁

Hanuman. 猴神哈奴曼，安阇那与风神伐由之子

hasta. 手或手臂

Hatha yoga. 哈他瑜伽，公元 14 世纪的《哈他瑜伽之光》中首次以书面形式得到描述的身体净化练习

humerus. 肱骨

hyperextension. 关节超过 180 度的伸展

ida. 一条从左鼻孔开始，然后通到头顶，随后下行至脊柱基底的能量通道

insertion of muscles. （肌肉的）止端；远离身体中心的肌肉末端

Ishvara. 至高无上的人；自在天，神，有形的婆罗门

isometric exercise. 等长性肌肉收缩运动

isotonic exercise. 等张性肌肉收缩运动

jalandhara bandha. 收颌收束法、喉锁，下巴向锁骨方向靠拢

janu. 膝盖

jathara. 肚子

jnana. 从冥想中得到的有关宗教和哲学的更高层次的神圣知识，它教导人们如何理解自己的本性

kapala. 头骨

kapalabhati. 圣光调息法；头盖骨清洁

kapha. 卡帕，阿育吠陀三体液理论中的一种

kapota. 鸽子

karma. 业，行动，宇宙的因果律

karma yoga. 行动瑜伽，业瑜伽

karna. 耳朵

karnapida. 耳朵挤压

klesha. 因无知、自私、欲望、仇恨或恐惧而承受痛苦

kona. 角

Koundinya. 康迪亚，一位印度圣哲

krama. 动作序列；时间的连续

Krishna. 奎师那，毗湿奴的一种化身

kriya. 克里亚，动作；也指净化练习

krouncha. 白鹭

kukkuta. 公鸡

kumbhaka. 屏息，完全吸入或呼出后的呼吸暂停

kundalini. 昆达里尼，呼吸控制能量，像一条盘绕着的沉睡的蛇，潜伏在脊柱底部的最

低神经中枢；哈他瑜伽的一种形式

kurma. 乌龟

kyphosis 脊柱后弯

laghu. 简单的；小的；英俊的

lateral. 外侧的；远离身体中线

lateral rotation. 外旋

laya. 融合

lola. 摇摆

lordosis. 脊柱前弯

lumbar spine. 腰椎

Maha bandha. 大收束法

Mahabharata.《摩诃婆罗多》，是古印度的史诗，包括《薄伽梵歌》和印度神话的主要元素

maha mudra. 大契合法

mala. 花环

manos. 个人的思想

mandala. 用于冥想和仪式的具有精神意义的同心形式

manduka. 青蛙

manipura chakra. 脐轮

mantra. 真言 / 曼陀罗，神圣的声音、思想或祈祷

Marichi. 玛里琪，一位印度圣哲，他是创造之神梵天的儿子

Matsyendra. 鱼王尊者；密宗之父

mayura. 孔雀

medial. 内侧的；靠近身体中线

medial rotation. 内旋

moksha. 解放；解脱

mudra. 手印；手和手指的姿势或特定的体式、调息法和收束法的组合

mukha. 面部

mula. 根，基础

mula bandha. 会阴收束法；精力充沛的参与；持续提升会阴和肛肌

muladhara chakra. 海底轮

nadi. 字面意思为"河"；经脉

nadi sodhana. 净化经脉；有目的地进行调息

nakra. 鳄鱼

namaskara. 称呼；问候

nara. 人

naravirala. 斯芬克斯

Nataraja. 舞王湿婆

nauli. 瑙利，腹腔旋转法

nava. 船

nidra. 睡

niyama. 劝制，瑜伽八支第二支

origin of a muscle. （肌肉的）起端；距身体中心较近的肌肉末端

pada. 脚，足或腿

pada hasta. 从手到脚

padangustha. 大脚趾

padma. 莲花

parigha. 门闩；铁棒

parigraha. 囤积

paripurna. 完美的；完全的；整个的

parivrtta. 交叉；扭转

parsva. 侧面；侧翼；横（向）的

paschimo. 西方；身体的背面

phalaka. 板

pincha. 下巴；羽毛

pinda. 胎儿或胚胎；身体

pingala. 从右鼻孔开始，向头顶移动，向下到脊柱底部的经络或通道或能量

pitta. 皮塔，有时被译为"胆汁"

posterior. 向后的，前面的相反方向

prakriti. 原质，物质世界的起源；包括悦质、激质和惰质

prana. 生命能量；有时指呼吸

pranayama. 有节奏的瑜伽呼吸；呼吸扩展；瑜伽八支第四支

prasarana. 手臂的摇摆运动

prasarita. 外展；伸出

prasvasa. 呼气

pratikriyasana. 反体式

pratiloma. 逆着头发；违反意愿

pratyahara. 独立于感官刺激；制感，瑜伽八支第五支

prishta. 背部

puraka. 吸气

purna. 完整的；完全的

pursvo. 东方；身体前部

pursvottana. 身体前部的强烈拉伸

raga. 爱；热情；愤怒

raja. 王；统治者

rajakapota. 鸽王

rajas. 冲动或混乱的思想；自然界中的运动方面；激性

rechaka. 呼气，清空肺部

sadhana. 修行

sahasrara chakra. 顶轮，颅腔中的千瓣莲花

sahita. 辅助的

sahita-kumbhaka. 有意识的屏息

salabha. 蝗虫

salamba. 支撑的

sama. 平衡，平行；同样的

samadhana. 精神的宁静

samadhi. 幸福；三摩地，瑜伽八支第八支

samasthihi. 一种平衡的状态

samskara. 潜在业力

samyama. 三夜摩，专注、冥想和三摩地的并称

santosa. 满足

sarvanga. 整个身体

sattva. 光明、秩序；自然属性中的悦性

saucha. 净化；清洁

sava. 尸体

setu bandha. 桥

Shakti. 萨克蒂，生命力，生命能量；湿婆的配偶

shishula. 海豚

simha. 狮子

sirsa. 头

sitali. 清凉调息法

slumpasana. 与脊柱躯干下垂有关的习惯性的胸口塌陷

sukham. 舒适；放松；快乐

supta. 仰卧；睡觉

surya. 太阳

sushumna. 中脉，位于脊柱

svadhisthana chakra. 生殖轮：生命力的中心，位于生殖器官之上

svana. 狗

svasa. 激励；鼓舞

Svatmarama. 斯瓦特玛拉马，《哈他瑜伽之光》作者

tada. 山

tamas. 迟钝的；惯性；无知；自然的三属性之一

tantra. 坦陀罗，用所有的能量，包括世俗的能量，来唤醒灵性

tapa. 苦行；朴素

tapas. 热；包括净化、自律和节俭的努力

thoracic spine. 胸椎

tibia. 胫骨

tiriang mukha. 面朝后的

tittibha. 萤火虫

tola. 平衡；尺度

tri. 三

trikona. 三角形

ubhaya. 两者都

udana. 上行风；一种风息

uddiyana bandha. 腹部收束法，脐锁

ujjayi. 乌加依调息法（喉式呼吸控制法）

Upanishads. 尊师就座，聆听精神指导；奥义

书，吠檀多的核心教义

upavista. 双腿分开坐着

urdhva. 抬起，提升，向上

ustra. 骆驼

utkata. 强大的；热烈的；热情的

utpluti. 上升

uttana. 强烈的伸展（ut：紧张、强烈；tan：动词，伸展、延伸）

Uttanasana. 前屈

utthita. 延伸的；延长的；扩展的

vajra. 雷电

vakra. 弯曲的

Vasistha. 圣哲瓦希斯塔，印度七位伟大圣人之一

vata. 瓦塔，阿育吠陀三体液理论中的一种，有时被译为"风"

vayu. 风息；至关重要的气流

Vedanta. 吠檀多，字面意思是"《吠陀经》之终极"，占主导地位的印度哲学传统

Vedas. 吠陀经（印度最古的宗教文献和文学作品的总称）

vidya. 知识；学习；传说；科学

viloma. 逆着头发；违反事物的秩序

vinyasa. 以特殊的方式放置；呼吸和运动有意识的联系

viparita. 翻转；倒置，相反的

vira. 英雄；勇敢

Virabhadra. 战士，湿婆的武士化身

vishuddha chakra. 纯净；喉轮

vrksa. 树

vrschika. 蝎子

vyana. 遍行气，一种风息

yama. 克制；包容；禁制，瑜伽八支第一支

yoga. 源于梵语词根"yuj"，连接，交感，相应。yuj 本来也指牛轭，套在牛脖子上的木条，用来控制牛的行动，在修行上指的是控制自己心或者头脑的波动

yoga-robics. 使用瑜伽体式进行的纯粹身体锻炼

附录B
体式表

　　各类瑜伽文献中对体式的名称、发音、身体形态和姿势的描述都有明显的不一致性。不同流派、不同传统、不同世系、不同教师、不同书籍和文献通常会赋予同一身体形态完全不同的称谓，或用同一名称来标识不同的姿势。在这里，我们主要使用已得到最广泛认可的参考资料来描述体式，包括《瑜伽杂志》、B. K. S. 艾扬格的《瑜伽之光》和大卫·斯文森（David Swenson）的《阿斯汤加瑜伽》。

体式表

1. 下犬式 Adho Mukha Svanasana
   (ah-doh moo-kah-shah-VAHS-anna)
   Downward Facing Dog Pose

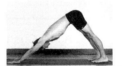

2. 手倒立式 Adho Mukha Vrksasana
   (ah-doh moo-kah-vriks-SHAHS-anna)
   Downward Facing Tree, or Handstand

3. 单盘前屈伸展式 Agnistambhasana
   (ahg-nee-stam-BAHS-anna)
   Fire Log Pose, or Double Pigeon

4. 快乐婴儿式 Ananda Balasana
   (ah-NAN-dah bah-LAHS-anna)
   Happy Baby Pose

5. 低弓步式 Anjaneyasana
   (ahn-jon-uh-YAHS-anna)
   Low Lunge Pose

6. 膝到胸式 / 祛风式 Apanasana
   (ah-pah-NAHS-anna)
   Knees-to-Chest/Wind Removing Pose

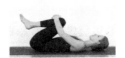

7. 半莲花加强背部伸展式 Ardha Baddha Padma Paschimottanasana
(are-dah BAH-dah pod-ma POSH-ee-moh-ta-NAHS-anna)
Half Bound Lotus West Intense Stretch Pose

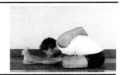

8. 半莲花加强前屈伸展式 Ardha Baddha Padmottanasana
(are-dah BAH-dah pod-mo-TAH-nahs-anna)
Half-Bound Lotus Intense Stretch Pose

9. 半月式 Ardha Chandrasana
(are-dah chan-DRAHS-anna)
Half Moon Pose

10. 半鱼王式 Ardha Matsyendrasana
(are-dah MOT-see-en-DRAHS-anna
Half Lord of the Fishes Pose

11. 半站立前屈伸展式 Ardha Uttanasana
(are-dah OOT-tan-AHS-anna)
Half Forward Fold

12. 新月式 Ashta Chandrasana
(ahsh-ta chan-DRAHS-anna)
Eight Crescent Moon Pose

13. 八体投地式 Ashtanga Pranam
(ahsh-TAHN-gah pra-NAHM)
Eight-Limbed Prostration

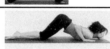

14. 八字扭转式 Astavakrasana
(ah-stah-vah-KRAHS-anna)
Eight-Angle Pose

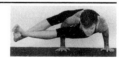

15. 束角式 Baddha Konasana
(BAH-dah cone-AHS-anna)
Bound Angle Pose

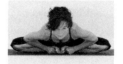

16. 锁莲式 Baddha Padmasana
(BAH-dah pod-MAHS-anna)
Bound Lotus Pose

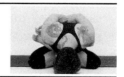

17. 起重机式 / 鹤禅式 Bakasana
(bahk-AHS-anna)
Crane Pose

18. 婴儿式 Balasana
(bah-LAHS-anna)
Child's Pose

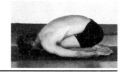

19. 巴拉瓦伽式 Bharadvajrasana
(bah-ROD-va-JAHS-anna)
Bharadvajra's Pose

20. 蛙式 Bhekasana
(beh-KAS-anna)
Frog Pose

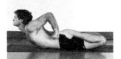

21. 眼镜蛇式 Bhujangasana
(boo-jang-GAHS-anna)
Cobra Pose

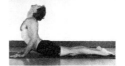

22. 脚交叉双臂支撑式 Bhujapidasana
(boo-jah-pee-DAHS-anna)
Shoulder Pressing Pose

23. 四柱式 Chaturanga Dandasana
(chaht-ah-RON-gah don-DAHS-anna)
Four-Limbed Staff Pose

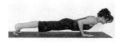

24. 手杖式 Dandasana
(don-DAHS-anna)
Staff Pose

25. 弓式 Dhanurasana
(don-your-AHS-anna)
Bow Pose

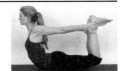

26. 双腿圣哲康迪亚式 Dwi Pada Koundinyasana
(DWEE pah-DAH koon-din-YAHS-anna)
Two Footed Koundinya's Pose

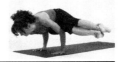

27. 单腿圣哲康迪亚式 Eka Pada Koundinyasana
(eh-KAH pah-DAH koon-din-YAHS-anna)
One Footed Koundinya's Pose

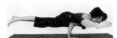

28. 单腿鸽王式 Eka Pada Raj Kapotasana
(eh-KAH pah-DAH rahj cop-oh-TAHS-anna)
One Legged King Pigeon Pose

29. 单腿绕头式 Eka Pada Sirsasana
(eh-KAH pah-DAH shear-SHAHS-anna)
One Foot Behind the Head Pose

30. 单脚内收直棍式 Eka Pada Viparita Dandasana
(eh-KAH pah-DAH vee-pah-REE-tah don-DAHS-anna)
One Foot Inverted Staff Pose

31. 格拉威亚式 Galavasana
(gah-LAH-vos-anna)
Flying Crow Pose

32. 鹰式 / 鸟王式 Garudasana
(gah-rue-DAHS-anna)
Eagle Pose

33. 牛面式 Gomukhasana
(go-moo-KAHS-anna)
Cow Face Pose

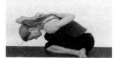

34. 犁式 Halasana
(hah-LAHS-anna)
Plow Pose

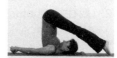

35. 神猴哈奴曼式 Hanumanasana
(hah-new-mah-NAHS-anna)
Monkey Pose

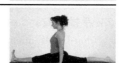

36. 头碰膝前屈伸展式 Janu Sirsasana
(JAH-new shear-SHAHS-anna)
Head to Knee Forward Bend Pose

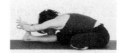

37. 腹部扭转式 Jathara Parivartanasana
(JAT-hara par-var-tan-AHS-anna)
Revolving Twist Pose

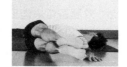

38. 鸽子式 Kapotasana
(cop-oh-TAHS-anna)
Pigeon Pose

39. 膝碰耳犁式 Karnapidasana
(car-NAH-pee-DAHS-anna)
Knees to Ears Pose

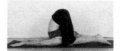

40. 苍鹭式 Krounchasana

(crown-CHAHS-anna)

Heron Pose

41. 龟式 Kurmasana

(core-MAHS-a a)

Tortoise Pose

42. 小雷电式 Laghu Vajrasana

(lah-gu VAJ-rahs-a a)

Little Thuderbolt Pose

43. 秋千式 Lolasana

(lo-LAHS-a a)

Dangling Earring Pose

44. 圣哲玛里琪三式 Marichyasana C

(mar-ee-chee-AHS-a a)

Marichi's Pose

45. 鱼式 Matsyasana

(mot-see-AHS-a a)

Fish Pose

46. 人面狮身式 Naraviralasana

(ar-ah-veer-ah-LAHS-a a)

Sphinx Pose

47. 舞王式 Natarajasana

(ah-TAR-ah-JAHS-a a)

Da cer's Pose

48. 完全船式 Navasana

(ah-VAHS-a a)

Boat Pose

49. 手碰脚前屈伸展式 Padahasthasana

(PAH-dah haas-TAHS-a a)

Hands to Feet Pose

50. 手抓大脚趾站立前屈伸展式 Padangusthasana

(PAH-da-goo-STAHS-a a)

Big Toe Pose

51. 莲花式 Padmasana
(pod-MAHS-a a)
Lotus Pose

52. 扭转半月式 Parivrtta Ardha Chandrasana
(par-ee-vri-tah ARE-dah chan-DRAHS-anna)
Revolved Half Moon

53. 头碰膝扭转前屈伸展坐式 Parivrtta Janu Sirsasana
(par-ee-vri-tah JAH-new shear-SHAHS-anna)
Revolved Head to Knee Pose

54. 侧角扭转式 Parivrtta Parsvakonasana
(par-ee-vri-tah pars-vah-ko-NAHS-anna)
Revolved Side-Angle Pose

55. 三角扭转式 Parivrtta Trikonasana
(par-ee-vri-tah tree-ko-NAHS-anna)
Revolved Triangle Pose

56. 侧起重机式 Parsva Bakasana
(pars-VAH bah-KAHS-anna)
Side Crane Pose

57. 加强侧伸展式 Parsvottanasana
(parsh-voh-tah-NAHS-anna)
Intense Extended Side-Stretch Pose

58. 加强背部伸展式 / 西方伸展式 Paschimottanasana
(POSH-ee-moh-ta-NAHS-anna)
Seated Forward Bend/West Stretching Pose

59. 斜板式 Phalakasana
(pah-la-KAHS-anna)
Plank Pose

60. 孔雀起舞式 Pincha Mayurasana
(pin-cha my-yu-RAHS-anna)
Feathered Peacock Pose

61. 上胎儿式 Pindasana
(pin-DAHS-anna)
Embryo Pose

62. 双角一、二、三、四式 Prasarita Padottanasana
(pra-sa-REE-tah pah-doh-tah-NAHS-anna)
Spread Leg Forward Fold

63. 反台式 Pursvottanasana
(POOR-vo-ta-NAHS-anna)
Upward Facing Plank/Eastern Intense Stretch Pose

64. 蝗虫一、二、三式 Salabhasana A, B, C
(sha-la-BAHS-anna)
Locust Pose

65. 支撑肩倒立式 Salamba Sarvangasana
(sha-LOM-bah sar-vahn-GAHS-anna)
Supported Shoulder Stand

66. 支撑头倒立一式 Salamba Sirsasana I
(sha-LOM-bah shear-SHAHS-anna)
Supported Headstand I

67. 支撑头倒立二式 Salamba Sirsasana II
(sha-LOM-bah shear-SHAHS-anna)
Supported Headstand II

68. 挺尸式 Savasana
(shah-VAHS-anna)
Corpse Pose

69. 桥式 / 卓别林式 Setu Bandhasana
(seh-too bahn-DAHS-anna)
Bound Bridge Pose, or Charlie Chaplin Pose

70. 桥式肩倒立 Setu Bandha Sarvangasana
(seh-too BAHN-dah sar-vahn-GAHS-anna)
Bridge Pose

71. 海豚式 Shishulasana
(SHE-shu-LAHS-anna)
Dolphin Pose

72. 卧手抓脚趾腿伸展式 Supta Padangusthasana
(soup-TAH PAH-dahn-goo-STAHS-anna)
Reclining Big Toe Pose

73. 卧扭转放松式 Supta Parivartanasana

(soup-ta par-i-var-tan-AHS-anna)

Reclined Twist Pose

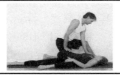

74. 卧英雄式 Supta Virasana

(soup-TAH veer-RAHS-anna)

Reclining Hero Pose

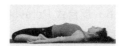

75. 山式 Tadasana

(tah-DAHS-anna)

Mountain Pose

76. 半英雄面碰膝加强背部伸展式

Tiriang Mukha Eka Pada Paschimottanasana

(tear-ee-AHNG MOO-kah eh-KAH pah-dah POSH-ee-moh-tahn-AHS-anna)

Three Limb Face One Foot Western Intense Stretch Pose

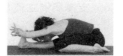

77. 萤火虫式 Tittibhasana

(tee-tee-BAHS-anna)

Firefly Pose

78. 天平式 Tolasana

(toe-LAHS-anna)

Scales Pose

79. 坐角式 Upavista Konasana

(oo-pah-VEESH-tah ko-NAHS-anna)

Wide Angled Seated Forward Bend Pose

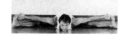

80. 上弓式 / 轮式 Urdhva Dhanurasana

(OORD-vah don-your-AHS-anna)

Upward Bow/Wheel Pose

81. 上公鸡式 Urdhva Kukkutasana

(OORD-vah koo-koo-TAHS-anna)

Upward Rooster Pose

82. 上犬式 Urdhva Mukha Svanasana

(URD-vah MOO-kah svah-NAHS-anna)

Upward Facing Dog

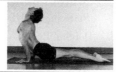

83. 上莲花式 Urdhva Padmasana

(OORD-vah pod-MAHS-anna)

Upward Lotus Pose

84. 骆驼式 Ustrasana
(oosh-TRAHS-anna)
Camel Pose

85. 幻椅式 Utkatasana
(OOT-kah-TAHS-anna)
Awkward Pose, or Chair

86. 拱背伸腿式 Uttana Padasana
(OOT-anna pah-DAHS-anna)
Extended Leg Pose, or Flying Fish

87. 飞蜥蜴式 Uttana Prasithasana
(OOT-annna pra-si-THAHS-anna)
Flying Lizard Pose

88. 站立前屈伸展式 Uttanasana
(OOT-ta-NAHS-anna)
Standing Forward Bend

89. 手抓大脚趾站立伸展式 Utthita Hasta Padangusthasana
(oo-TEE-tah HAH-stah pah-dahn-goosh-TAHS-anna)
Extended Hand to Big Toe Pose

90. 侧角伸展式 Utthita Parsvakonasana
(oo-TEE-tah pars-vah-ko-NAHS-anna)
Extended Side Angle Pose

91. 三角伸展式 Utthita Trikonasana
(oo-TEE-tah tree-ko-NAHS-anna)
Extended Triangle Pose

92. 侧板式 Vasisthasana
(vah-shish-TAHS-anna)
Side-Plank Pose

93. 倒手杖式 Viparita Dandasana
(vip-pah-ree-tah don-DAHS-anna)
Inverted Staff Pose

94. 倒箭式 Viparita Karani
(vip-pah-ree-tah kuh-RAHN-ee)
Active Reversal, or Legs up the Wall

95. 战士一式 Virabhadrasana I
(veer-ah-bah-DRAHS-anna)
Warrior I Pose

96. 战士二式 Virabhadrasana II
(veer-ah-bah-DRAHS-anna)
Warrior II Pose

96. 战士三式 Virabhadrasana III
(veer-ah-bah-DRAHS-anna)
Warrior III Pose

97. 英雄式 Virasana
(veer-RAHS-anna)
Hero Pose

98. 树式 Vrksasana
(vrik-SHAHS-anna)
Tree Pose

附录C
体式组成元素

体式	准备	融合	探索
下犬式 Adho Mukha Svanasana	融心式，猫式，斜板式，半站立前屈伸展式，站立前屈伸展式	婴儿式，膝到胸式，卧扭转放松式，倒箭式，挺尸式	作为站立体式的基础体式使用，为后弯体式和手臂平衡体式打开肩膀，也为倒立体式做好准备
手倒立式 Adho Mukha Vrksasana	下犬式，山式，斜板式，孔雀起舞式，卧英雄式，鹰式手臂，牛面式手臂	站立前屈伸展式，手碰脚前屈伸展式，婴儿式，腕关节治疗（见第十一章）	紧跟着孔雀起舞式，支撑头倒立一式；在头顶放松你的双脚进入上弓式；双腿相叠进入莲花式，然后降低双腿至肩膀处进入上公鸡式；双腿分开一前一后进入神猴哈奴曼式
单盘前屈伸展式 Agnistambhasana	牛面式，单腿鸽王式准备，简易坐式，束角式	手杖式，下犬式，英雄式，卧英雄式，膝到胸式，婴儿式	紧跟着单腿鸽王一、二、三式，格拉威亚式，飞蜥蜴式，莲花式，上公鸡式
快乐婴儿式 Ananda Balasana	膝到胸式，卧手抓脚趾腿伸展式	膝到胸式，倒箭式	伸展双腿成双脚犁式变体
低弓步式 Anjaneyasana	下犬式，卧手抓脚趾腿伸展式，膝到胸式，快乐婴儿式，幻椅式，双角式，英雄式	婴儿式，下犬式，加站立前屈伸展式	用于打开髋部屈肌，为髋部伸展的后屈和手臂平衡体式做准备；新月式，战士一式，战士三式，英雄式，卧英雄式，神猴哈奴曼式
膝到胸式/祛风式 Apanasana	挺尸式，英雄式	双脚犁式，下犬式	快乐婴儿式，卧手抓脚趾腿伸展式
半莲花加强背部伸展式 Ardha Baddha Padma Paschi - mottanasana	下犬式，站立前屈伸展式，树式，鹰式，莲花式	山式，上犬式，下犬式	双脚成半莲花式，呼气，回到四柱式，进入下犬式，跳到垫子的前面，在释放莲花足之前回到山式

体式	准备	融合	探索
半月式 Ardha Chandrasana	三角伸展式，战士二式，侧角伸展式，树式，手抓大脚趾站立伸展式，双角式	双角一式，花环式，婴儿式；不要直接进入战士三式或者扭转半月式	保持上髋部不向前转动，弯曲抬起腿，将脚拉向上肢，握紧脚，要么将脚从髋部拉出，要么像蛙式中那样将手放在合适的位置，然后将脚后跟压向髋部。如果可以的话，用双手紧握
半鱼王式 Ardha Matsyendrasana	卧扭转放松式，巴拉瓦伽一式，束角式，头碰膝前屈伸展式，英雄式	手杖式，加强背部伸展式，膝到胸式，快乐婴儿式	更深入的扭转，为后弯和扭转手臂平衡体式，像侧起重机式，做部分准备
半站立前屈伸展式 Ardha Uttanasana	手杖式，卧手抓脚趾腿伸展式，山式	手杖式，山式	站立前屈伸展式
拉弓式 Arkana Dhanurasana	手杖式，圣哲玛里琪一式	膝到胸式，下犬式	单腿绕头系列体式，八字扭转式
新月式 Ashta Chandrasana	低弓步式，下犬式，卧手抓脚趾腿伸展式，英雄式，幻椅式	上犬式，下犬式，婴儿式	作为转向战士三式，扭转半月式，手倒立式和侧角扭转式的基础
八字扭转式 Astavakrasana	手杖式，腹部扭转式，四柱式，圣哲玛里琪一式，加强背部伸展式，侧角伸展式，脚交叉双臂支撑式	腕关节治疗（见第十一章），上犬式，下犬式，双腿犁式，婴儿式	作为从单腿圣哲康迪亚一式向四柱式转化的基础
束角式 Baddha Konasana	卧手抓脚趾腿伸展式，快乐婴儿式，手杖式，头碰膝前屈伸展式，坐角式，加强背部伸展式	牛面式，膝到胸式，婴儿式，下犬式	双腿犁式，头碰膝扭转前屈伸展坐式，吉祥坐，圣哲玛里琪一式，为单腿绕头式做部分准备
起重机式/鹤禅式 Bakasana	下犬式，斜板式，婴儿式，束角式，腹部核心练习，英雄式	腕关节治疗（见第十一章），下犬式	侧起重机式，萤火虫式，支撑头倒立二式（见第七章），四柱式；伸展躯干、髋部和腿到下犬式
婴儿式 Balasana	膝到胸式、英雄式	一种深度恢复的姿势；挺尸式	将手臂向前伸到地板上。过渡到四柱式和下犬式
巴拉瓦伽一式 Bharadvajrasana A	英雄式，牛面式，束角式，卧手抓脚趾腿伸展式，卧扭转放松式，半鱼王式	手杖式，加强背部伸展式，膝到胸式，婴儿式	巴拉瓦伽二式，吉祥坐

体式	准备	融合	探索
巴拉瓦伽二式 Bharadvajrasana B	巴拉瓦伽一式和它之前的体式；头碰膝前屈伸展式，半英雄面碰膝加强背部伸展式，牛面式	上犬式，下犬式，手杖式，加强背部伸展式，膝到胸式，婴儿式	半英雄面碰膝加强背部伸展式，苍鹭式
蛙式 Bhekasana	蝗虫二式，人面狮身式，眼镜蛇式，弓式，骆驼式，双角三式，桥式肩倒立	婴儿式，半鱼王式，下犬式，手杖式，加强背部伸展式	单腿鸽王式，上弓式，舞王式
眼镜蛇式 Bhujangasana	蝗虫一、二、三式，人面狮身式，弓式，上犬式	下犬式，婴儿式，简单扭转，膝到胸式，双腿犁式	上犬式，蛙式
脚交叉双臂支撑式 Bhujapidasana	下犬式，双角式，束角式，花环式，起重机式，鹰式，龟式	下犬式，花环式（伴随腕关节治疗）	萤火虫式，起重机式，单腿起重机式，八字扭转式
猫式 Bidalasana	膝到胸式，快乐婴儿式，婴儿式，蝗虫一式	婴儿式，挺尸式	融心式，斜板式，下犬式
鹧鹑式 Chakorasana	苍鹭式，单腿鸽王一式和它之前的体式，单腿绕头一、二、三式和之前的体式	桥式肩倒立，婴儿式，简单扭转，腕关节治疗（见第十一章）	四柱式到上犬式到下犬式
四柱式 Chaturanga Dandasana	山式，斜板式，下犬式，上犬式	下犬式，腕关节治疗，婴儿式	四柱式
手杖式 Dandasana	卧手抓脚趾腿伸展式，下犬式，半站立前屈伸展式	束角式，双腿犁式，倒箭式，挺尸式	所有的坐立前弯体式，开髋和扭转体式；反台式到天平式到秋千式到四柱式
弓式 Dhanurasana	蝗虫一、二、三式，上犬式，桥式肩倒立，低弓步式，新月式，英雄式，卧英雄式	婴儿式，膝到胸式，半鱼王式，卧扭转放松式	侧弓式，蛙式，上犬式，骆驼式，小雷电式
双腿圣哲康迪亚式 Dwi Pada Koundinyasana	四柱式，起重机式，侧起重机式，八字扭转式，手杖式	腕关节治疗（见第十一章），下犬式，婴儿式	伸展大腿回到单腿圣哲康迪亚一式，然后回到四柱式；探索其作为支撑头倒立二式的一部分
单腿圣哲康迪亚一式 Eka Pada Koundinyasana I	三角扭转式，侧角扭转式，侧起重机式，双腿圣哲康迪亚式，起重机式，四柱式，圣哲玛里琪一式	腕关节治疗（见第十一章），下犬式	回到四柱式；探索其作为支撑头倒立二式的一部分

体式	准备	融合	探索
单腿圣哲康迪亚二式 Eka Pada Koundinyasana II	卧手抓脚趾腿伸展式，手抓大脚趾站立伸展式，四柱式，低弓步式，战士二式，侧角伸展式	腕关节治疗（见第十一章），下犬式，婴儿式	转到四柱式，作为支撑头倒立二式的部分来探索
单腿鸽王一式 Eka Pada Raj Kapotasana I	低弓步式，战士一式，束角式，卧束角式，牛面式，英雄式，卧英雄式	四柱式到上犬式到下犬式，婴儿式	单腿鸽王二式，单腿绕头式
单腿鸽王二式 Eka Pada Raj Kapotasana II	单腿鸽王一式和它的预备姿势，牛面式和鹰式手臂，下犬式，海豚式，上弓式，倒手杖式	四柱式到上犬式到下犬式，婴儿式，简单扭转	舞王式，带有后弯动作的神猴哈奴曼式，鸽子式，鸽王式
单腿绕头一、二、三式 Eka Pada Sirsasana A，B，C	单腿鸽王一式和它的预备姿势，单盘前屈伸展式，天平式，秋千式	四柱式到上犬式到下犬式，婴儿式，简单扭转	飞蜥蜴式，双腿绕头式，瑜伽睡眠式
格拉威亚式 Galavasana	单腿鸽王一式，幻椅式，起重机式和它的准备姿势	四柱式到上犬式到下犬式，婴儿式，腕关节治疗（见第十一章）	飞蜥蜴式，单腿起重机式
鹰式/鸟王式 Garudasana	山式，幻椅式，牛面式，树式	山式，站立前屈伸展式，下犬式，束角式	紧紧靠近双肘，同时让它们和肩部处于同一水平上
牛面式 Gomukhasana	半鱼王式，英雄式，扭转头碰膝式，圣哲玛里琪三式，加强背部伸展式	手杖式，束角式，坐角式，下犬式	脚后跟向前滑动，直到小腿呈180度平面，逐渐勾双脚以保护膝盖
犁式 Halasana	手杖式，双角三式，桥式肩倒立，支撑肩倒立式	拱背伸腿式，简单扭转，下犬式，倒箭式，挺尸式	膝碰耳犁式，支撑肩倒立式
神猴哈奴曼式 Hanumanasana	低弓步式，战士一式，卧英雄式，卧手抓脚趾腿伸展式，坐角式，头碰膝前屈伸展式	婴儿式，桥式肩倒立	单腿鸽王一式和二式；探索背部后弯的变式或者神猴哈奴曼式
头碰膝前屈伸展式 Janu Sirsasana	手杖式，卧手抓脚趾站立腿伸展式，束角式，树式，站立前屈伸展式	膝到胸式，桥式肩倒立，牛面式	坐角式，卧手抓脚趾腿伸展式，头碰膝扭转前屈伸展坐式，半英雄面碰膝加强背部伸展式

体式	准备	融合	探索
腹部扭转式 Jathara Parivartanasana	膝到胸式，半鱼王式，圣哲玛里琪三式，手杖式，瑜伽自行车式	膝到胸式，仰卧束角式	在扭转手臂平衡体式中应用唤醒的腹肌，包括支撑头倒立二式串联
鸽子式 Kapotasana	骆驼式，小雷电式，卧英雄式，上弓式，单腿鸽王二式，牛面式	简单扭转，然后长时间保持坐立前弯体式	单腿鸽王二式，然后站立进入舞王式
膝碰耳犁式 Karnapidasana	婴儿式，手杖式，站立前屈伸展式，犁式	拱背伸腿式，简单扭转，下犬式，倒箭式，挺尸式	探索长时间的保持坐立前弯体式
苍鹭式 Krounchasana	手杖式，英雄式，站立前屈伸展式，半英雄坐前屈伸展坐式	四柱式到上犬式，再到下犬式，婴儿式	双手按压地板，推起身体进入四柱式；然后从单腿绕头式到鹌鹑式串联
公鸡式 Kukkutasana	莲花式和其准备体式	手杖式，站立前屈伸展式，牛面式，婴儿式	上公鸡式
龟式 Kurmasana	手杖式，站立前屈伸展式，束角式，卧手抓脚趾腿伸展式	简单扭转，桥式，肩倒立，膝到胸式，婴儿式	在萤火虫式中伸展腘绳肌、髋部和躯干
小雷电式 Laghu Vajrasana	骆驼式准备体式，英雄式，卧英雄式，腹部核心唤醒	婴儿式，简单扭转，仰卧束角式，坐立前弯体式	鸽子式，身体向后从山式进入上弓式，舞王式
秋千式 Lolasana	天平式，起重机式，腹部核心唤醒	膝到胸式，快乐婴儿式，仰卧束角式，牛面式，下犬式	持续缓慢地从手杖式到天平式再到秋千式再到四柱式；过渡到起重机式或手倒立式
花环式 Malasana	束角式，坐角式，圣哲玛里琪一式，英雄式	婴儿式，加强背部伸展式，下犬式，简单扭转，站立前屈伸展式	拉弓式，眼镜蛇式，乌鸦式，萤火虫式
圣哲玛里琪一式 Marichyasana A	手杖式，加强背部伸展式，半莲花加强背部伸展式，低弓步式	膝到胸式，仰卧束角式，卧扭转放松式	快乐婴儿式，拉弓式，眼镜蛇式，乌鸦式，萤火虫式
圣哲玛琪第三式 Marichyasana C	圣哲玛里琪一式及其准备体式，半鱼王式	身体前屈，束角式，坐角式，仰卧束角式	半鱼王式，巴拉瓦伽二式，侧起重机式，单腿圣哲康迪亚二式

体式	准备	融合	探索
鱼式 Matsyasana	莲花式及其准备体式，桥式肩倒立，拱背伸腿式	膝到胸式，快乐婴儿式，挺尸式	过渡到拱背伸腿式；五次呼吸后，手掌推地好像要进入上弓式，但肩膀在地板上；然后呼气，双脚从头顶收回到地板上，进入四柱式
人面狮身式 Naraviralasana	蝗虫一式和二式，眼镜蛇式，斜板式	婴儿式，简单扭转，仰卧束角式，坐立前弯体式	眼镜蛇式，弓式，蛙式
舞王式 Natarajasana	山式，手抓大脚趾站立伸展式，下犬式，海豚式，牛面式，低弓步式，战士一式，卧英雄式，战士二式，上弓式，单腿鸽王第二式	半站立前屈伸展式，膝到胸式，卧扭转放松式，其他的简单扭转，身体前弯体式，倒立体式和挺尸式	坐下来，调整体式
手碰脚前屈伸展式 Padahasthasana	手抓大脚趾站立前屈伸展式及其准备体式	山式，下犬式，婴儿式，简单扭转	站立前屈伸展式，坐角式
手抓大脚趾站立前屈伸展式 Padangusthasana	山式，站立前屈伸展式	山式，下犬式，婴儿式，简单扭转	手碰脚前屈伸展式
莲花式 Padmasana	牛面式，简易坐式，手杖式，单腿鸽王一式的准备体式，束角式，英雄式	手杖式，卧手抓脚趾腿伸展式，下犬式	天平式，鱼式，上莲花式，上公鸡式
门闩式 Parighasana	卧手抓脚趾腿伸展式，束角式，头碰膝前屈伸展式，坐角式，英雄式，三角伸展式	身体对称前弯，下犬式，婴儿式	头碰膝扭转前屈伸展坐式，三角伸展式，侧角伸展式
完全船式 Paripurna Navasana	下犬式，手杖式，站立前屈伸展式	膝到胸式，仰卧束角式，下犬式，婴儿式，快乐婴儿式双腿犁式	手掌按压地板进入秋千式；把双腿和肩膀离地约一脚的距离，探索半船式，然后双手合十做几次圣光调息法，后背向上回到完全船式（重复几次）
扭转半月式 Parivrtta Ardha Chandrasana	三角扭转式及其准备体式，战士三式及其准备体式	站立前屈伸展式，下犬式，婴儿式，牛面式；不要直接过渡到半月式	用手去抓在高处的脚，去探索一个扭转后弯体式变式。过渡到战士三式，然后双手回到地板，进入手倒立式，而后向下进入四柱式

体式	准备	融合	探索
站立扭转手碰脚趾式 Parivrtta Hasta Padangusthasana	三角扭转式，树式，束角式，卧手抓脚趾腿伸展式，头碰膝前屈伸展式	站立前屈伸展式，下犬式，婴儿式，牛面式	过渡到战士三式，然后双手回到地板上，进入手倒立式最后到四柱式
头碰膝扭转前屈伸展坐式 Parivrtta Janu Sirsasana	侧角伸展式，树式，束角式，卧手抓脚趾腿伸展式，头碰膝前屈伸展式	身体对称前弯，仰卧束角式，膝到胸式，束角式	坐角式，束角式，龟式
侧角扭转式 Parivrtta Parsvakonasana	低弓步式，牛面式，扭转幻椅式，新月式，战士一式，三角扭转式	上犬式，下犬式，婴儿式，仰卧束角式	直接过渡到单腿圣哲康迪亚二式，保持五次呼吸，然后回到四柱式
三角扭转式 Parivrtta Trikonasana	加强侧伸展式，双角式，侧角伸展式，扭转幻椅式，扭转半月式	山式，站立前屈伸展式，上犬式，下犬式，婴儿式，仰卧束角式	直接过渡到扭转半月式
侧起重机式 Parsva Bakasana	起重机式，圣哲玛里琪一式和三式	婴儿式，仰卧束角式，倒箭式	伸展双腿进入双腿圣哲康迪亚式，剪刀腿分开进入单腿圣哲康迪亚一式，然后进入四柱。作为支撑头倒立二式串联的一部分去探索
加强侧伸展式 Parsvottanasana	下犬式，半站立前屈伸展式，站立前屈伸展式，牛面式，侧角伸展式，双角式	山式，婴儿式，膝到胸式，仰卧束角式，卧手抓脚趾腿伸展式	是过渡到三角扭转式及其准备体式的基础，为神猴哈奴曼式做准备
加强背部伸展式／西方伸展式 Paschimottanasana	婴儿式、卧手抓脚趾腿伸展式、下犬式、手杖式、头碰膝前屈伸展式	简单的坐卧扭转，仰卧束角式、膝到胸式、挺尸式	过渡到犁式和膝碰耳犁式；坐角式，半英雄面碰膝加强背部伸展式，苍鹭式，龟式
斜板式 Phalakasana	下犬式，猫式，阿斯汤加拜日式序列	下犬式，婴儿式，腕部治疗法（见第十一章）	放低身体进入四柱式；用力推地板进入下犬式；过渡到侧板式；身体降低进入海豚斜板式，做几轮圣光调息法
孔雀起舞式 Pincha Mayurasana	下犬式，海豚式，牛面式（手臂），手倒立式，低弓步式，战士一式，卧英雄式	婴儿式；英雄式坐立（或其他简单的盘坐姿势），鹰式手臂；简单的脊柱扭转	让脚趾靠近前额；把双脚从头顶伸过放在地板上，充分伸展双腿进入倒手杖式
上胎儿式 Pindasana	上莲花式及其准备体式	鱼式，拱背伸腿式，挺尸式	过渡到鱼式，拱背伸腿式，然后双腿从头顶放在地板上，双手推地板以四柱式落在地板上

体式	准备	融合	探索
双角式一、二、三、四式 Prasarita Padottanasana A，B，C，D	下犬式，卧手抓脚趾腿伸展式，仰卧束角式，站立前屈伸展式，三角伸展式	花环式，鹰式，站立前屈伸展式，下犬式，婴儿式	从双角二式，直接过渡到支撑头倒立二式的手臂平衡串联；站立前屈伸展式；支撑头倒立一式。双角三式打开双肩和胸腔，为桥式肩倒立和肩倒立式做准备
反台式 Pursvottanasana	桥式肩倒立，骆驼式，双角三式，低弓步式，卧英雄式	下犬式，腕部治疗法（见第十一章），婴儿式，卧扭转放松式，坐立前弯体式	伸展一条腿向上进入单腿变式
蝗虫一式 Salabhasana A	低弓步式，新月式，战士一式，英雄式，牛面式，眼镜蛇式，人面狮身式	婴儿式，简单扭转，仰卧束角式，坐立前弯体式	过渡到变式二、三式，弓式和蛙式
蝗虫二式 Salabhasana B	蝗虫一式及其准备体式，桥式肩倒立	婴儿式，简单扭转，仰卧束角式，坐立前弯体式	过渡到变式三式，弓式和蛙式
蝗虫三式 Salabhasana C	蝗虫一、二式及其准备体式；下犬式	婴儿式，简单扭转，仰卧束角式，坐立前弯体式	过渡到弓式和蛙式
支撑肩倒立式 Salamba Sarvangasana	桥式肩倒立，双角三式，犁式，倒箭式，英雄式，低弓步式	犁式，膝碰耳犁式，拱背伸腿式，卧扭转放松式，挺尸式	双腿交叠成莲花坐，在上莲花式中，双膝放在双手上保持身体平衡；可以选择双腿放回到地板进入桥式肩倒立
支撑头倒立一式 Salamba Sirsasana I	下犬式，海豚式，站立前屈伸展式，核心力量，支撑头倒立二式	婴儿式；探索颈部疗法（见第十一章）	扭转，双腿交叠进入莲花坐，降低双腿尽量靠近地板，保持五个呼吸，然后伸展双腿
支撑头倒立二式 Salamba Sirsasana II	双角二式，桥式肩倒立，核心力量，支撑头倒立一式	婴儿式，腕部疗法和颈部疗法（见第十一章）	是手臂平衡串联体式的基础；直接过渡到四柱式
恒定 Samasthihi	山式	站立前屈伸展式，下犬式，婴儿式	无论接下来进行什么，都要保持这种平静的品质
挺尸式 Savasana	用于在任何其他体式后休息	在这个体式至少停留五分钟	慢慢地起身坐立

体式	准备	融合	探索
桥式肩倒立 Setu Bandha Sarvangasana	低弓步式，英雄式，卧英雄式，蝗虫一式和二式，弓式	膝到胸式，简单扭转，仰卧束角式，快乐婴儿式，婴儿式，坐立前弯体式	作为包括上弓式在内的深度后弯的动态热身；探索单腿变式
海豚式 Shishulasana	下犬式，斜板式，牛面式和鹰式手臂	婴儿式，简单扭转，仰卧束角式，坐立前弯体式	眼镜蛇式，弓式，蛙式，骆驼式，小雷电式
仰卧束角式 Supta Baddha Konasana	束角式及其准备体式，卧手抓脚趾腿伸展式，卧英雄式，三角伸展式，战士一式	膝到胸式，卧扭转放松式，倒箭式，挺尸式	在骶骨下放置一块瑜伽砖，在膝盖上放置沙袋，或者在背部垫一个抱枕。做同样的体式
卧手抓脚趾腿伸展式 Supta Padangusthasana	膝到胸式，束角式，下犬式	膝到胸式，卧扭转放松式，倒箭式，挺尸式	双腿犁式，坐角式，龟式
卧英雄式 Supta Virasana	低弓步式，英雄式，桥式肩倒立，骆驼式	猫式，下犬式，婴儿式，快乐婴儿式，简单扭转，仰卧束角式，加强背部伸展式	在探索后弯的过程中，打开髋部屈肌和腹股沟；四肢着地，脚趾向下勾，身体再次向后弯，像在鸽子式中那样，手握双脚或双膝；这就是脚尖榻式
山式 Tadasana	挺尸式，猫狗式拱背	半站立前屈伸展式，站立前屈伸展式，下犬式，婴儿式	树式和其他所有站立体式
半英雄面碰膝加强背部伸展式 Tiriang Mukha Eka Pada Paschimottanasana	手杖式，加强背部伸展式，头碰膝前屈伸展式，英雄式	上犬式，下犬式，膝到胸式，快乐婴儿式，卧扭转放松式	苍鹭式
萤火虫式 Tittibhasana	下犬式，三角伸展式，双角一式，束角式，坐角式，起重机式，核心力量，鹰式，花环式，脚交叉双臂支撑式	上犬式，下犬式，婴儿式，腕部疗法（见第十一章）	屈膝，脚踝向后向上拉，用力进入起重机式然后进入四柱式
天平式 Tolasana	莲花式及其准备体式，核心力量	手杖式，反台式，上犬式，下犬式，婴儿式，腕部疗法（见第十一章）	直接过渡到秋千式或上公鸡式

体式	准备	融合	探索
坐角式 Upavista Konasana	卧手抓脚趾腿伸展式，手杖式，束角式，双角一式，三角伸展式	手杖式，圣哲玛里琪三式，英雄式，牛面式，下犬式，婴儿式	将双腿并拢，将手臂向外侧伸出，弯曲膝盖，伸展躯干向前进入龟式。直接过渡到四柱式，或者可以选择进入脚交叉双臂支撑式和萤火虫式
上弓式/轮式 Urdhva Dhanurasana	下犬式，低弓步式，战士一式，英雄式，卧英雄式，海豚式，眼镜蛇式，桥式肩倒立，上犬式，倒手杖式	膝到胸式，简单扭转，仰卧束角式，快乐婴儿式，婴儿式，坐立前弯体式	在不影响双脚平行位置的情况下，让双手靠近双脚；伸直一条腿向上进入单腿变式，牵引身体起身向上进入山式站立，后弯进入向上弓式，这样做五次
手臂上举式 Urdhva Hastasana	山式，融心式，下犬式	山式，站立前屈伸展式，下犬式，婴儿式	向一侧伸展；先向一侧，然后向另一侧
上公鸡式 Urdhva Kukkutasana	莲花式及其准备体式，束角式，莲花式，支撑肩倒立式	上犬式，下犬式，婴儿式，仰卧束角式，腕部疗法（见第十一章）	作为支撑头倒立一式串联的一部分探索；从手倒立式开始，交叠双腿进入莲花坐，把莲花腿向下放在大臂上
上犬式 Urdhva Mukha Svanasana	蝗虫一式和二式，人面狮身式，眼镜蛇式，桥式肩倒立，斜板式，上弓式	下犬式，半鱼王式，膝到胸式，婴儿式	过渡到眼镜蛇式，弯曲膝盖，把脚趾拉向头部方向
上莲花式 Urdhva Padmasana	低弓步式，战士一式，英雄式，卧英雄式，煌虫式，桥式肩倒立	鱼式，拱背伸腿式，卧扭转放松式，挺尸式	过渡到上胎儿式；另一种方法是双手置于骶骨下，将莲花腿向上向前伸展；稍微扭转一下，将一只手放在骶骨下
骆驼式 Ustrasana	低弓步式，战士一式，英雄式，卧英雄式，蝗虫式，桥式肩倒立	婴儿式，简单扭转，仰卧束角式，快乐婴儿式，坐立前弯体式	过渡到小雷电式和鸽子式
幻椅式 Utkatasana	山式，下犬式，蝗虫式第二式，英雄式	站立前屈伸展式，下犬式，婴儿式	用扭转幻椅式增加扭转，保持膝盖平摊，这样可以有助于髋关节均衡，骶骨打开
拱背伸腿式 Uttana Padasana	手杖式，完全船式，英雄式，桥式肩倒立	膝到胸式，简单扭转，挺尸式	使用这个体式来帮助加强颈部肌肉组织，来为简易桥式做准备
飞蜥蜴式 Uttana Prasithasana	圣哲玛里琪一式和三式，单腿鸽王式准备体式，拉弓式，乌鸦式，格拉威亚式，八字扭转式	卧手抓脚趾腿伸展式，仰卧束角式，膝到胸式，婴儿式，腕部治疗（见第十一章）	轻轻滑入四柱式

体式	准备	融合	探索
站立前屈伸展式 Uttanasana	卧手抓脚趾腿伸展式，下犬式，山式，半站立前屈伸展式	花环式，仰卧束角式，膝到胸式，婴儿式，挺尸式	过渡到手抓大脚趾站立前屈伸展式和手碰脚前屈伸展式；可以选择伸展一条腿向后向上进入单腿手倒立式（"站立劈叉"）
手抓大脚趾站立伸展式 Utthita Hasta Padangusthasana	卧手抓脚趾腿伸展式，山式，树式，侧角伸展式，三角伸展式	山式，鹰式，上犬式，下犬式，婴儿式	在不弯曲站立的腿，失去骨盆中立，或弯曲脊柱的情况下，将伸直的腿抬高到肩部以上
三角伸展式 Utthita Trikonasana	卧手抓脚趾腿伸展式，山式，树式，下犬式，战士一式	山式，下犬式，鹰式，牛面式，婴儿式	当站立的双脚就位，过渡到半月式，上髋关节在下髋关节上旋转
侧板式 Vasisthasana	下犬式，三角伸展式，树式，手抓大脚趾站立伸展式，半月式，斜板式，双角二式和四式，卧手抓脚趾腿伸展式	上犬式，下犬式，牛面式，婴儿式，腕部疗法（见第十一章）	过渡到毗奢蜜多罗式或单腿圣哲康迪亚一式
倒手杖式 Viparita Dandasana	下犬式，低弓步式，战士一式，海豚式，卧英雄式，反台式，牛面式，桥式肩倒立，上弓式	膝到胸式，简单扭转，仰卧束角式，快乐婴儿式，婴儿式，坐立前弯体式	将一条腿伸直进入单腿变式；可以让双脚慢慢走向肘部，进入孔雀起舞式
倒箭式 Viparita Karani	一个深度恢复体式，可以单独练习，也可以在其他体式之后练习	膝到胸式，仰卧束角式，挺尸式	在大腿处用瑜伽带环绕，脚上放一个沙袋来稳定这个体式，加深它的恢复效果
战士一式 Virabhadrasana I	山式，下犬式，低弓步式，半月式，牛面式，英雄式，战士一式	上犬式，下犬式，卧手抓脚趾腿伸展式，仰卧束角式，膝到胸式，快乐婴儿式，婴儿式	作为跳舞战士式或其他站立体式的基础体式；可以选择交叉双臂进入鹰或牛面式；为上弓式，下犬式或手倒立式中的肩膀做准备
战士二式 Virabhadrasana II	山式，低弓步式，半月式，束角式，卧手抓脚趾腿伸展式，三角伸展式，树式	上犬式，下犬式，牛面式，站立前屈伸展式，婴儿式	作为探索侧角伸展式，三角伸展式，半月式，天堂鸟式和其他髋部外旋站立体式的基础体式
战士三式 Virabhadrasana III	山式，低弓步式，半月式，卧手抓脚趾腿伸展式，树式，站立前屈伸展式，战士一式	花环式，鹰式，仰卧束角式，婴儿式；不要直接过渡到半月式	作为扭转半月式的基础，站立扭转手碰脚趾式，舞王式和手倒立式。

体式	准备	融合	探索
英雄式 Virasana	膝到胸式，婴儿式，束角式，牛面式	斜板式，下犬式	向后倾斜进入卧英雄式
树式 Vrksasana	卧手抓脚趾腿伸展式，束角式，山式，三角伸展式，战士一式	山式，半站立前屈伸展式，站立前屈伸展式，鹰式，婴儿式	将树式作为手抓大脚趾站立伸展式的基础；可以选择闭上双眼在此处停留
瑜伽自行车式 Yogic bicycles	腹部扭转式，完全船式，半鱼王式，圣哲玛里琪三式	膝到胸式，卧扭转放松式，快乐婴儿式，仰卧束角式	结合腹部核心运动进行探索，包括完全船式到半船式和腹部扭转式

注释及引文 ....

第一章 现代瑜伽的起源

1. 帕塔比·乔伊斯阐述了这一点，他写道，修行者如想达到"贞洁，不纵欲"，必须"与粗俗的人打成一片，到人群密集的地方消遣，读扰乱心灵的粗俗书籍，去剧院和餐馆，以及与异性的陌生人私下交谈"（jois 2002, 8）。

2. 参见 Muktananda (1997)。

第二章 现代哈他瑜伽

1. 近年来，瑜伽运动在全球范围内蓬勃发展，特别是在亚洲。参见 Ferretti (2008)。

2. 甚至维韦卡南达的许多传记作者也承认，新英格兰超验主义运动影响了瑜伽在美国的早期发展。

3. 有关瑜伽在西方传播的讨论可参见 d. g. White's (2009, 243 - 248)。

4. 2001 年，华纳家庭录像带制作了由罗尔夫·荣根斯（Rolf Junghans）和特蕾西·布拉德福德（Tracey Bradford）主演的影片 *"Yoga: Bobs of Steel"*，这达到了瑜伽形体塑造的极致。

5. 这个版本在斯约曼（Sjoman）的著作《迈索尔宫的瑜伽传统》（*The Yoga Tradition of Mysore Palace*, 1996）中被含蓄地质疑，这进一步证实了克里希那玛查亚和他的门徒是瑜伽有意识进化中的创造性力量，阿斯汤加流瑜伽是印度传统艺术形式、英国健美操和早期哈他瑜伽的初始整合。

6. 马赫勒（Maehle 2006）对阿斯汤加流瑜伽的描述最为详尽。大卫·斯文森（David Swenson）的经典作品《阿斯汤加瑜伽：练习手册》（*Ashtanga Yoga: The Practice Manual*, 1999）已经失去了更多纯粹主义者的青睐，他们认为他建议使用的辅具和修正削弱了乔伊斯教义的价值。

7. 纽约市贝斯以色列医疗中心的整形外科和运动康复主任罗伯特·戈特林医生（Dr. Robert Gotlin）说，他每周会看到多达 5 例与比克拉姆瑜伽有关的损伤（A. Stephens 2005）。

8. 德斯卡查尔对这部经文的翻译是："当清洁发展起来的时候，它揭示了什么是需要不断保持的，什么是永恒的清洁。"而布昂查德将同一段落翻译为："纯洁保护一个人的身体，并带来与他人的非物质关系。"（desikachar 1995, 178）。

9. 这则新闻短片被发表在 YouTube: (accessed May 12, 2006)。

10. 尤其可参考 B. k. S. iyengar's The Tree of Yoga (1988), Light on the Yoga Sutras of Patanjali (1993), Yoga (2001), and Light on Life (2005)。

11. 请注意，这个版本的阿斯汤加流瑜伽历史与帕塔比·乔伊斯给出的故事形成了鲜明的对比，促成了前面提到的神秘化。

12. 有关进一步的探索，请参见 Shannahoff-khalsa (2004) and Sovatsky (1998)。

第三章　精微能量

1. "individual" 一词的词源值得深思，它来源于拉丁语的 "individuum"，意思是 "离不开的"。随着西方资本主义崛起，同时发生了一次奇怪的意义转变——我们本质上的不可分离性让位于孤立存在的想法。有关进一步探索，请参见 Williams (1985)。

2. 芬格尔（Finger 2005）给出了每个脉轮的具体物理位置和属性。如前所述，许多人——包括周哈里（1987）对脉轮与物理元素的这种特定联系提出了异议。

第四章　人体结构和运动

1. 加来-杰曼（Calais-Germain 1991, 62）和托马斯·迈尔斯（Thomas Myers 1998, 82）就这一平衡之源提供两种截然不同的观点。

2. 肱二头肌无力会加剧肘部过度伸展，这种情况因体式练习的性质而定，在体式练习中，肱二头肌从不向心收缩，以对抗明显的阻力。这其中涉及一个有趣的精神 / 哲学元素：在大多数体式练习中，大部分的努力都是从身体内部出来的，很少会作用于身体。

第五章　营造自我转化的空间

1. 《帕坦伽利瑜伽经》将这种情况描述为烦恼之一。有关这种分离的心理方面以及瑜伽如何治愈随之而来的痛苦的精彩讨论，请参见 cope (1999)。我们将在本章后面部分探讨这一点。

2. 正如第二章注释所指出的，有重要的新论据表明，在极端高温下锻炼会造成严重伤害。请参见第二章中的第 7 条注释以进行进一步的探索。

3. 要了解这种可能性，请参见 B. K. S. Iyengar (2001)，了解大量使用椅子和其他辅具的例子。

4. 如想了解支持这一立场的有力论据，请参见 Farhi (2006, 81–82)。

5. 雷门在她的文章中简洁而优美地讨论了什么是精神的问题，什么不是精神的问题。

6. 法喜（Farhi 1999）强调了这一点，她认为："每个体式都是精微和动态的内在运动的容器。"

7. 有关正念的练习可以在各种精神准则中找到，最著名的便是禅宗佛教；参见 Hanh(1975)。有关培养 "当下、存在" 的折衷资源，请参见 Watts (1980)。最近，埃克哈特·托尔（Eckhart Tolle）通过他的著作和演讲帮助普及了沉浸在当下的实践，包括其著作《现在的力量》(*The Power of Now*, 1999)；莎拉·鲍尔斯（Sarah Powers 2008）探索了正念和体式练习。

8. 《奥义书》中都提到了 "唵"，在书中，它被作为一种深刻的对象或灵性冥想来阐述，它的声音等同于梵天。它在《唱赞奥义书》《泰帝利耶奥义书》和《蛙式奥义书》中有广泛的讨论。参见《石氏奥义书》*Katha Upanishad* (1.2.15) 中对 "唵" 的简单定义，即 "最高" 音节，是 "所有人类欲望的目标"，在知道这个声音的支持和它的含义后，一个人就能 "在梵天世界中被崇拜"。

9. 有关时间和灵魂，可参见 Medina (1996)；有关日夜循环和人类行为，可参见 Thompson and harsha (1984)。

10. 在过去的几年里，我们看到了 "阴" 瑜伽和 "阳" 瑜伽的发展，有时还有 "阴阳" 瑜伽，这两个中文术语同样指的是基本极性，可以一起视为原型父母，"原始的、宇宙起源的现实的第一次分叉，现在统一在富有成效的和谐中"（Zimmer 1972, 127）。在其他文化传统中，它们被称为 "天公和地母" "宙斯和赫拉" "乌拉诺斯和盖亚" "天和地" 等。瑜伽课使用这些称谓来描述他们的方法，这可能意味着其他传统正在被纳入实践中，例如莎拉·鲍尔斯在她的阴瑜伽课程中通过特定的体式序列激活中医经络。如想进一步探索，请参见坎贝尔（Campbell 1949, 97–171）和季默（Zimmer 1972）对 "启蒙" 的讨论。关于阴阳瑜伽，最初由保利·辛克（Pauli Zink）发展，参见 Grilley (2002)。

11. 乔迪·格林（Jody Greene Personal Communication，2009）建议我们去质疑并抛弃自我限制和陈旧的类型学——后者将精力充沛的品质塑造成男性和女性的两极，这是正确的。为什么我们要接受这样一种说法，即"张扬"在某种程度上更符合男子气概而非女性气质，或者"融会贯通"更具女性气质而非男性气质？虽然提供概念极性可能拥有启发式的价值，但将它们与性别联系起来，并在人类文化发展中流动传播，只会强化对男性和女性品质的误解，使我们进一步远离整体感。

12. 关于象头神有数百个传说来源。考特赖特（Courtright 1985）对象头神进行了学术意义上的探究，许多纯粹主义的印度教教徒一直在不遗余力地寻求将其从观念流通中移除；盖蒂（Getty）的著作《象头神》（*Ganesa*, 1936）是最早用英语介绍象头神的作品之一；斯瓦米·奇马亚南达（Swami Chinmayananda 1987）提供了一个传统意义的解释，这可能是促使考特赖特进行研究的动机；而在卡普尔（Kapur）的《象头神去吃午饭》（*Ganesha Goes to Lunch*, 2007）中则被进行了欢乐的演绎。

13. 布利茨（Blitz）是克里希那穆提的追随者，也是德斯卡查尔的学生（是他于20世纪60年代初首次把德斯卡查尔带到欧洲）。1950年，他和父亲创立了Méditeranée俱乐部，提供奢华的度假静修和瑜伽课，也掀起了20世纪90年代和21世纪前十年的一种趋势。

14. 在此基础上，德斯卡查尔（1998）讲述道，古代印度备受敬仰的文献"为每个人准备了合适的定义、分类和方法"。考虑的因素包括个人兴趣、职业、年龄、性别、家庭、社会地位和文化背景。书中详细描述了对自我和他人的正确态度：什么时候行动，什么时候不行动；什么时候说话，什么时候保持沉默。

15. 参见 the Yoga Sutras of patanjali，特别是 ii.27‑31。

16. 迪恩·奥尼什（Dean Ornish 1998, 211）是一名医生，他问沙吉难陀："治愈的根源是什么？"沙吉难陀回答说："心满意足。满足来自平静下来。无论是通过冥想、瑜伽还是祈祷，你的身心都足以体验到内心的喜悦和幸福……"

17. 参见 cope (2006)，特别是 p231‑262。

第六章　瑜伽教学中的技巧和工具

1. "法向力"来源于牛顿第二定律——合力定律。有关讨论，请参见 Shabana (1999); espinoza (2005, 141); 或 the original newton (1999)。

2. 有关脊柱扎根和延展的讨论，请参见 Scaravelli (1991)。

3. 希夫曼在他的著作《瑜伽》（1996）中详细阐述了克莱默的能量线方法，并提供了一套有用的技术，可使学员应用于发展这方面的练习。

4. 这种将肌肉能量吸收到身体核心，同时从核心辐射到外围之间的关系在众多哈他瑜伽流派中都可以找到，尽管表达术语不同，侧重点也略有不同。

5. 虽然大多数哈他瑜伽流派都认识到了这些极性，但少数在体式教学中明确提到这些极性的流派强调的是不同事物间的对立和精力充沛的活动。请参见 B. K. S. iyengar (2001); devereux (1998); Schiffmann (1996); holleman (1999, 27); rea (2005, 75‑76)。

6. 应该在相当规律的基础上演示常见的"斜板式-四柱式-上犬式-下犬式"这一序列。相关说明请参见第七章。

7. 被动和主动这两个词通常有不同的用法，这取决于讨论的上下文。参见甘加·怀特（2007, 119–121）关于主动和被动所进行的讨论。

8. 医学界和科学界对拉伸运动有相当大的争论。有关概述，请参见 Shrier and Gossal (2000)。几项关于静态拉伸持续时间的研究表明，30秒后人体柔韧性并未增加。参见 Bandy and Irion (1994) 的一项研究，该研究表明持续时间超过30秒对腘绳肌的弹性没有明显影响。在一项关于被动拉伸与主动拉伸的研究中，

"通过动作觉知"的应用被证明比被动拉伸产生的肌肉长度要长得多，这表明肌肉长度可以通过不涉及拉伸的主动运动过程来增加；参见 j.Stephens (2006)。

9. 德斯卡查尔（1995, 29–31）强调了动态练习对初学者的价值。

10. 瑜伽疗法的概念是认识到瑜伽是一个疗愈的过程，涉及改变影响一个人生活方方面面的条件反射模式。这也是阿斯汤加流瑜伽初级序列的名称，这是维尼瑜伽的主要途径之一，同时也是艾扬格瑜伽练习和教学的中心。

11. 针对触碰的讨论，可参见 Farhi (2006, 89 - 91)。

12. 关于师生之间的性吸引，可谓众说纷纭。一个极端是坚持独身，特别是在更多的放弃世系的群体中，这就解决了问题。在另一个极端下，我们发现教师对学生的性吸引行为几乎是被完全允许的，就像约翰·弗伦德（2006，92）所说的："当你和学生之间发生性吸引时，不妨等几个星期后再对这种吸引采取行动。"

13. 一些瑜伽流派，特别是阿斯汤加瑜伽，倾向于非常强烈的手动调整。如果遇到不懂灵活变通或不敏感的老师，这可能很危险。

14. 老师坚持要求所有学生都以相同的形式做所有体式，没有辅具的"一刀切"的方法很可能会渐渐失去效果，因为越来越多的学生开始意识到，当他们修正体式和使用辅具时，他们可以更安全和自由地体验瑜伽，从而作为更深层次自我改造的源泉。

第七章　体式教学

1. 第二章已经介绍过，英德拉·黛维、B. K. S.艾扬格、帕塔比·乔伊斯和德斯卡查尔将瑜伽传统引入西方。他们的学生之后又提供了多种混合体式练习形式，包括串联体式流瑜伽、力量瑜伽、阿奴萨拉瑜伽和普拉那串联体式，以及各种其他途径和品牌。

2. 有关体式练习的著作已多达上百部，以下这些都尤其能提供独到的见解：B. k. S. iyengar (1966), B. k. S. Iyengar (2001), Schiffmann (1996), Holleman (1999), Devereux (1998), Maehle (2006), Lasater (1995), Desikachar (1995), Mohan (1993).《瑜伽杂志》有数百篇关于体式练习的优秀文章，其中很多是写给老师看的。

3. 若想了解足底气锁的解剖学原理，可参见第四章中有关足部的讨论。想要进一步探索足部平衡，可参见 holleman (1999) 和 Little (2001)。

4. 有关扭转体式中使用的肌肉及关节的功能和好处，可参见 Gudmestad (2003) and Cole (2005)。

5. 有关倒立体式中不会引起子宫内膜异位的姿势，请参见 Schatz (2002)；很多专家都认为不应在经期练习倒立体式，包括：盖塔·艾扬格（Geeta Iyengar 1995, 77）认为"如处于经期，建议进行48~72 小时的完全休息。此时不宜做体式练习"。科伦内尔（Cennell 2007, 18）提出的建议更甚——不要做"头部低于躯干、髋部和腿部的姿势"。

第八章　调息法教学

1. 许多传统的精神方面的观点把"存在"放在首位，但也有一些人欣赏人类思考和想象、感知背景和思考其他可能性的自然能力。当我们向埃克哈特·托尔所描述的"当下的力量"敞开心扉，将其作为意识觉醒的一部分时，我们不需要将自己限制在一种信仰或对"当下"即是一切的感觉上。若想进一步探索，请参见 Kramer and Alstad (2009)。

2. 在 14~17 世纪的《吠陀经》《奥义书》《帕坦迦利瑜伽经》《坦陀罗》文献和经典的哈他瑜伽文献中都有不同的定义。有关生命能量的讨论，请参见第三章。要了解更新的解释，请参见 Rosen (2002), Rosen (2006),

和 B. K. S. Iyengar (1985).

3. 相关各种翻译都常使用"完美的""完成的"或"精通"等术语。对于何时以及在什么条件下可以安全地练习调息，存在着广泛的争论。B. K. S. 艾扬格提倡必须首先完善体式，在其他关于吸气、呼气和屏息的评论中，他认为"所有的体式都要根据受试者的能力进行练习、延长和精炼"（B. K. S. Iyengar 1993, 165）。

4. 在中国很早就形成了一种半哲学、半生理学的呼吸概念，即连气，意思是将呼吸转化为灵魂物质或空气中的生命精华。参见 Morse (1934)。

5. 有关呼吸模式的内容可参见 Farhi (1996, 74 - 90)。

6. 这些练习改编自由加来-杰曼（2005, 176 - 203）发展的解剖学练习。有关吸气肌肉和呼气肌肉的内容可参见 Netter (1997, plate 183)。

7. 有关这场辩论的简明扼要的讨论可参见 Ganga White (2007, 66 - 67)。

8. 气息滞留练习是《瑜伽经》中建立起来的，同时也有利于"平复思想上的波动"（Yoga Sutras II.49 - 52）。"屏息"这一术语及对其实践的更详细的描述出自《哈他瑜伽之光》（II.43 - 46）。这里我们将关注合并形式的屏息，涉及吸气、呼气和滞留这三重练习。另外还有无念屏息（kevala-kumbhaka），它自发地从这些练习中产生，并超越呼吸的本身。抛开练习不谈，在无念屏息中身体-呼吸-思想已飘离吸气、呼气和滞留，都处于轻松的悬浮状态。根据《哈他瑜伽之光》，总共有八种屏息练习（合并在一起）：太阳调息法、乌加依调息法、嘶式调息法、清凉调息法、风箱调息法、蜂鸣调息法、晕眩式调息法和流溢式调息法。

9. 有关圣光调息法和风箱调息法，艾扬格（1985, 180）告诉我们："如果人们因为相信他们唤醒了昆达里尼而进行这两种调息法，可能会对身体、神经和大脑造成损害。"然而，艾扬格的主要参考来源《哈他瑜伽之光》中阐述，这种调息"很快就能唤起昆达里尼能量，它是愉快和有益的，并清除了因在梵天的入口处堆积过多黏液而造成的阻塞。"（Hatha Yoga Pradipika II.66）。

10. 还可参见 Powell (1996)。

11. 此处的方法主要来自《哈他瑜伽之光》（II.7 - 9）以及贝利（Bailey 2003）对生命能量平衡的清晰见解。

第九章　冥想教学

1. 如探究现代社会的实用治疗方法，请参见 Cope (1999)。

2. 有一种趋势是，许多灵性修行会提供承诺的结果，以换取对特定修行、古鲁或宗教的承诺。这在很多瑜伽中没有什么不同。有关该方面的讨论，可参见 Kramer and Alstad (2009)。

3. 有关冥想可以通过各种活动体验的讨论，可参见 Cope (2006, 68 - 71)。

4. 请参见 Eliade (1958, 69 - 73) 对此方面的讨论。

5. 请参见 Fischer-Schreiber et al. (1994)。

6. 手印拥有无限潜力，如想获得指导，可参见 Hirschi (2000)。

7. 想探索冥想中的呼吸方法，可参见 Kempton (2002)。

8. 唱诵曼陀罗冥想的内容无限，如想获得冥想练习的音频指导，可参见 Stryker(2005)。

9. 此处为埃里奇·希夫曼 1993 年发展的计数冥想技术的改进版本。有关其方法的更多信息，请参见 Schiffmann (1996)。

10. 此处融合了作者分别与萨利·肯普顿和丹尼尔·欧吉尔进行的对话。如想要进一步了解欧吉尔的方法和其译作《克什米尔密宗瑜伽经》，请参见 odier (2004)。

第十章　课堂序列和规划

1. 如想进一步探索串联体式行动瑜伽，可参见 Mohan (1993, 125 - 158) 和 desikachar (1995, 25 - 43)。

2. 参见 hardy et al. (1983)。

3. 如想寻求细节性的指导，可参见 Schiffmann (1996, 89 - 94)。

4. 在一些瑜伽流派和传统中，包括阿斯汤加瑜伽和比克拉姆瑜伽，体式的顺序是预先设定的。然而，即使有了固定的序列，你也可以通过体式变式帮助学生在练习中获得放松和深入的体验，它们取自在创造性的序列课程中应用的相同的排序原则。

5. 这一经典来源于 Geeta S. iyengar (1995)，科伦内尔（2007）发扬了艾扬格的思想。如想获得对立性观点，可参见 Benagh (2003)。

6. 芬格尔（2005）提供了各种以脉轮为导向的序列。

第十一章　专业教学

1. 这一部分是专为瑜伽老师设计的，适用于处理常见的学员受伤问题。有关瑜伽如何促进各种疾病的康复的指导，可参见 McCall (2007) 和国际瑜伽治疗师协会的发行刊物。

2. 要想获得更详细的指导，了解如何帮助脊柱侧弯的学员发展顺位能力和解决疼痛问题，请参见 E. B. Miller (2003)。

3. 艾莉森·伍勒里（Allison Woolery 2004）和她在加州大学洛杉矶分校的同事进行了最令人信服的研究。关于瑜伽治疗抑郁症的更进一步的阅读，请参见 Weintraub (2004)。

4. 若想进一步探索关于抑郁症的思路，请参见 Keedwell (2008) 和 Neese and Williams (1994)。

5. 此为迈考尔对帕特里夏·沃尔登（Patricia Walden）观点的解读（Mccall 2007, 267 - 268）。

6. 这些建议摘自不同的来源，其中最有洞察力和简明扼要的建议来自 Ferretti (2006)。

7. 有关恐惧如何限制产妇在分娩过程中宫颈扩张的阐述，请参见 Gaskin (2003, 133 - 142)。

8. 有关与这两类学生合作时体式方面的具体修正，与这两类学生密切相关的优秀产前 / 产后书籍，以及更多基础的产前 / 产后课程，请参见 Balaskas (1994)；而有关常规瑜伽课程及有经验的学员，可参见 Freedman (2004)。

9. 有关特定练习，请参见 Calais-Germain (2003)；这本书应该是所有专攻产前 / 产后瑜伽老师的必备读物。

第十二章　职业瑜伽

1. 若想了解有关瑜伽老师推销的更多信息，请参见 Payne (2000)。

2. 法喜（2006）在她的书中更广泛地研究了瑜伽教学中伦理与生活之间的关系。

参考文献 ....

Aboy, Adriana. 2002. Indra Devi's legacy. *Hinduism Today* 24.

Aiyar, K. N., trans. 1914. *Thirty minor Upanishads, including the Yoga Upanishads*. Madras, india: Vasanta.

Aldous, Susi Hately. 2004. *Anatomy and asana: Preventing yoga injuries*. calgary: Functional Synergy.

Alstad, Diana. 1979. Exploring Relationships: Interpersonal Yoga. *Yoga Journal* (March 1979).

Alter, Michael J. 1996. *Science of flexibility* 2nd ed. champaign, il: human kinetics.

Ashtanga Yoga. 2006. Video, http://www.youtube.com/watch?v=imoUzQi_6Tw.

Avalon, Arthur. 1974. *The serpent power: Being the Sat-Cakra-Nirupana and Paduka-Pancaka*. New York: Dover.

Avari, Burjor. 2007. *India: The ancient past*. Abingdon, Uk: Routledge.

Ayyanga, T. R. S. 1952. *The Yoga Upanishads*. Adyar, India: Adyar Library.

Bailey, James. 2003. Balancing act. *Yoga Journal* 176 (September/october 2003),

http://www.yogajournal.com/wisdom/927.

Bailey, James. 2006. *Living ayurveda reader*. Santa Monica, CA: self-published.

Balaskas, Janet. 1994. *Preparing for birth with yoga*. Boston: Element.

Bandy, William D., and Jean M. Irion. 1994. The effect of time on static stretch on the flexibility of the hamstring

muscles. *Physical Therapy* 74(9): 845–50.

Baptiste, Baron. 2003. *Journey into power: How to sculpt your ideal body, free your true self, and transform your

life with yoga*. New York: Fireside.

Benagh, Barbara. 2003. Inversions and menstruation. *Yoga Journal*, http://yogajournal.com/practice/546_1.cfm.

Bhajan, Yogi. Kundalini Research Institute, http://www.kriteachings.org/teachertraining.htm.

Birch, Beryl Bender. 1995. *Power Yoga: The total strength and flexibility workout*. New York: Fireside.

Birch, Beryl Bender. 2000. *Beyond Power Yoga: 8 levels of practice for body and soul*. New York: Fireside.

Bouanchaud, Bernard. 1999. *The essence of yoga: Reflections on the Yoga Sutras of Patanjali*. New York: Sterling.

Briggs, Tony. 2001. The gift of assisting. *Yoga Journal*, http://www.yogajournal.com/for_teachers/1024.

Calais-Germain, Blandine. 1991. *Anatomy of movement*. Seattle: Eastland.

Calais-Germain, Blandine. 2003. *The female pelvis: Anatomy and exercises*. Seattle: Eastland.

Calais-Germain, Blandine. 2005. *Anatomy of breathing*. Seattle: Eastland.

Campbell, Joseph. 1949. *The hero with a thousand faces*. New York: Pantheon.

Chaudburi, Haridas. 1965. *Integral yoga*. london: Allen & Unwin.

Chinmayananda, Swami. 1987. *Glory of Ganesha*. Bombay: Central Chinmaya Mission Trust.

Chödrön, Pema. 2007. *Always maintain a joyful mind, and other Lojong teachings on awakening compassion and

fearlessness*. Boston: Shambhala.

Choudhury, Bikram. 2000. *Bikram's beginning yoga class*. New York: Penguin Putnam.

Clennell, Bobby. 2007. *The woman's yoga book: Asana and pranayama for all phases of the menstrual cycle*. Berkeley, CA: Rodmell.

Cole, Roger. 2005. With a twist. *Yoga Journal* (november 2005).

Cole, Roger. Protect the knees in lotus and related postures. *Yoga Journal*, http://www.yogajournal.com/for_teachers/978.

Cope, Stephen. 1999. *Yoga and the quest for the true self*. New York: Bantam.

Cope, Stephen. 2006. *The wisdom of yoga: A seeker's guide to extraordinary living*. New York: Bantam-Bell.

Courtright, Paul B. 1985. *Ganesa: Lord of obstacles, lord of beginnings*. New York: Oxford University Press.

Davidson, Ronald M. 2003. *Indian esoteric Buddhism: A social history of the tantric movement*. New York: Columbia University Press.

Davidson, Ronald M. 2005. *Tibetan renaissance: Tantric Buddhism in the rebirth of Tibetan culture*. New York: Columbia University Press.

Desikachar, T. K. V. 1995. *The heart of yoga: Developing a personal practice*. Rochester, VT: Inner Traditions.

Desikachar, T. K. V. 1998. *Health, healing, and beyond: Yoga and the living tradition of Krishnamacharya*. New York: Aperture.

Devereux, Godfrey. 1998. *Dynamic yoga: The ultimate workout that chills your mind as it charges your body*. New York: Thorsons.

Dharma, Krishna. 1999. *Mahabharata: The greatest spiritual epic of all time*. Badger, CA: Torchlight.

Easwaran, Eknath, trans. 1987. *The Upanishads*. Tomales, CA: Nilgiri.

Eliade, Mircea. 1958. *Yoga: Immortality and freedom*. New York: Pantheon.

Espinoza, Fernando. 2005. An analysis of the historical development of ideas about motion and its implications for teaching. *Physical Education* 40(2).

Farhi, Donna. 1996. *The breathing book: Good health and vitality through essential breath work*. New York: Henry Holt.

Farhi, Donna. 1999. Asana column: Supta padangusthasana. *Yoga Journal* (May/june 1999). Rodmell.

Ferretti, Andrea. 2006. Feel happier. *Yoga Journal*, http://www.yogajournal.com/lifestyle/2562.

Ferretti, Andrea. 2008. Yoga metropolis. *Yoga Journal*, http://www.yogajournal.com/lifestyle/2686.

Feuerstein, Georg. 1998. *Tantra: The path of ecstasy*. Boston: Shambhala.

Feuerstein, Georg. 2001. *The yoga tradition: Its history, literature, philosophy and practice*. Prescott, AZ: Hohm.

Finger, Alan. 2005. *Chakra yoga: Balancing energy for physical, spiritual, and mental well-being*. Boston: Shambhala.

Fischer-Schreiber, Ingrid, Stephan Schuhmacher, and Gert Woerner. 1994. *The encyclopedia of Eastern philosophy and religion*. Boston: Shambhala.

Flood, Gavin D. 1996. *An introduction to Hinduism*. Cambridge: Cambridge University Press.

Flynn, Kimberly. 2003. FAQ, http://www.ashtangayogashala.com.

Folan, Lilias. 1976. *Lilias yoga and you*. New York: Bantam.

Frawley, David. 1999. *Yoga and ayurveda: Self-healing and self-realization*. Twin Lakes, Wi: Lotus.

Freedman, Françoise Barbira. 2004. *Yoga for pregnancy, birth and beyond*. New York: Dorling Kindersley.

French, Roger Kenneth. 2003. *Medicine before science: The rational and learned doctor from the Middle Ages to the Enlightenment*. Cambridge: Cambridge University Press.

Friend, John. 2006. *Anusara yoga teacher training manual* 9th ed. The Woodlands, TX: Anusara.

Gambhirananda, Swami. 1989. *Taittiriya Upanishad*. Calcutta: Advaita Ashram.

Gannon, Sharon, and David Life. 2002. *Jivamukti yoga: Practices for liberating body and soul*. New York: Ballantine.

Gardner, Howard. 1993. *Frames of mind: The theory of multiple intelligences*. New York: Basic.

Gaskin, Ina May. 2003. *Ina May's guide to childbirth*. New York: Bantam.

Getty, Alice. 1936. *Ganesa: A monograph on the elephant-faced god*. Repr., Oxford: Elarendon, 1992.

Ghosh, Aurobindo akroyd. 1914. *The synthesis of yoga*. Pondicherry, India: SABDA.

Grilley, Paul. 2002. *Yin yoga: Outline of a quiet practice*. Ashland, OR: White Cloud.

Gudmestad, Julie. 2003. Let's twist again. *Yoga Journal* (January/February 2003).

Hackett, Paul G. forthcoming. *The life and works of Theos Bernard*, http://c250.columbia.edu/c250_celebrates/ remarkable_columbians/theos_bernard_scholar.html.

Hanh, Thich Nhat. 1975. *The miracle of mindfulness: A manual on meditation*. Boston: Beacon.

Hardy, I., R. Lye, and A. Heathcote. 1983. Active versus passive warm up regimes and flexibility. *Research Papers in Physical Education* 1(5): 23–30.

Hirschi, Gertrud. 2000. *Mudras: Yoga in your hands*. Boston: Weiser.

Hittleman, Richard. 1982. *Richard Hittleman's yoga: 28 day exercise plan*. New York: Bantam.

Hoff, Benjamin. 1982. *The Tao of Pooh*. New York: Dutton.

Holleman, Dona, and Orit Sen-Guppta. 1999. *Dancing the body light: The future of yoga*. Amsterdam: Pandion.

Huxley, Aldous. 1962. *Island*. New York: Harper and Row.

Iyengar, B. K. S. 1966. *Light on yoga*. New York: Schockten.

Iyengar, B. K. S. 1985. *Light on pranayama: The yogic art of breathing*. New York: Crossroad.

Iyengar, B. K. S. 1988. *The tree of yoga*. Boston: Shambhala.

Iyengar, B. K. S. 1993. *Light on the Yoga Sutras of Patanjali*. Columbia, MO: South Asia.

Iyengar, B. K. S. 2001. *Yoga: The path to holistic health*. London: Dorling Kindersley.

Iyengar, B. K. S. 2005. *Light on life: The yoga journey to wholeness, inner peace, and ultimate freedom*. New York: Rodale.

Iyengar, Geeta S. 1995. *Yoga: A gem for women*. Spokane: Timeless.

Johari, Harish. 1987. *Chakras: Energy centers of transformation*. Rochester, VT: Destiny.

Jois, Sri L. Pattabhi. 2002. *Yoga mala*. New York: North Point.

Jung, Carl. 1953. Yoga and the West. *The collected works of Carl Jung Vol. 1*., ed. Sir Herbert Read, Michael Fordham, and Gerard Adler. New York and Princeton, NJ: Bollingen.

Kapur, Kamla K. 2007. *Ganesha goes to lunch: Classics from mystic India*. San Rafael, CA: Mandala.

Keedwell, Paul. 2008. *How sadness survived: The evolutionary basis of depression*. Oxford: Radcliffe.

Keele, Kenneth D. 1952. *Leonardo da Vinci on movement of the heart and blood*. London: Lippencott.

Kempton, Sally. 2002. *The heart of meditation: Pathways to a deeper experience*. South Fallsburg, NY: SYDA Foundation.

Kest, Bryan. 2007. Bryan kest's power yoga, http://www.poweryoga.com (accessed 2007).

Khalsa, Gurmukh Kaur. 2000. *The 8 human talents*. New York: HarperCollins.

Kornfield, Jack. 1993. *A path with heart: A guide through the perils and promises of spiritual life*. New York: Bantam.

Kramer, Joel. 1977. A new look at yoga: Playing the edge of mind and body. *Yoga Journal* (January 1977).

Kramer, Joel. 1980. Yoga as self-transformation. *Yoga Journal* (May/june 1980).

Kramer, Joel, and Diana Alstad. 1993. *The guru papers: Masks of authoritarian power*. Berkeley, CA: North Atlantic.

Kramer, Joel, and Diana Alstad. 2009. *The passionate mind revisited: Expanding personal and social awareness*. Berkeley, CA: North Atlantic.

Kriyananda, Swami (J. Donald Walters). 1967. *Ananda Yoga for Higher Awareness*. Nevada City, NV: Crystal Clarity.

Kriyananda, Swami. 2008. What is yoga?, http://www.expandinglight.org/yoga/what-is.htm.

Lad, Vasant. 1984. *Ayurveda: The science of self-healing*. Twin Lakes, WI: Lotus.

Lasater, Judith. 1995. *Relax and renew: Restful yoga for stressful times*. Berkeley, CA: Rodmell.

Levine, Stephen. 1979. *A gradual awakening*. Garden City, NJ: Anchor.

Little, Tias. 2001. From the ground up. *Yoga Journal* (November 2001).

Lutyens, Mary. 1975. *Krishnamurti: The years of awakening*. Repr., Boston: Shambhala, 1997.

MacShane, Frank. 1964. Walden and yoga. *New England Quarterly* 37:322–42.

Maehle, Gregor. 2006. *Ashtanga yoga: Practice and philosophy*. Novato, CA: New World Library.

Mallinson, James, trans. 2004. *The Gheranda Samhita*. Woodstock, NY: YogaVidya.com.

Manchester, Frederick. 2002. *The Upanishads: Breath of the eternal*. New York: Signet Classics.

Mccall, Timothy, 2007. *Yoga as medicine: The yogic prescription for health and healing*. New York: Bantam Dell.

Medina, John J. 1996. *The clock of ages*. Cambridge: Cambridge University Press.

Menon, Ramesh. 2003. *The Ramayana*. New Delhi: HarperCollins.

Michaels, Axel. 2004. *Hinduism: Past and present*. Princeton, NJ: Princeton University Press.

Miller, Barbara Stoler. 1986. Why did Henry David Thoreau take the Bhagavad-Gita to Walden Pond? Parabola 12.1 (Spring 1986): 58–63.

Miller, Elise Browning. 2003. *Yoga for scoliosis*. Menlo Park, CA: self-published.

Mittelmark, Raul Artal, Robert A. Wiswell, and Barbara L. Drinkwater, eds. 1991. *Exercise in pregnancy, 2nd ed*. Baltimore: Williams & Wilkins.

Mohan, A. G. 1993. *Yoga for body, breath, and mind: A guide to personal reintegration*. Portland, OR: Rudra.

Mohan, A. G., and Indra Mohan. 2004. *Yoga therapy: A guide to the therapeutic use of yoga and ayurveda for health and fitness*. Boston: Shambhala.

Moore, Keith L., and Arthur F. Dalley. 1999. *Clinically oriented anatomy, 4th ed*. Baltimore: Lippincott Williams & Wilkins.

Moore, Thomas. 1994. Care of the soul: a guide for cultivating depth and sacredness in everyday life. New York: HarperCollins.

Morrison, Judith. 1995. *The book of ayurveda*. London: Gaia.

Morse, William R. 1934. *Chinese medicine*. New York: Hoeber.

Muktananda, Swami. 1997. *Nothing exists that is not Siva: Commentaries on the Siva Sutra, Vijnanabhairava, Gurugita, and other sacred texts*. South Fallsburg, NY: Siddha Yoga Publications.

Muktibodhananda, Swami, trans. 1993. *Hatha Yoga Pradipika: Light on yoga*. Munger, India: Bihar School of Yoga.

Myers, Esther. 2002. *Hands-on assisting: A guide for yoga teachers*. Toronto: Explorations in Yoga.

Myers, Thomas. 1998. Poise: Psoas-pirifomis balance. *Massage Magazine* (March/April 1998): 72–83.

Myers, Thomas. *Body cubed: A therapist's anatomy reader*. Self-published.

Narayanananda, Swami. 1979. *The primal power in man, or the Kundalini Shakti*, 6th rev. ed. Gylling, Denmark: Narayanananda Universal Yoga Trust.

Neese, Randolph M., and George C. Williams. 1994. *Why we get sick: The new science of Darwinian medicine*. New York: Vintage.

Netter, Frank H. 1997. *Atlas of human anatomy, 2nd ed*. East Hanover, NJ: Novartis.

Newton, Isaac. 1999. *The principia: Mathematical principles of natural philosophy*. Trans. I. Bernard Cohen and Anne Whitman. Berkeley, CA: University of California Press.

Nikhilananda, Swami, trans. 2008. *Chandogya Upanishad*, http://www.bharatadesam.com/spiritual/upanishads/chandogya_upanishad.php.

Odier, Daniel. 2004. *Yoga Spandakarika: The sacred texts at the origins of tantra*. Rochester, VT: Inner Traditions.

Ornish, Dean. 1998. *Love and survival: 8 pathways to intimacy and health*. New York: HarperCollins.

Pattanaik, Devdutt. 2003. *Indian mythology: Tales, symbols, and rituals from the heart of the subcontinent*. Rochester, VT: Inner Traditions.

Payne, Larry. 2000. *The business of teaching yoga*. Los Angeles: Samata.

Pizer, Ann, interviewer. 2007. Yoga guide, http://www.about.com (accessed May 18, 2007).

Postacchini, F., and M. Massobrio. 1983. Idiopathic coccygodynia: Analysis of fifty-one operative cases and a radiographic study of the normal coccyx. *Journal of Bone and Joint Surgery* 65(8): 1116–24.

Powell, Barbara. 1996. *Windows into the infinite: A guide to the Hindu scriptures*. Fremont, CA: Jain Publishing.

Powers, Sarah. 2008. *Insight yoga*. Boston: Shambhala.

Prabhavananda, Swami, and Christopher Isherwood, trans. 1944. *Bhagavad-Gita*. Los Angeles: The Vedanta Society.

Ramaswami, Srivatsa. 2000. *Yoga for the three stages of life: Developing your practice as an art form, a physical therapy, and a guiding philosophy*. Rochester, VT: Inner Traditions.

Ramaswami, Srivatsa. 2005. *The complete book of vinyasa yoga*. New York: Marlowe.

Rea, Shiva. 1997. *Hatha yoga as a practice of embodiment*. Masters thesis, Univ. of California, Los Angeles, Dance Department.

Rea, Shiva. 2002. You are here. *Yoga Journal*, http://www.yogajournal.com/wisdom/460.

Rea, Shiva. 2005. *Embodying the flow teacher training manual*. Unpublished.

Rea, Shiva. 2007. Namaskaram. In *Iyengar: The yoga master*, ed. Kofi Busia. Boston: Shambhala.

Remen, Rachel Naomi. 1993. On defining spirit. *Noetic Sciences Review* 27 (Autumn 1993).

Rosen, Richard. 2002. *The yoga of breath: A step-by-step guide to pranayama*. Boston: Shambhala.

Rosen, Richard. 2003. Here comes the sun. *Yoga Journal* 176 (September/October 2003).

Rosen, Richard. 2006. *Pranayama beyond the fundamentals: An in-depth guide to yogic breathing*. Boston: Shambhala.

Ross, Steve. 2003. *Happy yoga: 7 reasons why there's nothing to worry about*. New York: HarperCollins.

Satchidananda, Swami. 1970. *Integral Hatha yoga*. Austin, TX: Holt, Rinehart and Winston.

Satchidananda, Swami, trans. 1978. *The Yoga Sutras of Patanjali*. Buckingham, VA: Integral Yoga.

Satprem. 1968. *Sri Aurobindo, or the adventure of consciousness.* Pondicherry: Sri Aurobindo Ashram Press.

Satyadharma, Swami. 2003. *Yoga Chudamani Upanishad: Crown jewel of yoga.* New Delhi: Yoga Publications Trust.

Scaravelli, Vanda. 1991. *Awakening the spine: The stress-free new yoga that works with the body to restore health, vitality and energy.* New York: HarperCollins.

Schatz, Mary Pullig. 2002. A woman's balance: inversions and menstruation, http://www.iyengar.ch/deutsch/text_menstruation.htm.

Schiffmann, Erich. 1996. *Yoga: The spirit and practice of moving into stillness.* New York: Pocket.

Schiffmann, Erich. 2007. A Tribute. In I*yengar: The yoga master*, ed. Kofi Busia. Boston: Shambhala.

Shabana, Ahmed A. 1999. *Dynamics of multibody systems*, 3rd ed. Cambridge: Cambridge University Press.

Shamdasani, Sonu, ed. 1996. *The psychology of Kundalini yoga: Notes of the seminar given in 1932 by C. G. Jung.* Princeton: Princeton University Press.

Shannahoff-Khalsa, David S. 2004. An introduction to kundalini yoga meditation techniques that are specific for the treatment of psychiatric disorders. *Journal of Alternative and Complementary Medicine* 10(1): 90–1.

Shrier, Ian, and Kav Gossal. 2000. The myths and truths of stretching: individualized recommendations for healthy muscles. *Physician and Sportsmedicine* 28(8).

Singer, Charles A. 1957. *A short history of anatomy and physiology from the Greeks to Harvey.* New York: Dover.

Sivananda Yoga Center. 1983. *The Sivananada companion to yoga.* Repr., New York: Fireside, 2000.

Sjoman, N. E. 1996. *The yoga tradition of the Mysore palace.* New Delhi: Abhinav.

Sovatsky, Stuart. 1998. *Words from the soul: Time, East/West spirituality, and psychotherapeutic narrativ*e. New York: State University of New York Press.

Sparrowe, Linda. 2003. *Yoga.* New York: Universe.

Stein, W. B. 1965. Thoreau's first book, a spoor of yoga: The orient in a week. *Emerson Society Quarterly* 41:3–25.

Stenhouse, Janita. 2001. *Sun yoga: The book of Surya Namaskar.* St.-Christophe, France: Innerspace.

Stephens, Anastasia. 2005. Health: The Bikram backlash. London: *The Independent*, January 25.

Stephens, J. et al. 2006. Lengthening the hamstring muscles without stretching using "awareness through movement." *Physical Therapy* 86(12): 1641–50.

Strom, Max. 1995. Stiff white male. *Yoga Journal* (June 1995).

Stryker, Rod. 2005. *Meditations for life.* Los angeles: Para Yoga.

Svoboda, Robert. 1988. *Prakriti: Your ayurvedic constitution.* Bellingham, WA: Sadhana.

Svoboda, Robert, and Arnie Lade. 1995. *Tao and dharma: Chinese medicine and ayurveda.* Twin Lakes, WI: Lotus.

Swatmarama, Swami. 2004. *Hatha Yoga Pradipika.* Woodstock, NY: YogaVidya.com.

Swenson, David. 1999. *Ashtanga yoga: The practice manual.* Austin, TX: Ashtanga Yoga productions.

Taylor, F. Sherwood. 1949. *A short history of science and scientific thought.* New York: Norton.

Thompson, Marcia, and David Harsha. 1984. Our rhythms still follow the african sun. *Psychology Today* 12 (January 1984): 50–4.

Tigunait, Pandit Rajmani. 1999. *Tantra unveiled: Seducing the forces of matter and spirit.* Honesdale, PA: Himalayan Institute Press.

Tirtha, Swami Sada Shiva. 2006. *The ayurvedic encyclopedia.* Coconut Creek, FL: Educa.

Todd, Mabel. 1937. *The thinking body.* Repr., New York: Dance Horizons, 1972.

Tolle, Eckhart. 1999. *The power of now: A guide to spiritual enlightenment.* Novato: New World Library.

Troels, B. 1973. Achilles heel rupture. *Acta Orthopaedica Scandinavica.* 152(suppl.): 1–126.

Van Vrekhem, Georges. 1999. *Beyond man: The life and work of Sri Aurobindo and the mother.* New Delhi: HarperCollins.

Vasu, Rai B. Chandra, trans. 2004. *The Siva Samhita.* New Delhi: Munshiram Manoharial.

Vaughan, Kathleen. 1951. *Exercises before childbirth.* London: Faber.

Vishnudevananda, Swami. 1960. *The complete illustrated book of yoga.* New York: Julian.

Watts, Alan. 1980. *Om: Creative meditations.* Berkeley, CA: Crystal Arts.

Weintraub, Amy. 2004. *Yoga for depression: A compassionate guide to relieve suffering through yoga.* New York: Broadway.

White, David Gordon. 1996. *The alchemical body: Siddha traditions in medieval India.* Chicago: University of Chicago Press.

White, David Gordon, ed. 2000. *Tantra in practice.* Princeton, NJ: Princeton University Press.

White, David Gordon. 2003. *Kiss of the yogini: "Tantric sex" in its South Asian contexts.* Chicago: University of Chicago Press.

White, David Gordon. 2009. *Sinister yogis.* Chicago: University of Chicago Press.

White, Ganga. 2007. *Yoga beyond belief: Insights to awaken and deepen your practice.* Berkeley, CA: North Atlantic.

Williams, Raymond. 1985. *Keywords: A vocabulary of culture and society.* New York: Oxford University Press.

Witzel, Michael, ed. 1997. *Inside the texts, beyond the texts: New approaches to the study of the Vedas.* Cambridge, MA: Harvard University Press.

Woolery, Allison, et al. 2004. A yoga intervention for young adults with elevated symptoms of depression. *Alternative Therapies in Health and Medicine* 10(2): 60–3.

Yeats, W. B., and S. P. Swami. 1937. That is perfect. In *The ten principal Upanishads.* New York: Macmillan.

Yesudian, Selvarajan, and Elisabeth Haich. 1958. *Sport and yoga.* Paris: Albin Michel.

Yogananda, Paramahansa. 1946. *Autobiography of a yogi.* Los Angeles: Self-Realization Fellowship.

Zimmer, Heinrich. 1972. *Myths and symbols in Indian art and civilization.* New York: Bollingen Foundation.

Teaching Yoga: Essential Foundations and Techniques by Mark Stephens.
Copyright © 2010 by Mark Stephens.
All rights reserved.
Published by arrangement with the North Atlantic Books through the Chinese Connection Agency, a division of the Yao Enterprises, LLC.

本中文简体版由银杏树下（北京）图书有限责任公司版权引进。
版权登记号 图字 01-2020-6739

图书在版编目（CIP）数据

瑜伽教学基本理论和技巧 /（美）马克·斯蒂芬斯著；
许蕾蕾，吴荣华，李梓瑜译 . -- 北京：中国华侨出版社，
2020.12

　ISBN 978-7-5113-8170-5

　Ⅰ . ①瑜… Ⅱ . ①马… ②许… ③吴… ④李… Ⅲ .
①瑜伽—基本知识 Ⅳ . ① R161.1

　中国版本图书馆 CIP 数据核字（2020）第 015596 号

瑜伽教学基本理论和技巧

著　　者：［美］马克·斯蒂芬斯
译　　者：许蕾蕾　吴荣华　李梓瑜
责任编辑：滕　森
筹划出版：银杏树下
出版统筹：吴兴元
营销推广：ONEBOOK
装帧制造：墨白空间·张静涵
经　　销：新华书店
开　　本：889mm×1194mm　　1/16　　印张：23.25　　字数：289 千字
印　　刷：北京盛通印刷股份有限公司
版　　次：2020 年 12 月第 1 版　　2020 年 12 月第 1 次印刷
书　　号：ISBN 978-7-5113-8170-5
定　　价：88.00 元

中国华侨出版社　北京市朝阳区西坝河东里 77 号楼底商 5 号　邮编：100028
法律顾问：陈鹰律师事务所
发 行 部：（010）64013086　　　传真：（010）64018116
网　　址：www.oveaschin.com　　E-mail：oveaschin@sina.com
后浪出版咨询（北京）有限责任公司
未经许可，不得以任何方式复制或抄袭本书部分或全部内容
版权所有，侵权必究
如有质量问题，请寄回印厂调换。联系电话：010-64010019